U0232349

口腔颌面肿瘤诊断病理学

Diagnostic Pathology of Oral and Maxillofacial Tumors

主 编 贾永峰 施 琳

科学出版社

北 京

内 容 简 介

本书采用图文结合的方式，对口腔颌面部常见肿瘤的临床表现、病理特征、免疫组化、鉴别诊断、治疗与预后等进行了系统、全面的阐述。全书共分为六章，包括口腔上皮性肿瘤和瘤样病变、涎腺肿瘤、牙源性肿瘤、口腔颌面部囊肿、口腔颌面部软组织肿瘤及瘤样病变、淋巴造血系统疾病等内容。

本书内容全面、语言精练、实用性强，全书共含组织学、免疫组化及影像学图片 1400 余幅，可供病理科医生及口腔科医生参考。

图书在版编目（CIP）数据

口腔颌面肿瘤诊断病理学 / 贾永峰，施琳主编 . —北京：科学出版社，2023.3

ISBN 978-7-03-075096-9

Ⅰ.①口… Ⅱ.①贾… ②施… Ⅲ.①口腔颌面部疾病－肿瘤－病理学 Ⅳ.① R739.802

中国国家版本馆 CIP 数据核字（2023）第 041225 号

责任编辑：沈红芬 路 倩 / 责任校对：张小霞
责任印制：肖 兴 / 封面设计：黄华斌

科学出版社 出版
北京东黄城根北街 16 号
邮政编码：100717
http://www.sciencep.com

北京九天鸿程印刷有限责任公司 印刷
科学出版社发行 各地新华书店经销
*
2023 年 3 月第 一 版 开本：787×1092 1/16
2023 年 3 月第一次印刷 印张：24 1/2
字数：570 000
定价：248.00 元
（如有印装质量问题，我社负责调换）

编 写 人 员

主 编 贾永峰 施 琳

副主编 云 芬 刘 霞

编 者 （按姓氏笔画排序）

    云 芬 内蒙古医科大学基础医学院 / 内蒙古医科大学附属医院

    任彦妮 内蒙古自治区人民医院

    刘 霞 内蒙古医科大学基础医学院 / 内蒙古医科大学附属医院

    陈永霞 内蒙古自治区肿瘤医院

    施 琳 内蒙古医科大学基础医学院 / 内蒙古医科大学附属医院

    贾永峰 内蒙古医科大学基础医学院 / 内蒙古医科大学附属医院

    谢长宽 内蒙古自治区人民医院

秘 书 康畅元 内蒙古医科大学基础医学院

    吴 琼 内蒙古医科大学基础医学院

主编简介

贾永峰　博士，教授／主任医师，博士生导师，就职于内蒙古医科大学基础医学院病理学教研室／内蒙古医科大学附属医院病理科。中华医学会病理学分会第十二届、十三届委员会委员，中国抗癌协会肿瘤标志专业委员会常务委员，中国研究型医院学会超微与分子病理学专业委员会常务委员，内蒙古自治区医学会病理学分会第九届主任委员，内蒙古自治区医师协会病理科医师分会第二届委员会会长。内蒙古自治区"草原英才"，内蒙古自治区肿瘤病理及分子诊断学创新人才团队带头人。主要从事肿瘤病理诊断及肿瘤分子病理学研究，先后主持国家自然科学基金等多项科研项目。

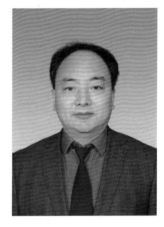

施　琳　博士，教授／主任医师，硕士生导师，就职于内蒙古医科大学基础医学院病理学教研室／内蒙古医科大学附属医院病理科。中华医学会病理学分会头颈疾病学组委员，中华口腔医学会口腔病理专业委员会委员，中国研究型医院学会超微与分子病理学专业委员会委员，内蒙古自治区分子诊断学学会副理事长。从事肿瘤病理诊断及肿瘤分子病理学研究、教学、外检工作20余年，先后主持、参与国家自然科学基金、教育部"春晖计划"、内蒙古自治区自然科学基金等多项科研项目，以第一作者或通信作者发表学术论文50余篇，其中SCI收录论文多篇，2017年获内蒙古自治区科学技术进步奖三等奖。

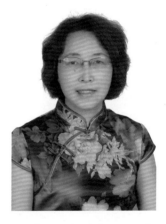

前　言

口腔颌面肿瘤发病因素多，组织来源广，在临床中发病率较高，而病理作为诊断疾病的"金标准"，在口腔医学诊断中发挥了重要的作用。由于口腔颌面病理专业性较强，即使是经验丰富的病理科医生也会在日常诊断中出现困惑。目前口腔颌面病理相关专业书籍较少，但是随着现代分子生物学技术突飞猛进的发展，对口腔颌面肿瘤的认识也在不断深入，鉴于此，我们结合自身的工作经验及 2017 版头颈部肿瘤 WHO 分类编写了本书。

全书共分六章，包括口腔上皮性肿瘤和瘤样病变、涎腺肿瘤、牙源性肿瘤、口腔颌面部囊肿、口腔颌面部软组织肿瘤及瘤样病变、淋巴造血系统疾病。本书内容全面、语言精练、实用性强，全书共含组织学、免疫组化及影像学图片 1400 余幅，采用图文结合的方式，对口腔颌面部常见肿瘤的临床表现、病理特征、鉴别诊断、治疗与预后等进行了系统、全面的阐述，希望本书能为病理科医生在工作中提供一定的诊断思路。

非常感谢参与本书编写的各位编者，以及在本书编写过程中给予帮助的朋友，是他们的无私奉献、团结协作才使本书顺利完成。非常感谢科学出版社的支持、理解及对本书认真的审阅。

本书编写团队主要由从事病理学诊断及教学工作多年的医生组成，由于所附病例收集耗时较长，人力投入较大，而且口腔颌面肿瘤在诊断中具有一定的复杂性，编者在编写过程中克服了许多困难，付出了很多努力。

鉴于编者专业知识和经验有限，病理知识也在不断更新和发展，书中难免会有不足之处，望读者提出宝贵意见，以便再版时改进。

贾永峰　施　琳

2022 年 12 月

目　　录

第一章

口腔上皮性肿瘤和瘤样病变

第一节　口腔的解剖和组织学

口腔由硬腭后缘、咽前柱及舌人字形界沟三者共同形成。其以咽门为界，前方为口腔，后方为口咽部。口腔以唇部为前界，腭部为上界，舌下区为下界，通过由腭舌弓、腭垂和舌根共同构成的咽口达口咽部。口腔的解剖学分区包括口腔前庭和固有口腔，口腔前庭位于牙列的唇颊侧，固有口腔位于牙列的舌侧部。

口腔黏膜覆盖在口腔表面，前接唇部皮肤，后接咽部黏膜。口腔黏膜的结构类似于皮肤结构，与皮肤的不同点在于口腔黏膜上皮中无透明层，也没有皮肤附属器结构。颊黏膜上皮下含有数量不等的异位皮脂腺，另外，涎腺（唾液腺）的导管开口于口腔黏膜表面，分泌的唾液使口腔黏膜保持湿润。

口腔黏膜包括上皮和固有层，上皮类似于皮肤的表皮，固有层类似于皮肤的真皮。口腔黏膜根据所处部位和功能不同分为三类：

（1）咀嚼黏膜：包括牙龈和硬腭黏膜，咀嚼黏膜与其深部组织紧密连接，不能移动，在咀嚼时承受压力且耐摩擦。组织学特点为上皮有角化层，棘层可见明显的细胞间桥，固有层厚，形成多且长的乳头，与上皮构成较好的机械附着，粗大的胶原纤维束紧密排列，同时固有层深部或在骨膜上直接附着形成黏骨膜，或通过黏膜下层与骨膜相连（图1-1A、B）。

（2）被覆黏膜：包括唇、颊、舌腹、口底和软腭黏膜，主要起衬覆作用，呈粉红色，表面平坦，富有弹性，有一定的活动度。组织学特点为非角化鳞状上皮，上皮和结缔组织交界处较平坦，形成短且粗的乳头，固有层含胶原纤维、网状纤维和弹力纤维，其中胶原纤维束不粗大。黏膜下层为疏松结缔组织（图1-1C～G）。

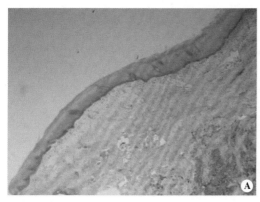
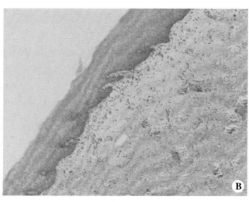

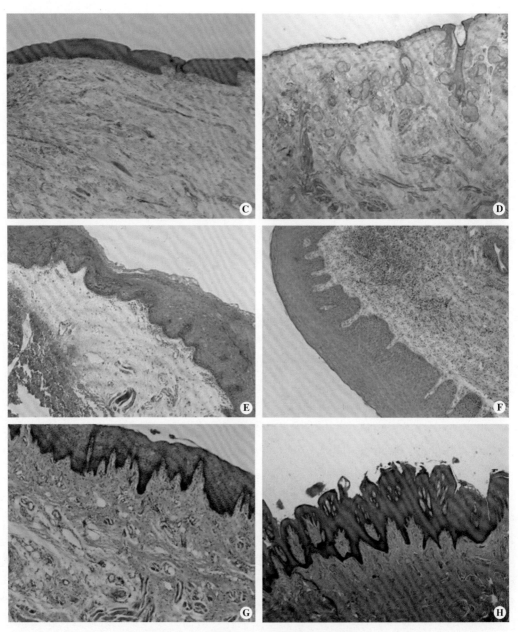

图 1-1　不同部位的口腔黏膜形态学特征

A、B. 牙龈咀嚼黏膜，角化复层鳞状上皮，固有层乳头较长，网状层胶原纤维束密集排列；C. 唇黏膜，非角化复层鳞状上皮，固有层乳头短，胶原纤维纤细，疏松排列；D. 唇皮肤，薄层非角化鳞状上皮，真皮和皮下组织见皮肤附属器；E. 软腭黏膜，非角化复层鳞状上皮，固有层乳头短且粗，血管较多；F. 舌腹黏膜，非角化复层鳞状上皮，固有层乳头较多；G. 口底黏膜，固有层乳头多且短，黏膜下层见脂肪组织；H. 舌背黏膜，复层鳞状上皮，黏膜表面有许多舌乳头，固有层胶原纤维和弹力纤维丰富

（3）特殊黏膜：即舌背黏膜，在功能上具有咀嚼功能，同时具有一定的活动度。舌背黏膜呈粉红色，表面有较多舌乳头，黏膜上皮内分布有味蕾（主要在轮廓乳头靠深沟的侧壁上皮），能感受味觉，为味觉感受器（图 1-1H）。

第二节 口腔上皮良性肿瘤和瘤样病变

一、鳞状细胞乳头状瘤

鳞状细胞乳头状瘤（squamous cell papilloma）是一种黏膜复层鳞状上皮局灶性增生呈乳头状的良性肿瘤。部分乳头状瘤与人乳头状瘤病毒（human papilloma virus，HPV）感染有关，尤其是 HPV 6 型和 11 型，其他因素可能与创伤有关。

1. 临床表现

（1）鳞状细胞乳头状瘤为口腔黏膜最常见的良性肿瘤，任何年龄均可发生，成人最多见，没有性别倾向。

（2）口腔任何部位均可发病，最多见于腭部、舌、牙龈黏膜。

（3）单发，病变高出黏膜表面，呈外生性生长，呈疣状或菜花状突起，突起或尖或钝，表面呈白色、粉红色或者正常黏膜颜色，颜色与病变的角化程度有关，质软，边缘整齐，边界清楚，大小不定。

2. 病理特征

（1）增生的复层鳞状上皮呈外生性生长，似手指状突起，突起中心为纤维血管的结缔组织（图 1-2A、B）。

（2）上皮表层角化，通常为不全角化或正角化；也可能无角化（图 1-2C、D）。

（3）分化成熟的鳞状上皮增生，基底细胞增生活跃，可见核分裂象（图 1-2E～H）。棘层增生，其内有时可见挖空细胞。

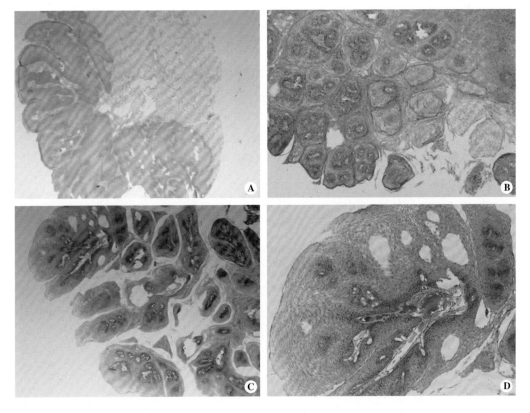

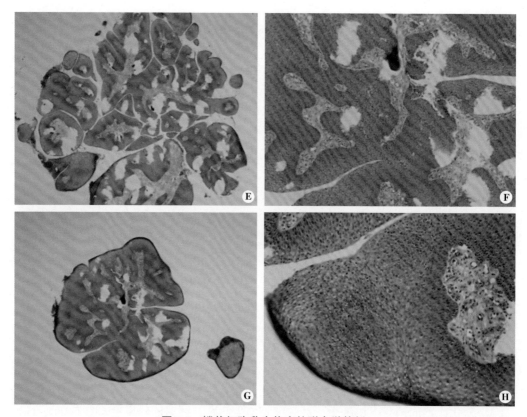

图 1-2　鳞状细胞乳头状瘤的形态学特征

A、B. 唇乳头状瘤，角化的鳞状上皮呈手指状突起；C、D. 口咽乳头状瘤，无角化的鳞状上皮呈外生性生长；E～H. 软腭乳头
状瘤，角化的鳞状上皮增生，呈手指状突起，棘层增生，基底细胞增生活跃，可见较多核分裂象

（4）如若有创伤，结缔组织轴心及病损基底部可伴有炎症改变。

3. 鉴别诊断　组织学上鳞状细胞乳头状瘤需要和寻常疣、尖锐湿疣、疣状黄瘤、乳头状增生、纤维上皮性息肉（纤维瘤）等病变进行鉴别。

（1）寻常疣：有宽和扁平的基底，颗粒层明显，广泛的过度角化，棘层常见大量的挖空细胞。

（2）尖锐湿疣：复层鳞状上皮增生呈短而钝的叶状，上皮钉突短且不向内弯曲，挖空细胞更常见。

（3）疣状黄瘤：复层鳞状上皮呈乳头状增生，特征性病变为真皮乳头层内见大量泡沫细胞聚集。

（4）乳头状增生：常见于戴义齿的患者腭部。黏膜上皮呈乳头状增生，乳头轴心可以是疏松结缔组织，或者是致密结缔组织，常见较多淋巴细胞、浆细胞浸润。

（5）纤维上皮性息肉（纤维瘤）：病变由致密、相对无血管和少细胞的纤维组织构成，表面覆盖复层鳞状上皮。

4. 治疗与预后　口腔鳞状细胞乳头状瘤可采取激光或手术治疗，一般采取手术切除，预后好。

二、角化棘皮瘤

角化棘皮瘤（keratoacanthoma）是一种来源于毛囊上皮的良性肿瘤。

1. 临床表现

（1）男性较为多见，50 ～ 70 岁高发。

（2）发生于暴露在日光下的有毛发的皮肤。

（3）病变表现为坚硬的圆顶样结节，微红，中央见角质栓塞。病变初始生长迅速，但具有自限性。

2. 病理特征

（1）病变表面呈疣状，向下形成角化裂隙，上皮钉突可见角化珠形成（图 1-3A）。

（2）细胞异型性不明显，核分裂象罕见（图 1-3B、C）。

（3）黏膜固有层见慢性炎症细胞浸润（图 1-3D）。

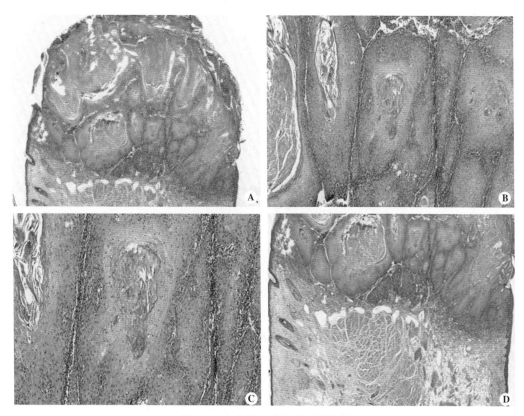

图 1-3 角化棘皮瘤的形态学特征

A. 病变表面呈疣状，向下生长，上皮钉突见角化珠；B、C. 细胞无明显异型性；D. 黏膜固有层见慢性炎症细胞浸润

3. 鉴别诊断 与高分化鳞状细胞癌较难鉴别，目前没有较特异的区分标准。组织学表现见细胞明显多形性，有较多核分裂象，则倾向于高分化鳞状细胞癌。

4. 治疗与预后 手术切除，预后好，极少复发。

三、口腔白斑

口腔白斑（oral leukoplakia）是一种常见的发生在口腔黏膜表面的白色斑块，且不能在临床或病理上诊断为其他疾病。白斑是临床名词，属于口腔黏膜最常见的潜在恶性病变。

1. 病因　白斑的发生与局部的长期刺激有关。吸烟是白斑发生最常见的原因，其他发病因素如饮烈性酒、进食刺激性食物、感染、日晒等。

2. 临床表现

（1）口腔各部位黏膜均可发生，最常见的部位是颊和舌黏膜，少见部位为唇红、硬腭和口底。由于舌部活动频繁及局部牙源性刺激，舌部白斑的癌变率相对最高，特别是舌侧缘（包括舌腹和舌缘）。

（2）男性较为多发，50岁以上好发。

（3）白斑肉眼为灰白色斑块，与周围黏膜边界清楚，斑块与黏膜平齐，也可略高出黏膜。

口腔白斑按临床表现分为两类：①均质型白斑，表现为白色斑块均匀，表面较平坦，与周围黏膜平齐或略高出黏膜面。②非均质型白斑，表现为白色斑块表面不平坦，可夹杂有疣状突起、糜烂或溃疡，或结节状、红斑样等成分，高出黏膜面。其中表面呈疣状突起者称为疣状白斑。非均质型白斑较均质型白斑癌变率高，须临床密切随诊。

3. 病理特征

（1）表面上皮角化过度：表现为过度正角化或过度不全角化，也可以两者同时出现。上皮增生可以为单纯性上皮增生或为异型增生。

（2）单纯性上皮增生：上皮全层细胞形态无异型性，形态学表现为上皮过度正角化，可见明显的颗粒层，棘层增生，基底层细胞排列整齐且基底膜清晰可见，上皮钉突增生、伸长、变宽。黏膜固有层及黏膜下层可见数量不等的慢性炎症细胞浸润（图1-4A～F）。

（3）疣状白斑：形态学表现为表面上皮高低不平，呈乳头状或疣状突起，表层过度正角化，可见明显的颗粒层，棘层增生，上皮钉突宽且钝圆。

（4）白斑伴上皮异型增生：异型增生是指上皮细胞增生出现非典型性，表现为细胞不同程度地出现正常细胞分化成熟能力和分层现象的紊乱。异型增生通常从基底层细胞开始，逐渐向上波及整个上皮层，一般分为轻度、中度和重度三级。随着病变程度的增加，其恶变潜能也增高。上皮重度异型增生和原位癌的形态学表现为上皮层内异型细胞累及上皮层下部2/3以上或上皮全层，细胞异型性明显，但基底膜完整，未向上皮下结缔组织浸润。

（5）异型增生细胞突破基底膜向间质浸润即浸润性鳞状细胞癌，异型增生常与浸润癌同时存在。

（6）非均质型白斑发展为鳞状细胞癌的危险性高，其形态学表现常和上皮异型增生、原位癌及鳞状细胞癌相伴随（图1-4G、H）。

4. 鉴别诊断　应从临床排除其他原因所致的黏膜白色病损，病理要排除其他病变所致的黏膜上皮增生及过度角化。

（1）白色水肿：主要发生在颊黏膜，呈乳白色，双侧对称分布。镜下表现为上皮变厚，棘层细胞大，细胞内水肿，细胞质透明，细胞核固缩或消失。

（2）白色海绵状斑痣：是遗传性疾病，婴幼儿期即可发生，常发生于颊黏膜、口底及舌腹黏膜。临床检查见黏膜对称分布的白色斑块，质软如海绵状。镜下表现为棘层增生明显，常伴空泡性变，特征性改变为棘层细胞内见浓缩的嗜酸性胞质聚集在细胞核周围。

（3）扁平苔藓：病变常为双侧对称分布，颊黏膜最多见，其次为舌侧缘。临床检查见黏膜呈白色或红色改变，最常见的是形成交错的白色网纹，网纹之间的黏膜发红。镜下特征性改变为基底细胞发生空泡性变及液化变性，紧邻上皮的固有层内有密集的淋巴细胞呈带状浸润。

（4）念珠菌病：斑块白而硬，镜下角化层或上皮的外 1/3 处可见淡染的孢子或菌丝，并伴有中性粒细胞微脓肿形成。菌丝经阿尔辛蓝（AB）/过碘酸希夫（PAS）染色清晰可见。

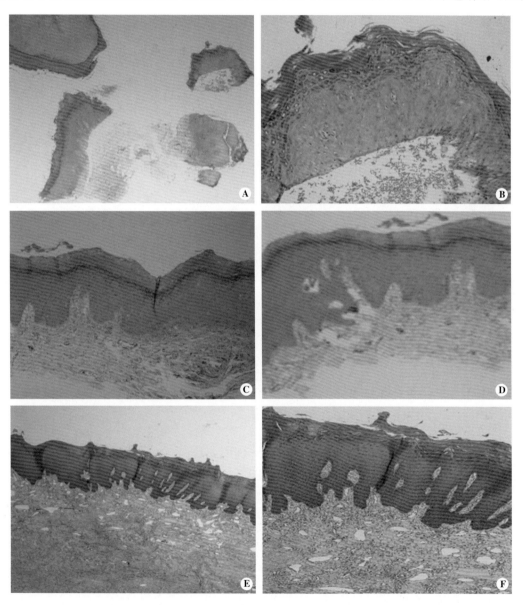

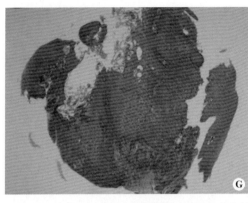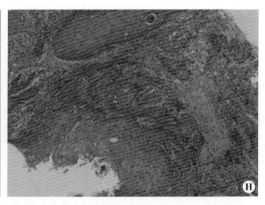

图 1-4　均质型和非均质型白斑的形态学特征

A～D. 均质型白斑，单纯性上皮增生，无异型细胞，上皮过度正角化，可见明显的颗粒层，棘层增生，基底层排列整齐且基底膜清晰；E、F. 均质型白斑，上皮钉突增生，伸长并变粗，基底层细胞排列整齐，基底膜清晰，黏膜固有层及黏膜下层见慢性炎症细胞浸润；G、H. 非均质型白斑癌变

5. 治疗与预后　无异常增生或轻度异型增生的白斑常采取保守治疗，对吸烟患者首先要求戒烟。中重度异型增生的白斑，应完整切除，术后随诊，预后好。

四、口腔黏膜红斑

1911 年 Queyrat 首次提出了发生在阴茎的红斑病，称为奎来特红斑或增殖性红斑。1924 年 Darier 等报道了第一例发生在颊部的增殖性红斑，世界卫生组织（WHO）将其统一命名为红斑。口腔黏膜红斑（oral mucous erythroplakia）是指口腔黏膜出现的鲜红色、天鹅绒样斑块，在临床上及病理上不能诊断为其他疾病者。口腔黏膜红斑不包括局部感染性疾病，如真菌感染、结核病等。因其发病率低，研究也较少。红斑是具有高度危险的潜在恶性病变，其病因不明，可能与吸烟和饮酒、白念珠菌感染、口腔 HPV 和 EB 病毒（EBV）感染相关。

1. 临床表现

（1）发病人群多为 50 岁以上者，男性略多见。

（2）口腔黏膜红斑可发生于口腔黏膜的任何部位，常见于软腭区、舌缘、口底部和颊黏膜等处，有时可多处受累。

（3）红斑直径约 1cm，边界清楚，表面可光滑或者有颗粒状增生，患者常没有明显症状，少数患者可有烧灼感。临床分为以下三种类型。

1）均质型红斑（homogenous erythroplakia）：鲜红色斑块表面光滑，与周围黏膜平齐，质软，边界清楚。

2）间杂型红斑（interspersed erythroplakia）：鲜红色斑块的背景中见散在的白色斑点，呈红白混杂。

3）颗粒型红斑（granular erythroplakia）：鲜红色斑块表面不平整，见红色或白色的颗粒状微小结节，形似桑葚，病变稍高出周围黏膜，质软，边界不规则，此型不少见，常是原位癌或早期鳞状细胞癌的表现。

2. 病理特征

（1）红斑特征性的镜下表现为上皮重度异型增生、原位癌或者早期浸润性鳞状细胞癌。

（2）红斑病损处上皮缺乏角化，常萎缩，但局部也可增生。红斑的表面上皮可为不全角化。固有层内血管增生且扩张充血，因此在临床上呈现为红色。下方结缔组织呈慢性炎症性改变。均质型红斑形态学表现为部分上皮萎缩，部分上皮异型增生或为原位癌。颗粒型红斑形态学表现为少数上皮异型增生，大多数上皮为原位癌或是早期浸润性鳞状细胞癌，癌的面积可以较大，也可以表现为多中心性生长（图 1-5）。

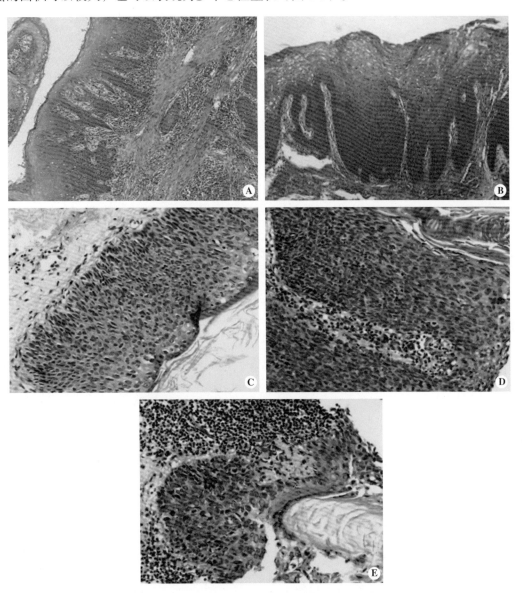

图 1-5　红斑的形态学特征

A. 表面上皮中度异型增生伴不全角化，钉突之间的上皮萎缩变薄，局灶为早期浸润癌改变；B. 上皮中度异型增生；C. 上皮重度异型增生；D. 原位癌；E. 原位癌，固有层内见慢性炎症细胞浸润

3. 鉴别诊断 口腔黏膜红斑需与口腔黏膜类似红斑的红色病损进行鉴别,包括糜烂型口腔扁平苔藓、口腔红斑性念珠菌病、口腔黏膜结核、组织胞浆菌病等,因此对口腔黏膜红色病损需进行组织病理学检查以进一步明确诊断。

4. 治疗与预后 红斑癌变率高,确诊后须进行手术根治。

五、口腔扁平苔藓

扁平苔藓是常见的慢性非感染性皮肤黏膜病,常累及皮肤和口腔黏膜。皮肤与黏膜可单独或同时发病,二者临床表现不同,但病理表现相似。WHO(2017)将其列为口腔潜在恶性病变。

口腔扁平苔藓(oral lichen planus,OLP)的病因和发病机制目前尚不清楚,有研究者认为是由 T 淋巴细胞介导的炎症性病变。在一些始动因素包括局部慢性机械刺激、感染、遗传因素、精神因素、内分泌因素、药物等作用下,出现免疫调节功能异常。T 淋巴细胞活化过程中,可产生多种细胞因子包括白细胞介素(IL)-4、IL-6、肿瘤坏死因子(TNF)-α等,最终导致上皮细胞凋亡,基底层被破坏,引发口腔扁平苔藓。

1. 临床表现

(1)口腔扁平苔藓患病率为 0.1% ~ 2.2%,发病年龄 30 ~ 60 岁,多见于女性。

(2)病变常为双侧对称分布,最多见于颊黏膜,其次为舌侧缘,唇部和牙龈处黏膜也可发生。

(3)本病大体上分为两型:网状型和糜烂型。网状型多见,病变表现为黏膜上出现白色交错的网纹;糜烂型少见,病变因黏膜萎缩呈现红色斑块,病损中央常发生糜烂,病损边缘可见白纹。

(4)舌黏膜发生的扁平苔藓病变黏膜表面像滴了一滴牛奶,颜色比白斑浅,比白斑更光滑。

(5)部分口腔扁平苔藓患者同时有皮肤病变,开始表现为鲜红色或紫红色多角形小丘疹,顶部扁平,后期颜色变浅呈褐色斑。

2. 病理特征

(1)鳞状上皮表面角化过度,以过度不全角化多见。

(2)棘层多数以增生为主,少数也可萎缩,还可以两者同时出现。上皮钉突可无,也可不规则增生、下延,有时上皮钉突变尖而呈锯齿形(图 1-6A、B)。基底层细胞发生空泡性变和液化变性,基底膜模糊,严重时细胞溶解破碎可形成上皮下疱(图 1-6C、D)。

(3)黏膜固有层可见密集的淋巴细胞呈带状浸润,其浸润范围通常未达到黏膜下层(见图 1-6A、B)。

(4)在基底层和黏膜固有层交界处可见胶样小体(colloid body),其被认为是凋亡的基底层细胞,直径平均为 10μm,呈圆形或卵圆形,均质嗜酸性,PAS 染色阳性,呈玫瑰红色。

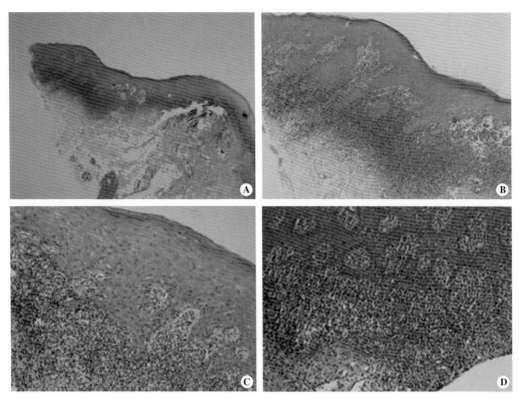

图 1-6 扁平苔藓的形态学特征

A、B. 鳞状上皮表面过度不全角化，棘层以增生为主，上皮钉突不规则增生、下延，上皮钉突变尖，呈锯齿形，紧邻上皮的固有层见密集的淋巴细胞呈带状浸润，未达到黏膜下层；C、D. 基底细胞空泡变性、溶解液化，基底膜模糊不清

3. 鉴别诊断

（1）口腔苔藓样病变：是由汞合金修复体等引起的类似口腔扁平苔藓样病损的口腔黏膜病。口腔苔藓样病变常呈单侧分布，患者有使用药物或补牙病史，停用或更换牙科材料可使病损消除，镜下表现为基底细胞液化变性和混合炎症细胞浸润，除淋巴细胞外，还可见浆细胞和嗜酸性粒细胞浸润，淋巴细胞浸润更深，直达深层结缔组织，还可形成淋巴滤泡。

（2）慢性红斑狼疮：上皮表面常为过度正角化，颗粒层明显，有角质栓塞，固有层内胶原纤维变性、水肿及断裂，血管周围见淋巴细胞浸润，以淋巴细胞为主的炎症细胞浸润较深，常累及黏膜下层，免疫荧光检测在基底膜区见翠绿色狼疮带。扁平苔藓上皮表面多为过度不全角化，无角质栓塞，固有层浅层炎症细胞呈带状浸润，固有层内无胶原纤维变性水肿及断裂，血管周围炎症细胞浸润不明显及基底膜处无荧光带。

（3）口腔红斑：间杂型红斑需与口腔扁平苔藓相鉴别，间杂型红斑临床表现为鲜红色斑块的背景中见散在的白色斑点，红斑的表面上皮常萎缩变薄，其特征性的镜下表现为上皮重度异型增生、原位癌或者早期浸润性鳞状细胞癌。口腔扁平苔藓鳞状上皮表面常为过度不全角化，棘层以增生为主，其特征性的表现为基底细胞变性液化，紧邻上皮的固有层见密集的淋巴细胞呈带状浸润。

4. 治疗与预后 无症状者需观察随访，有症状者需综合分析，进行个体化治疗。口腔扁平苔藓存在恶变倾向，需进行随诊复查。

六、慢性红斑狼疮

红斑狼疮是一种自身免疫性疾病，又称为胶原血管病。红斑狼疮在临床上主要包括两种：系统性红斑狼疮（systemic lupus erythematosus，SLE）和慢性红斑狼疮（chronic lupus erythematosus）。系统性红斑狼疮是累及多系统、多器官的疾病，病变严重。慢性红斑狼疮又称为盘状红斑狼疮（discoid lupus erythematosus），病变局限于皮肤和口腔黏膜，不累及内脏器官，患者可能有关节疼痛症状。

1. 临床表现

（1）慢性红斑狼疮主要见于中年女性，病变主要在口颊部的皮肤和黏膜。

（2）皮肤病变主要累及面部和头皮，典型病变是面部鼻梁两侧的皮肤出现圆形红斑，表面覆盖较多白色鳞屑，较粗糙，可在日晒后变严重。病变也可见于面部其他部位、头皮和手背等处。

（3）口腔黏膜病损多发生在唇红部和颊部黏膜，特征性的病损呈红斑样，会出现程度不等的糜烂，表面结痂，有出血。部分病例在唇红部与皮肤交界处出现一个或数个不规则的小红斑块，其边缘可见呈放射状排列的白色条纹。病变此起彼伏，患者病损局部可出现发痒，或有疼痛。牙龈的病变表现为剥脱性龈病损。

2. 病理特征

（1）鳞状上皮表面过度角化，多为过度正角化，颗粒层明显，有时可见角质栓塞，但后者在口腔黏膜慢性红斑狼疮中不像皮肤的慢性红斑狼疮损害易见（图1-7A）；上皮棘层萎缩与增生交替出现，多为萎缩变薄，有时可见上皮钉突下延；基底层细胞发生空泡性变和液化变性，基底层破坏，基底膜模糊，上皮与结缔组织分离，形成裂隙或上皮下疱。

（2）固有层内可见弥漫的以淋巴细胞为主的炎症细胞浸润，累及深部结缔组织；在血管或皮肤附件周围呈块状浸润（图1-7B）。

（3）固有层毛细血管不规则扩张，血管周围可见PAS染色呈阳性的纤维蛋白沉积，基底膜增厚，并见较多淋巴细胞聚集；血管腔内可见透明血栓形成。胶原纤维发生纤维素样坏死，胶原纤维断裂。

（4）以上病理变化对诊断本病具有一定的意义，其特征性病变是基底层细胞液化变性。

（5）直接免疫荧光检查可见在基底膜区形成一条连续、粗细不均的翠绿色荧光带，称为狼疮带（lupus band），此为病损区内免疫球蛋白、补体及纤维蛋白原沉积所致。狼疮带的存在对慢性红斑狼疮的诊断、治疗效果评价及预后判断均具有重要的临床意义。

（6）间接免疫荧光技术可以检测患者自身循环抗体。目前多数处于活动期的患者能检测到抗核抗体（antinuclear antibody，ANA）和抗天然DNA抗体，而在病变缓解期，患者的自身循环抗体一般为阴性。

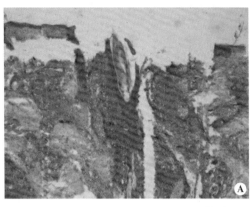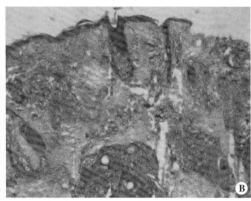

图 1-7 唇慢性红斑狼疮的形态学特征

A. 鳞状上皮表面呈过度角化，棘层萎缩变薄，有角质栓塞；B. 固有层结缔组织内见以淋巴细胞为主的炎症细胞浸润，在血管
或皮肤附件周围呈块状浸润，胶原纤维变性断裂

3. 鉴别诊断

（1）口腔白斑：白斑呈灰白色，表面粗糙，慢性红斑狼疮呈红色斑，鳞屑脱落后表面不粗糙；白斑表面上皮过度不全角化或正角化，慢性红斑狼疮过度正角化相对较薄，可见角质栓塞；白斑棘层增厚，慢性红斑狼疮棘层多萎缩变薄，白斑基底层细胞正常，慢性红斑狼疮则液化变性；白斑固有层炎症细胞少而散在分布，胶原纤维无变化，慢性红斑狼疮的炎症细胞较多且呈弥漫性分布，在血管或皮肤附件周围呈块状浸润。

（2）黏膜扁平苔藓：扁平苔藓表面上皮以过度不全角化为主，无角质栓塞；以固有层浅层炎症细胞呈带状浸润为特征，固有层内无胶原变性水肿及断裂，血管周围炎症细胞浸润不明显及基底膜区无荧光带。

（3）慢性糜烂型唇炎：两者的临床表现不同，慢性糜烂型唇炎的特征性病变是充血和糜烂，慢性红斑狼疮的典型临床病变是圆形红斑，红斑中心呈微凹陷的盘状损害，病损周围见呈栅栏状排列的白色短纹，其或为扩张的毛细血管，或有色素沉着，直接免疫荧光检查基底膜区有荧光带。

4. 治疗与预后 本病病情进展缓慢，预后较好，少见有患者发展为系统性红斑狼疮。

第三节 口腔上皮恶性肿瘤

一、口腔癌

口腔癌（oral cancer）是来源于口腔黏膜上皮的恶性肿瘤，其起源于口腔被覆鳞状上皮或上皮下小涎腺，约占口腔恶性肿瘤的 90%，其中最常见的是鳞状细胞癌。鳞状细胞癌表现为不同程度的鳞状分化，部分患者早期可发生局部淋巴结转移。

口腔癌的病因不明，主要危险因素是吸烟，其次是酗酒和咀嚼槟榔。

1. 临床表现

（1）口腔黏膜任何部位均可发生，常发生于舌部、口底、牙龈、颊部、唇部。

（2）本病好发于成人，以中老年男性多见。

（3）临床表现视肿瘤的部位和分期的不同而异，早期表现为黏膜白斑，表面粗糙，以后发展为乳头状、菜花状、溃疡状或者混合型。

1）舌癌：常发生于舌侧缘和舌腹面。病变早期可出现白斑或红斑，逐渐发展为浸润深部组织的溃疡型肿物。患者可有流涎，局部疼痛和出血，病变累及舌肌时会引起舌运动受限，出现进食困难和语言障碍，晚期病变蔓延到口底和下颌骨。早期易发生颈部淋巴结转移，少数出现远处转移（肺、肝、骨等）。

2）牙龈癌：常见于下牙龈。肿瘤生长较慢，早期无症状，病变表现为红斑、溃疡状。随病变进展出现局部疼痛、牙痛和出血。肿瘤呈浸润性生长，可引起牙齿松动。肿瘤可转移至下颌下淋巴结、颏下淋巴结，而较少发生远处淋巴结转移。

3）颊癌：最常见于磨牙区附近。肿瘤生长较快，早期表现为白色或红色的斑块、斑点或疣状增生的肿块，患者多有口腔黏膜白斑或扁平苔藓的病史。随病情进展，变成外生性、表面红色颗粒状或溃疡型肿物。肿瘤早期不引起临床症状而被忽视，以后随肿瘤向深部组织浸润，引起张口困难，肿瘤还可侵犯颌骨或穿破皮肤。肿瘤可转移至下颌下淋巴结、颈深上淋巴结，少见发生远处淋巴结转移。

4）唇癌：下唇中外 1/3 间的唇红缘部多见。病变早期表现为疱疹状结痂的肿块或仅为黏膜增厚，随病情进展，发展为溃疡型肿物或疣状外生浸润型肿物。可侵犯周围皮肤、肌肉、口腔黏膜，可累及神经出现口唇麻木。淋巴结转移少见，少数可转移至颏下淋巴结、下颌下淋巴结，预后较好。

5）口底癌：好发生于口底舌系带单侧或双侧。早期表现为白斑或红斑，临床多为无痛、长期不愈的溃疡，也可表现为外生性肿物。肿瘤呈弥漫浸润性生长，引起局部疼痛、舌活动受限、张口和咀嚼困难。肿瘤累及颌下腺导管的开口，可阻碍唾液的流出，使腺体增大，易被疑为下颌下淋巴结转移。淋巴结转移发生早，可转移到颏下淋巴结、下颌下淋巴结和颈深淋巴结。

6）腭癌：硬腭多见。肿瘤生长较慢，表现为红斑或白斑，伴溃疡形成。可侵犯周围组织如骨、上颌窦底、鼻腔、牙龈或软腭，引起腭穿孔等。淋巴结转移少见，少数可转移至下颌下淋巴结和颈深上淋巴结。

2. 病理特征

（1）鳞状细胞癌（squamous cell carcinoma）：最常见的类型，癌细胞向鳞状上皮分化，呈浸润性生长，可发生早期和广泛淋巴结转移。根据肿瘤细胞分化程度和细胞异型性大小，鳞状细胞癌分为高、中、低分化三级，绝大多数是高、中分化鳞状细胞癌。

一级，高分化鳞状细胞癌：形态学类似于口腔黏膜被覆的复层鳞状上皮，癌细胞形成癌巢，癌巢中央有角化珠形成，周边见基底细胞，可见细胞间桥，核分裂象少见，细胞的多形性和细胞核的异型性均不明显（图 1-8A、B）。

二级，中分化鳞状细胞癌：形态学仍具有复层鳞状上皮的特点，但癌细胞角化不常见，细胞间桥不明显，细胞核有一定的异型性，可见病理性核分裂象（图 1-8C、D）。

三级，低分化鳞状细胞癌：形态学表现为癌细胞分化不成熟，细胞出现明显的多形性，角化和细胞间桥几乎不见，细胞核异型性较明显，病理性核分裂象常见（图 1-8E、F）。

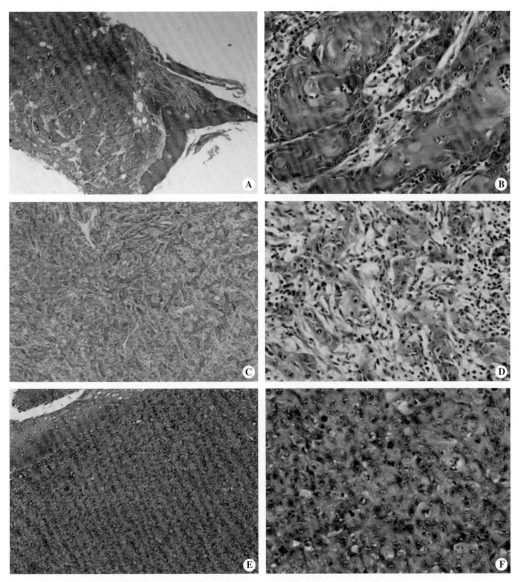

图 1-8　口腔鳞状细胞癌的形态学特征

A、B. 高分化：癌巢中央有角化珠形成，可见细胞间桥，细胞的多形性和细胞核的异型性均不明显；C、D. 中分化：癌细胞角化少见，细胞间桥不明显，细胞核有异型性；E、F. 低分化：癌细胞分化不成熟，细胞和细胞核异型性明显，可见较多病理性核分裂象

免疫组化：鳞状细胞癌表达 CK5/6、p40（图 1-9）。

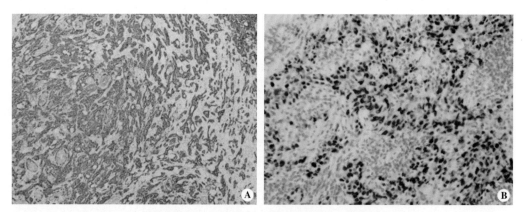

图 1-9　口腔鳞状细胞癌的免疫组化特征
A. 肿瘤细胞 CK5/6 呈弥漫性阳性；B. 肿瘤细胞 p40 呈弥漫性阳性

（2）口腔鳞状细胞癌的组织学亚型（表 1-1）

表 1-1　口腔鳞状细胞癌的组织学亚型（2017 版头颈部肿瘤 WHO 分类）

鳞状细胞癌
基底细胞样鳞状细胞癌
梭形细胞鳞状细胞癌
腺鳞癌
疣状癌
乳头状鳞状细胞癌
棘层松解性鳞状细胞癌
穿掘性癌

1）基底细胞样鳞状细胞癌（basaloid squamous cell carcinoma，BSCC）：属于高级别鳞状细胞癌的亚型，肿瘤同时包含基底样细胞成分和鳞状细胞成分，好发生于喉部、下咽部及舌根部。基底样细胞小，细胞质少，细胞核深染，无核仁，多排列成岛状和分叶状，部分病例肿瘤周边细胞排列成栅栏状（图 1-10）。肿瘤中央可发生粉刺样坏死。基底细胞

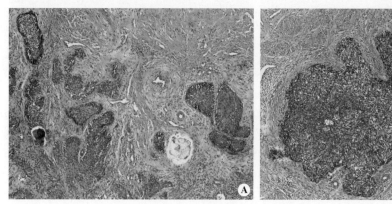
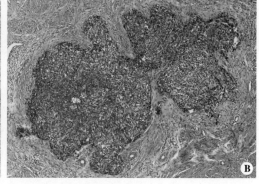

图 1-10　基底细胞样鳞状细胞癌的形态学特征
A. 肿瘤呈分叶状排列，肿瘤周边细胞呈栅栏状排列；B. 肿瘤呈岛状排列，肿瘤周边细胞呈栅栏状排列

样鳞状细胞癌组织中常伴有鳞状细胞癌成分，也可伴梭形细胞成分。识别鳞状上皮分化的线索是肿瘤细胞呈镶嵌状排列，出现个别细胞角化，可见细胞间桥，有角化珠形成。早期肿瘤在黏膜下生长，随着肿瘤体积不断增大，瘤组织在黏膜下压迫表面黏膜上皮，引起上皮破坏，继而形成溃疡。

2）梭形细胞鳞状细胞癌（spindle cell squamous cell carcinoma）：又称肉瘤样鳞状细胞癌，是一种双相分化的肿瘤。肿瘤由鳞状细胞癌和恶性梭形细胞构成，常好发于下唇、舌及牙龈，形成不同大小的息肉状外观，表面常见溃疡形成（图 1-11A、B）。鳞状细胞癌可以是原位癌或是浸润性鳞状细胞癌，恶性梭形细胞由鳞状细胞分化而来。形态学常见鳞状细胞在肿瘤的周边，梭形细胞位于肿瘤的深层，呈交错、编织排列（图 1-11C ～ E），梭形细胞可呈纤维细胞样、平滑肌肉瘤样、纤维肉瘤样等形态。梭形细胞胞质嗜酸，细胞核呈椭圆形或梭形，核染色质粗，核仁明显，核分裂象易见，可见瘤巨细胞。肿瘤内有时伴有炎症细胞浸润，见少量有明显分化的癌及灶性坏死（图 1-11F ～ I）。免疫组化染色显示肿瘤细胞可表达上皮和间叶两种标志物，阳性表达较好的上皮标志物有广谱细胞角蛋白（CK-pan）、34βE12、CK 5/6、p63 和上皮膜抗原（EMA），而 Cam5.2、CK7、CK20 阳性率较低，不表达结蛋白（desmin）、S-100、MyoD1 和成肌蛋白（myogenin）（图 1-12）。梭形细胞鳞状细胞癌的诊断有挑战性，以下特点对其诊断有提示意义：中老年人在头颈部、表面黏膜被覆的器官、皮肤等部位发生梭形细胞肿瘤，而不是肉瘤的好发部位如腹膜后、深部软组织等，形态学表现除梭形细胞外，可见原位癌或少量分化性癌，免疫组化结果显示肿瘤细胞弥漫性表达波形蛋白（vimentin，Vim），同时少数细胞表达上皮标志物（如 CK5/6、p63、EMA 等）。对于溃疡性病变，肿瘤表面通常发生溃疡而未见上皮，尤其在活检标本中，鳞状细胞癌成分可能无法看到，容易误诊为梭形细胞肉瘤。因此，当一个梭形细胞肿瘤无法归类为某一个已知肉瘤时，需要进行充分取材才能识别典型的鳞状细胞癌成分。

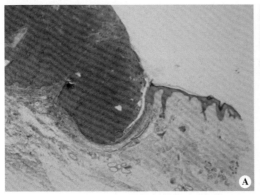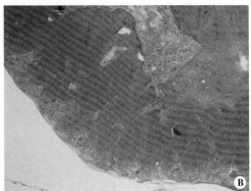

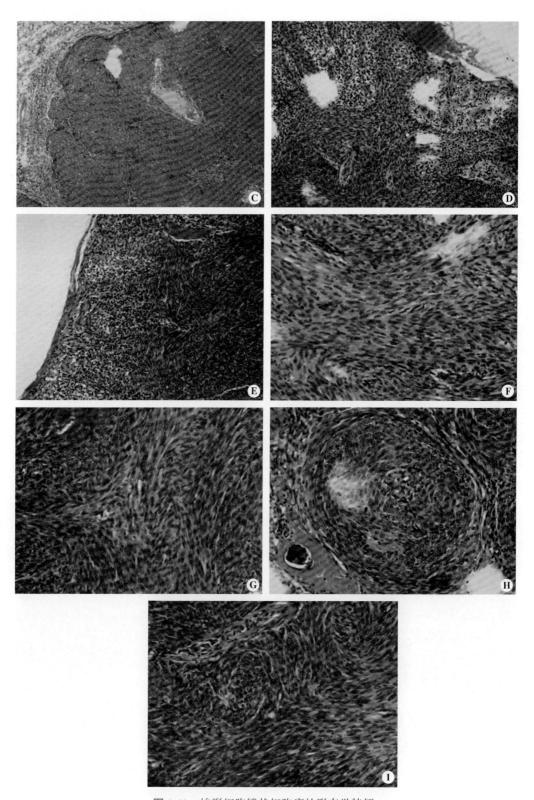

图 1-11　梭形细胞鳞状细胞癌的形态学特征

A、B. 肿瘤呈息肉样，表面伴溃疡形成；C～E. 肿瘤细胞呈梭形，交错排列，间质成分少；F～I. 梭形肿瘤细胞呈束状或旋涡状排列，轻度异型性，核分裂象易见

3）腺鳞癌（adenosquamous carcinoma）：罕见，来源于表皮中有多向分化潜能的基底细胞，肿瘤同时由鳞状细胞癌和腺癌构成。肿瘤中的鳞状细胞癌可以是原位癌或浸润性鳞状细胞癌，腺癌成分一般处于肿瘤的深部，局部两种肿瘤细胞巢有延续。两种肿瘤可以混杂在一起，无明确的界限；也可以相邻但边界清楚。浸润性鳞状细胞癌分化较好，腺癌通常表现为没有黏液、分化较好的导管结构，细胞呈条索状、腺管样排列，有时腺腔

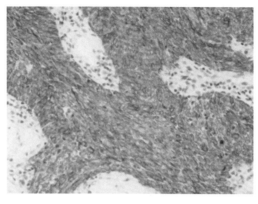

图 1-12 梭形细胞鳞状细胞癌的免疫组化特征
肿瘤细胞表达 CK-pan

内可见黏液生成，少数肿瘤中出现筛状结构、粉刺样坏死，似涎腺导管癌（图 1-13）。肿瘤边缘呈浸润性生长，可见增生的结缔组织中散在分布条索状或实性的小细胞巢。免疫组化染色显示鳞状细胞癌表达 CK5/6 和 p40，腺癌表达 CK8 和癌胚抗原（CEA）（图 1-14），不表达 CK5/6。两种肿瘤均不表达 Vim 和 CK20。

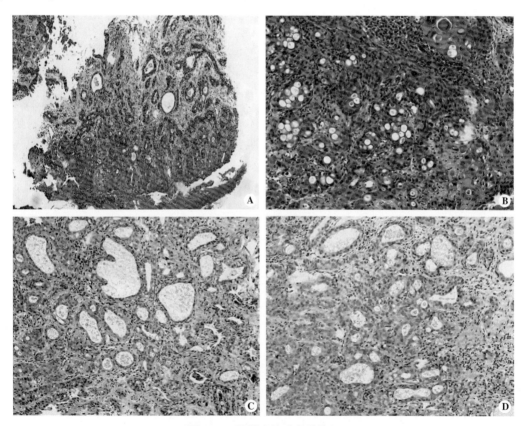

图 1-13 腺鳞癌的形态学特征

A、B. 肿瘤同时由鳞状细胞癌和腺癌构成，腺癌位于肿瘤的深部；C、D. 腺癌表现为分化较好的腺管样排列，腺腔内可见黏液生成

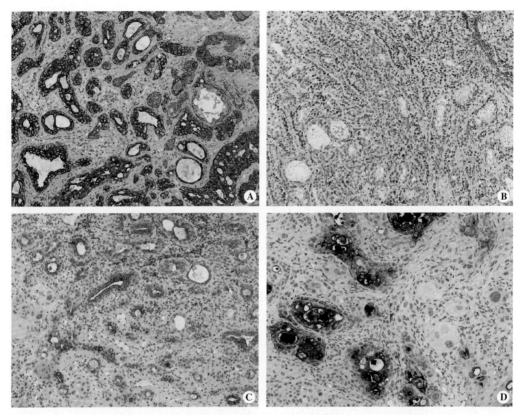

图 1-14　腺鳞癌的免疫组化特征

A. 鳞状细胞癌表达 CK5/6；B. 鳞状细胞癌表达 p40；C. 腺癌表达 CK8；D. 腺癌表达 CEA

4）疣状癌（verrucous carcinoma）：属于高分化鳞状细胞癌的亚型，肿瘤不转移。疣状癌的主要危险因素是烟草，部分患者有 HPV 16、18 型感染。其好发于口唇、舌部，肿瘤以外生性或疣状缓慢生长，形成推挤性边缘为特征。鳞状上皮分化较好，表面过度不全角化，形成外生性乳头，乳头状突起中央可见纤细的结缔组织轴心，棘层增生，上皮钉突变宽，呈圆钝状突入间质，呈推进式生长，与间质分界清楚。上皮间质交界处常见密集的淋巴细胞和浆细胞浸润（图 1-15）。有时可见中性粒细胞浸润表皮形成微脓肿。疣状癌的细胞比鳞状细胞癌中的癌细胞大，形态较一致，细胞核异型性不明显，核分裂象不见或仅见于基底层。疣状癌中合并出现鳞状细胞癌时称为杂交瘤，此时其生物学行为更具有侵袭性，大约占 1/5 的病例，且多为复发病例。

5）乳头状鳞状细胞癌（papillary squamous cell carcinoma）：属于鳞状细胞癌的一个亚型，主要危险因素是嗜好烟酒，部分患者与 HPV 感染有关，口内很少发生。肿瘤以明显的外生性乳头状生长为特征，表面衬覆上皮具有明显异型性，乳头轴心多数为纤细的纤维结缔组织。瘤细胞形态从鳞状细胞到基底细胞样（图 1-16），间质可见由单个或多个癌巢构成的浸润灶。活检时常因无充分的间质成分而缺乏浸润图像，少数情况下，活检可见浸润区域。当活检组织缺乏间质成分时，应诊断为乳头状异型增生和原位乳头状鳞状细胞癌，并在报告中注明：没有间质，不能评估有无浸润，需要获得更多的组织标本。乳头状鳞状细胞癌的预后好于鳞状细胞癌。

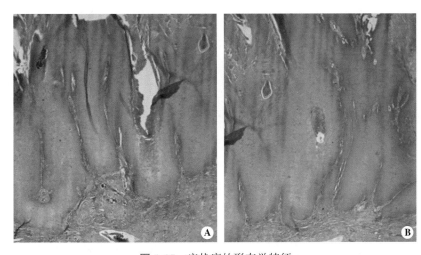

图 1-15 疣状癌的形态学特征

鳞状上皮分化较好，形成外生性乳头，上皮钉突呈圆钝状突入间质，呈推进式生长，与间质分界清楚，上皮间质交界处见淋巴细胞和浆细胞浸润

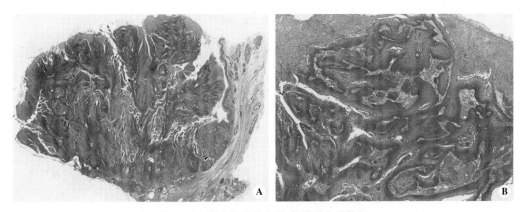

图 1-16 乳头状鳞状细胞癌的形态学特征

呈乳头状生长，表面衬覆上皮有异型性，乳头轴心为纤细的纤维结缔组织

6）棘层松解性鳞状细胞癌（acantholytic squamous cell carcinoma）：又称腺样鳞状细胞癌，少见，属于鳞状细胞癌的亚型。好发于唇红缘，舌和牙龈也可发生。肿瘤中可见典型的鳞状细胞癌成分，部分区域肿瘤细胞由于棘层松解，可见单个或成群的细胞形成假腔隙和假腺管。肿瘤细胞有明显异型性，病理性核分裂象可见（图 1-17）。棘层松解性鳞状细胞癌的预后类似于普通鳞状细胞癌。

7）穿掘性癌（carcinoma cuniculatum）：是一种罕见的鳞状细胞癌亚型，好发生于足底，而少见发生于口腔黏膜。穿掘性癌病理特征是表面伴或不伴有乳头状结构，增生的上皮形成深达筋膜或骨质的内衬轻度异型的鳞状上皮窦道，或表皮样囊肿结构，其内可见角化不全物或脓性分泌物；肿瘤主要呈内生浸润性生长，瘤细胞没有明显的异型性，可见核分裂象，无推挤性边缘（图 1-18）。穿掘性癌呈浸润性生长，侵蚀骨质，形成洞穴样结构，并对深部组织造成严重的破坏。

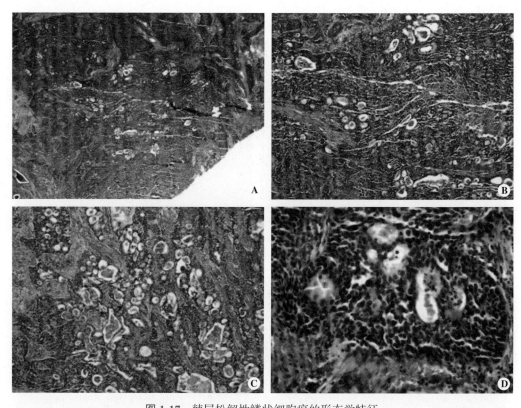

图 1-17　棘层松解性鳞状细胞癌的形态学特征

A、B. 有典型的鳞状细胞癌成分，部分区域见假腔隙形成；C、D. 肿瘤组织中无真腺腔形成，无黏液细胞，细胞有异型性

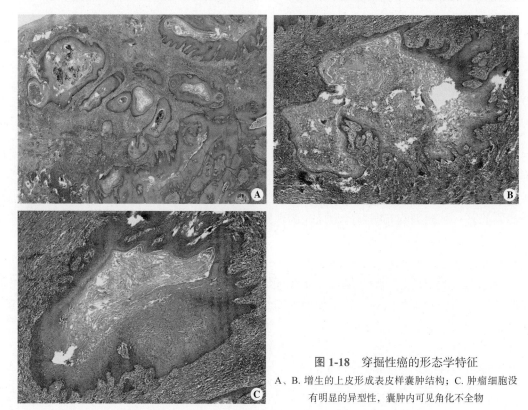

图 1-18　穿掘性癌的形态学特征

A、B. 增生的上皮形成表皮样囊肿结构；C. 肿瘤细胞没有明显的异型性，囊肿内可见角化不全物

3. 鉴别诊断

（1）鳞状细胞癌的鉴别诊断：口腔黏膜的鳞状细胞癌大多分化较好，形成癌巢，中央有角化珠，可见细胞间桥，因此不难诊断。

1）黏膜下上皮细胞团块或条索出现组织侵袭或表面上皮出现明显的异型增生有助于鳞状细胞癌的诊断，尤其是在小活检标本的情况下。但如果肿瘤分化低，细胞无角化，常需要借助免疫组化染色辅助诊断。

2）应注意的是，舌颗粒细胞瘤或黏膜炎症等病变表面上皮会发生假上皮瘤样增生，有可能误诊为高分化鳞状细胞癌。

3）牙龈黏膜存在较多的上皮细胞条索或上皮细胞团，它们是牙板残留上皮或由网状增生的牙龈黏膜上皮钉突在组织制片过程中不同切面引起的，注意不要误诊为高分化鳞状细胞癌。

4）假癌样增生：炎症等刺激使鳞状上皮增生，不规则增生下延的上皮钉突深入间质中，可见较多角化珠形成，固有层见炎症细胞浸润（图1-19），需要与高分化鳞状细胞癌鉴别。

（2）基底细胞样鳞状细胞癌的鉴别诊断

1）实性型腺样囊性癌：是一种基底细胞样肿瘤，肿瘤由导管内衬上皮细胞和肌上皮细胞排列形成巢状或片状，中央可见坏死，肿瘤细胞无鳞状细胞癌分化，细胞较小，有较多肌上皮成分。免疫组化结果显示导管内衬上皮细胞表达CD117，肌上皮细胞表达平滑肌肌动蛋白（SMA）、肌球蛋白（myosin）、S-100。基底细胞样鳞状细胞癌中同时见基底样细胞成分和鳞状细胞癌成分，细胞异型性大，免疫组化结果显示肿瘤细胞表达CK5/6。p63在基底细胞样鳞状细胞癌中弥漫性表达，而在实性型腺样囊性癌中散在表达。

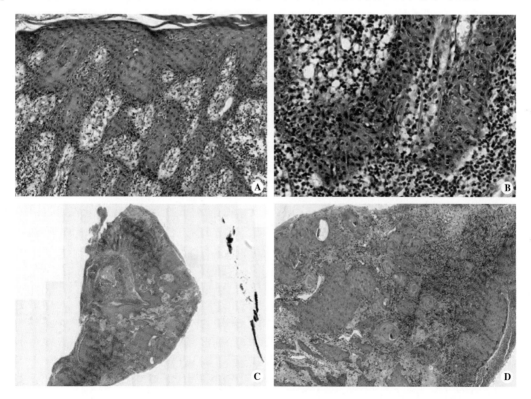

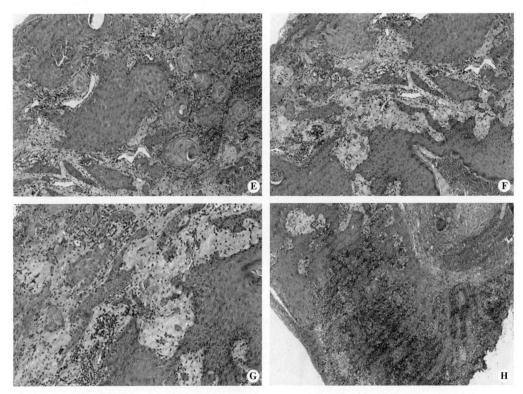

图 1-19 假癌样增生的形态学特征

A、B. 纵切，不规则增生下延的上皮钉突深入间质中，固有层见较多炎症细胞浸润；C～H. 横切，鳞状上皮增生，细胞异型性不明显，上皮钉突不规则深入间质中，较多角化珠形成，弥漫性炎症细胞浸润

2）小细胞神经内分泌癌：肿瘤细胞小且一致，细胞质少，核染色质细腻，病理性核分裂象多见，细胞排列成片，可见片状坏死，而不是粉刺状坏死，肿瘤间质成分少，肿瘤缺乏鳞状分化特征，和表面黏膜无关。免疫组化染色有助于两者的鉴别，小细胞神经内分泌癌表达突触素（Syn）、嗜铬粒蛋白 A（CgA）、CD56，基底细胞样鳞状细胞癌基本不表达神经内分泌标志物，弥漫性表达 CK5/6，小细胞神经内分泌癌不表达高分子量角蛋白（high molecular weight keratin，HMWCK）。

3）低分化鳞状细胞癌：缺乏基底样细胞成分，无外周细胞排列成栅栏状的特点，肿瘤细胞体积较大，异型性更明显。

4）腺鳞癌：同时由鳞状细胞癌和腺癌构成，无基底细胞样细胞。当基底细胞样鳞状细胞癌的基底样细胞成分呈腺样结构时，易误诊为腺鳞癌，免疫组化染色有助于鉴别。腺鳞癌中鳞状细胞癌表达 CK5/6 和 p40，腺癌表达 CK8、CK7 和 CEA，而基底细胞样鳞状细胞癌弥漫性表达 CK5/6、p63、p53，不表达 CEA 和 CK7。

（3）梭形细胞鳞状细胞癌的鉴别诊断

1）梭形细胞形态肿瘤：包括结节性筋膜炎、孤立性纤维性肿瘤、纤维瘤病、滑膜肉瘤、平滑肌肉瘤、恶性外周神经鞘膜瘤等。需要结合肿瘤发生部位、临床特点、形态学表现和免疫组化染色综合诊断。免疫组化需要联合使用多项标志物鉴别。

2）梭形细胞黑色素瘤：形态学上梭形细胞黑色素瘤被覆表皮有哈钦森（Hutchinson）雀斑的表现，局灶排列成束状，可见神经浸润，浸润较深，肿瘤周围可见淋巴细胞聚集，有时肿瘤内缺乏色素沉着，此时和梭形细胞鳞状细胞癌形态学类似，免疫组化染色有助于鉴别。梭形细胞黑色素瘤常表达 S-100，不同程度表达 Melan-A、HMB-45 和 SOX-10。

（4）疣状癌的鉴别诊断

1）鳞状细胞乳头状瘤：增生的复层鳞状上皮呈外生性生长，棘层增生，缺乏宽大的基底细胞增生并向下呈圆钝状突入黏膜固有层。

2）疣状增生：分化较好的鳞状上皮呈外生性生长，表面呈疣状，上皮钉突无明显向下增生。

3）乳头状鳞状细胞癌：肿瘤为明显的乳头状生长，细胞有明显异型性，间质内见异型细胞团，临床病史提示肿瘤生长快，易形成溃疡，与周围组织分界不清，均与疣状癌不同。

4）杂交瘤：在疣状癌中含有灶状鳞状细胞癌区域时称为杂交瘤。在病例中大约占1/5，且多为复发病例。诊断时需进行多处广泛取材查找有无鳞状细胞癌区域。

（5）乳头状鳞状细胞癌的鉴别诊断

1）鳞状细胞乳头状瘤：分化成熟的鳞状上皮呈外生性生长，上皮细胞无异型性。乳头状鳞状细胞癌无间质浸润时，表面被覆上皮呈重度异型增生。

2）疣状癌：细胞异型性不明显，胞质淡染，明显角化，具有稳固的基底、粗大的上皮脚，呈推进式向下生长。乳头状鳞状细胞癌呈明显的乳头状生长，细胞有明显异型性，可见间质侵袭。

（6）棘层松解性鳞状细胞癌的鉴别诊断

1）黏液表皮样癌：肿瘤实质包括黏液细胞、中间细胞和表皮样细胞，表皮样细胞无角化，可见细胞间桥。棘层松解性鳞状细胞癌组织中无黏液细胞，有鳞状细胞分化及角化。

2）腺鳞癌：腺鳞癌内既有鳞状细胞癌，也含有腺癌组织，黏蛋白胭脂红或阿尔辛蓝染色阳性。棘层松解性鳞状细胞癌在鳞状分化癌巢中可见角化珠，肿瘤中没有真正的腺管结构，无黏液细胞，不分泌黏液。

3）基底细胞样鳞状细胞癌：肿瘤内包含基底样细胞和鳞状细胞癌成分，其中基底样细胞小，胞质少，核深染，多排列成岛状，肿瘤周边细胞可排列成栅栏状，细胞巢内多见粉刺状坏死。

（7）腺鳞癌的鉴别诊断

1）黏液表皮样癌：有黏液细胞，罕见角化，但表面的黏膜鳞状上皮一般不出现异型增生且有中间细胞。而腺鳞癌的表面被覆上皮常表现为原位癌或浸润性鳞状细胞癌，且腺癌与鳞状细胞癌界限清楚，腺癌一般处于肿瘤的深部。

2）棘层松解性鳞状细胞癌：在鳞状细胞癌成分外，可见假腔隙，无真腺腔形成，无黏液细胞。免疫组化染色一般不表达低分子量角蛋白（LMWCK）。

　　3）非角化性鳞状细胞癌：缺乏含黏液的腺腔，没有明显角化出现，免疫组化染色表达 CK5/6、p63 和 p40，不表达 CEA。

　　（8）穿掘性癌的鉴别诊断

　　1）疣状癌：二者在组织结构和细胞形态特征上有一定的相似性，疣状癌表面可形成外生乳头状瘤样结构，细胞异型性极小，肿瘤向下呈推挤式生长，形成钝圆的边缘。而穿掘性癌外生性生长不明显，呈内生浸润性生长，无推挤性边缘，浸润深部组织，容易破坏骨质，常形成洞穴状窦道或在深部组织内形成多个表皮样囊肿结构，内含大量角化物。

　　2）假上皮瘤样增生：细胞异型性不明显，上皮脚较窄，不会形成表皮样囊肿结构。而穿掘性癌常在慢性溃疡性病变处呈鳞状上皮增生，向内侵袭性生长，增生的上皮形成深达筋膜或骨质的鳞状上皮窦道，或表皮样囊肿结构，其内可见角化不全物或脓性分泌物。

　　3）深部表皮样囊肿：表皮样囊肿内衬无异型的鳞状上皮，腔内含大量层状角化物。穿掘性癌囊内衬上皮轻度异型，囊内通常为角化不全物，呈浸润性生长，并破坏骨质。

　　4. 治疗与预后　　治疗一般以外科手术为主。舌癌、口底癌易早期发生颈部淋巴结转移，唇癌、硬腭癌较少发生淋巴结转移。

二、人乳头状瘤病毒相关口咽鳞状细胞癌

　　人乳头状瘤病毒（HPV）相关口咽鳞状细胞癌是发生于口咽黏膜、由高危型 HPV 感染所致的鳞状细胞癌。HPV 相关口咽鳞状细胞癌在临床特点、病理学特征及预后方面不同于 HPV 阴性的口咽鳞状细胞癌。目前口咽鳞状细胞癌患者常规用免疫组化方法检测 p16 蛋白来判断肿瘤是否伴 HPV 感染，要求 p16 免疫组化检测 ≥ 70% 的肿瘤细胞核和细胞质中等至强阳性，否则就只能按 p16 阴性肿瘤进行治疗与分期。p16 阳性的口咽鳞状细胞癌患者如未行 HPV DNA 或 RNA 检测，应诊断为 "HPV 相关性（p16+）鳞状细胞癌"。

　　1. 临床表现

　　（1）好发部位为舌根（界沟后 1/3）、软腭、扁桃体和咽侧壁。

　　（2）本病多发生于男性，中年人多见，绝大多数患者为 HPV 16 型感染。

　　（3）HPV 相关口咽鳞状细胞癌病灶大多数小且较隐蔽，但可发生颈部淋巴结转移，引起局部淋巴结肿大并伴囊性变。

　　2. 病理特征

　　（1）HPV 相关口咽鳞状细胞癌病变 90% 的病例为非角化鳞状细胞癌，即缺乏角化和细胞间桥，病变位于上皮下，上皮无异型增生（图 1-20A）。

　　（2）癌细胞呈基底细胞样，具有高核质比和高核分裂活性，部分癌细胞呈非典型挖空

细胞样改变；肿瘤呈巢状或结节状生长，中央见粉刺样坏死，癌巢周围常见明显的淋巴细胞浸润，间质缺乏促结缔组织增生性反应（图 1-20B ～ F）。

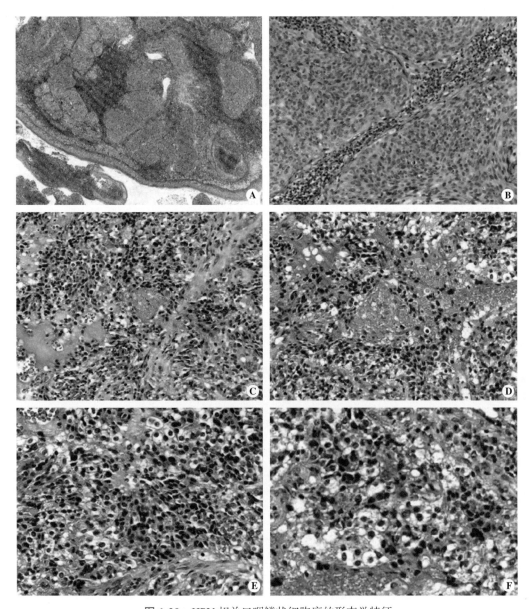

图 1-20　HPV 相关口咽鳞状细胞癌的形态学特征

A. 低倍镜下见病变位于上皮下，上皮无异型增生；B. 非角化鳞状细胞癌，癌巢周围见密集淋巴细胞浸润；C、D. 癌巢内见粉
刺样坏死；E、F. 癌细胞呈基底细胞样，胞核大、深染，部分呈非典型挖空细胞样改变（核周空晕样改变）

3. 免疫组化　HPV 相关口咽鳞状细胞癌表达 CK5/6、p63、p40，Ki-67 增殖指数高，p16 呈弥漫性阳性，不表达 p53（图 1-21）。

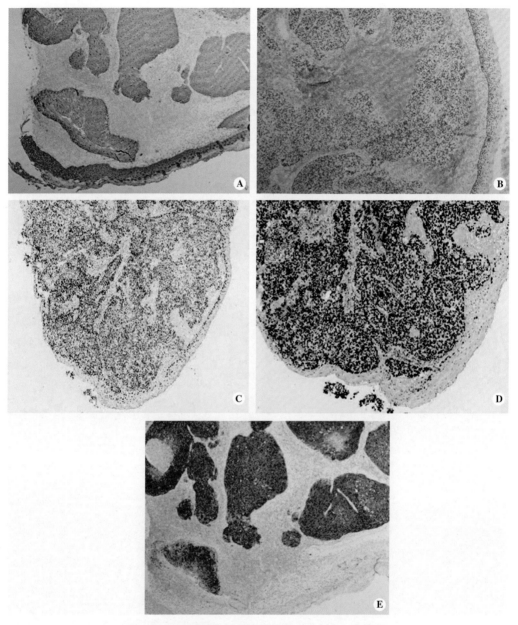

图 1-21 HPV 相关口咽鳞状细胞癌的免疫组化特征

A. 肿瘤细胞 CK5/6 呈弥漫性阳性；B. 肿瘤细胞 p63 呈弥漫性阳性；C. 肿瘤细胞 p40 呈弥漫性阳性；D. Ki-67 显示高增殖活性；
E. 肿瘤细胞细胞核和细胞质 p16 呈弥漫性阳性

4. 鉴别诊断 非 HPV 相关口咽鳞状细胞癌：常见于软腭，发病年龄为 60～70 岁，组织学为经典角化型鳞状细胞癌，表面上皮常见异型增生，免疫组化染色 p16 阴性（图 1-22），与 HPV 相关口咽鳞状细胞癌相比预后较差。

5. 治疗与预后 HPV 相关口咽鳞状细胞癌对放疗敏感，预后相对较好。

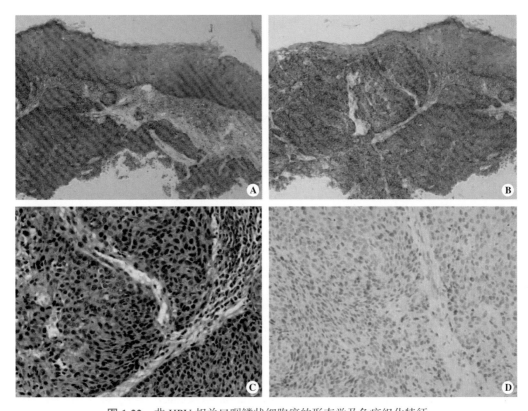

图 1-22　非 HPV 相关口咽鳞状细胞癌的形态学及免疫组化特征

A、B. 低倍镜下见鳞状细胞癌位于上皮下，排列成巢状或岛状；C. 高倍镜下，癌巢周围见促结缔组织间质，伴数量不等的淋巴细胞和浆细胞浸润；D. 免疫组化染色 p16 阴性

（云　芬　刘　霞　陈永霞）

参 考 文 献

方鑫，李凯一，李春蕾，等，2021. 基于 2003 年改良 WHO 诊断标准的口腔扁平苔藓临床病理分析 [J]. 中国实用口腔科杂志，14（4）：447-451.

李江，2013. 口腔颌面肿瘤病理学 [M]. 上海：中国出版集团公司 & 世界图书出版公司 .

李铁军，2011. 口腔病理诊断 [M]. 北京：人民卫生出版社 .

刘红刚，高岩，2013. 世界卫生组织肿瘤分类：头颈部肿瘤病理学与遗传学 [M]. 北京：人民卫生出版社 .

施健，缪旭，花志祥，等，2017. 角化棘皮瘤 43 例临床及病理分析 [J]. 中国皮肤性病学杂志，31（4）：400-402.

于世凤，2019. 口腔组织病理学 [M]. 第 7 版 . 北京：人民卫生出版社 .

中国临床肿瘤学会指南工作委员会，2019. 中国临床肿瘤学会（CSCO）头颈部肿瘤诊疗指南 [M]. 北京：人民卫生出版社 .

中华口腔医学会口腔病理学专业委员会，2020. 口腔癌及口咽癌病理诊断规范 [J]. 中国口腔颌面外科杂志，18（4）：289-296.

中华口腔医学会口腔病理学专业委员会，2020. 口腔癌及口咽癌病理诊断规范 [J]. 中华口腔医学杂志，55（3）：145-152.

Bishop JA，Alaggio R，Zhang L，et al，2015. Adamantinoma-like Ewing family tumors of the head and neck：a pitfall in the differential diagnosis of basaloid and myoepithelial carcinomas[J]. Am J Surg Pathol，39（9）：1267-1274.

El-Naggar AK，Chan JKC，Grandis JR，et al，2017. WHO classification of head and neck tumours[M]. Lyon：International Agency for Research on Cancer.

Fitzpatrick Sarah G，Cohen Donald M，Clark Ashley N，2019. Ulcerated lesions of the oral mucosa：clinical and histologic review[J]. Head Neck Pathol，13（1）：91-102.

Fossum CC，Chintakuntlawar AV，Price DL，et al，2017. Characterization of the oropharynx：anatomy，histology，immunology，squamous cell carcinoma and surgical resection[J]. Histopathology，70（7）：1021-1029.

Helliwell TR，Giles TE，2016. Pathological aspects of the assessment of head and neck cancers：United Kingdom National Multidisciplinary Guidelines[J]. J Laryngol Otol，130（S2）：S59-S65.

Johnson DE，Burtness B，Leemans CR，et al，2020. Head and neck squamous cell carcinoma[J]. Nat Rev Dis Primers，6（1）：92.

Kusafuka K，Kawasaki T，Onitsuka T，et al，2020. Acantholytic squamous cell carcinoma and salivary duct carcinoma ex-pleomorphic adenoma of the submandibular gland：a report of two extremely rare cases with an immunohistochemical analysis[J]. Head Neck Pathol，14（1）：230-238.

Li CC，Tang XQ，Zheng XY，et al，2020. Global prevalence and incidence estimates of oral lichen planus：a systematic review and meta-analysis[J]. JAMA Dermatol，56（2）：172-181.

Liu L，Chen J，Cai X，et al，2019. Progress in targeted therapeutic drugs for oral squamous cell carcinoma[J]. Surg Oncol，31：90-97.

Lydiatt WM，Patel SG，O'Sullivan B，et al，2017. Head and neck cancers—major changes in the American Joint Committee on cancer eighth edition cancer staging manual[J]. CA Cancer J Clin，67（2）：122-137.

Mutafchieva MZ，Draganova-Filipova MN，Zagorchev PI，et al，2018. Oral lichen planus—known and unknown：a review[J]. Folia Med（Plovdiv），60（4）：528-535.

Nosratzehi T，2018. Oral lichen planus：an overview of potential risk factors，biomarkers and treatments[J]. Asian Pac J Cancer Prev，19（5）：1161-1167.

Odell E，Kujan O，Warnakulasuriya S，et al，2021. Oral epithelial dysplasia：recognition，grading and clinical significance[J]. Oral Dis，27（8）：1947-1976.

Panarese I，Aquino G，Ronchi A，et al，2019. Oral and oropharyngeal squamous cell carcinoma：prognostic and predictive parameters in the etiopathogenetic route[J]. Expert Rev Anticancer Ther，19（2）：105-119.

Paver EC，Currie AM，Gupta R，et al，2020. Human papilloma virus related squamous cell carcinomas of the head and neck：diagnosis，clinical implications and detection of HPV[J]. Pathology，52（2）：179-191.

Schuch LF，Nóbrega KHS，Gomes APN，et al，2020. Basaloid squamous cell carcinoma：a 31-year retrospective study and analysis of 214 cases reported in the literature[J]. Oral Maxillofac Surg，24（1）：103-108.

Thomson PJ，2018. Perspectives on oral squamous cell carcinoma prevention—proliferation，position，progression and prediction[J]. J Oral Pathol Med，47（9）：803-807.

Tilakaratne WM，Jayasooriya PR，Jayasuriya NS，et al，2019. Oral epithelial dysplasia：causes，quantification，prognosis，and management challenges[J]. Periodontol，80（1）：126-147.

Tumban E，2019. A current update on human papillomavirus-associated head and neck cancers[J]. Viruses，11（10）：922.

Villa TG，Sánchez-Pérez Á，Sieiro C，2021. Oral lichen planus：a microbiologist point of view[J]. Int Microbiol，24（3）：275-289.

Woo SB，2019. Oral epithelial dysplasia and premalignancy[J]. Head Neck Pathol，2019，13（3）：423-439.

第二章

涎腺肿瘤

第一节 涎腺正常组织学

涎腺由大、小涎腺组成。大涎腺包括腮腺、颌下腺和舌下腺，共三对。其中腮腺体积最大，位于外耳道前下、咬肌后缘和下颌后窝处；颌下腺位于下颌下三角内；舌下腺位于口底黏膜深面。小涎腺数以千计，几乎遍布口腔黏膜，按解剖学部位，称为唇腺、颊腺、腭腺、舌腺、舌腭腺和磨牙后腺等，位于黏膜固有层和黏膜下层。涎腺为外分泌腺，有导管与口腔相通，分泌物唾液具有润滑口腔、溶解食物和促进消化的作用。

1. 涎腺的组织学结构 包括实质和间质。

（1）实质包括腺泡和导管系统（合称基本分泌单位）、肌上皮细胞和皮脂腺细胞。

1）腺泡：分为三种，分泌含淀粉酶的球形浆液性腺泡、分泌含唾液黏蛋白的管状黏液性腺泡，以及由浆液性、黏液性腺泡组成的混合性腺泡。三种腺泡的形态、分泌物各有不同。

2）导管系统：分为三段，分布于小叶内的闰管、纹状管（分泌管）和穿行于小叶间的排泄管。三段导管的内衬上皮各有不同，闰管为单层立方上皮，纹状管为单层柱状上皮，排泄管为假复层柱状上皮，而总排泄管的上皮逐渐移行为复层鳞状上皮，最终与口腔黏膜上皮融合并开口于其中。

3）肌上皮细胞：主要位于腺泡和闰管的外表面、上皮细胞与基膜之间。从闰管到纹状管，肌上皮细胞逐渐减少。肌上皮细胞扁平，有长的多分支的胞质突起，似平滑肌微丝，延伸到腺上皮细胞的表面，协助腺泡、闰管和纹状管排出分泌物。肌上皮同时具有上皮细胞与间叶细胞的结构和功能，是许多涎腺肿瘤形态发生的关键因素，也是涎腺肿瘤出现形态学变异的关键所在。肌上皮细胞的形态多变，可呈梭形、浆细胞样、透明细胞样、上皮细胞样、嗜酸细胞样、星形或黏液细胞样，还可化生为脂肪细胞和鳞状细胞等。

4）皮脂腺细胞：偶尔见于闰管和纹状管管壁内，胞核呈圆形或卵圆形，细胞单个散在或呈片状聚集成皮脂腺结构。皮脂腺细胞多见于腮腺。

（2）间质即为纤维结缔组织，常形成被膜和小叶间隔包绕腺体，结缔组织中含有血管、淋巴管和神经。

　　腮腺完全由浆液性腺泡组成，属纯浆液性腺，腺泡呈锥体形，胞质含嗜碱性酶原颗粒（呈 PAS 染色阳性）（图 2-1A）。闰管相对细长且有分支，容易伴发导管囊肿；纹状管与闰管连接处可见皮脂腺细胞团（图 2-1B）；大导管上皮细胞间有时可见少数含黏液的杯状细胞，与慢性炎症刺激有关，腮腺内常见大量脂肪组织，还可出现小的淋巴结（图 2-1C），淋巴结的髓质内可出现导管或腺泡样结构，容易发生淋巴上皮囊肿。腮腺导管内可见针状、指状或板状的嗜酸性晶样体，它由导管上皮细胞产生，可继发周围组织的炎症反应，又可成为涎腺导管结石的核心（图 2-1D、E）。

　　颌下腺是混合性腺，以浆液性腺泡为主，并含有少量混合性腺泡和黏液性腺泡。闰管短，纹状管长而不规则，导管开口于口底，易发生涎石症。颌下腺的淋巴组织不如腮腺明显（图 2-1F）。

　　舌下腺也是一种混合性腺，以黏液性腺泡为主（图 2-1G），腺泡呈锥体形，胞质呈淡蓝色，含丰富的弱嗜碱性黏原颗粒（呈阿尔辛蓝、黏液卡红和 PAS 染色阳性）。舌下腺的闰管和纹状管发育欠佳，其腺泡直接连接于排泄管远端，容易发生舌下外渗性黏液囊肿。

　　小涎腺大多为以黏液性腺泡为主的混合性腺（如唇腺、颊腺、磨牙后腺），少数为纯黏液腺（如舌腭腺和腭腺，图 2-1H）和纯浆液腺（如味腺），是黏液囊肿和涎腺肿瘤的好发部位。

　　涎腺异位：是指在大涎腺、口腔、咽和上呼吸道之外的部位出现涎腺组织。通常分为结内型和结外型，结内型异位常出现于腮腺的淋巴结内，异位的腺体或正常或萎缩，主要由导管组成；结外型异位主要位于头颈部、胸腔和腹部等，可能与涎腺的胚胎性迁徙有关。

　　涎腺随年龄增长出现的组织学改变包括萎缩、脂肪浸润和上皮化生。

　　（1）萎缩和脂肪浸润：腺泡萎缩最为明显，还可见闰管和纹状管萎缩，伴间质脂肪组织增生和纤维化。

　　（2）上皮化生：大嗜酸细胞化生即正常腺泡导管细胞被大嗜酸性粒细胞取代。鳞状细胞化生即正常腺泡导管细胞被鳞状细胞取代。杯状细胞化生即小叶间导管上皮细胞被较多杯状细胞取代。

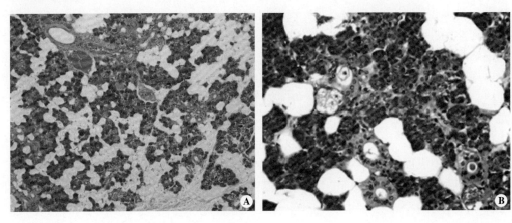

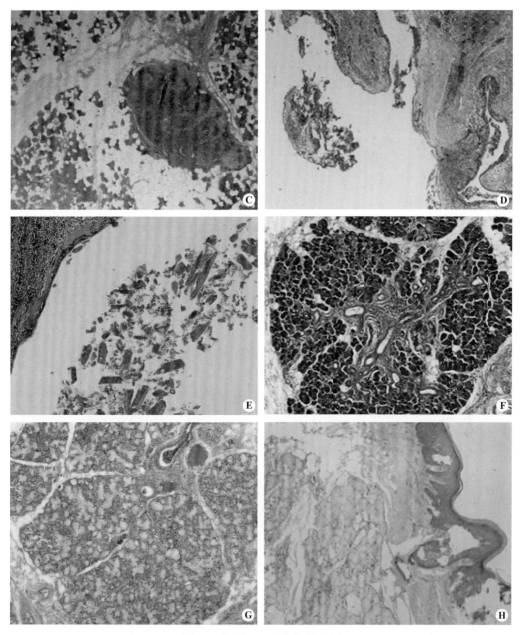

图 2-1　涎腺的正常组织学特征

A. 腮腺：纯浆液性腺泡；B. 腮腺组织中可见少量皮脂腺细胞；C. 腮腺内小淋巴结；D、E. 腮腺导管内的晶样体；F. 颌下腺：
以浆液性腺泡为主的混合性腺；G. 舌下腺：以黏液性腺泡为主的混合性腺；H. 腭腺：纯黏液性腺泡

2. 免疫组化　涎腺腺泡和导管的免疫组化表达特征见图 2-2。

（1）浆液性腺泡：强表达 DOG-1、SOX-10 及低分子量角蛋白如 CK8/18、CK7、CK-pan、CK19，不表达高分子量角蛋白 CK5/6、EMA。

（2）黏液性腺泡：弱表达 DOG-1、黏蛋白（MUC）5b，不表达高、低分子量角蛋白。

（3）涎腺导管上皮：表达低分子量角蛋白（如 CK7、CK8/18、CK19，但 CK20 除外）、EMA，部分表达 CEA（腔缘）。

（4）肌上皮：表达 SMA、肌动蛋白（actin）、钙调理蛋白（calponin）、CK-pan、Vim、p63、S-100、生长因子（GF）。

（5）基底细胞：表达 CK5/6、CK14、p63。

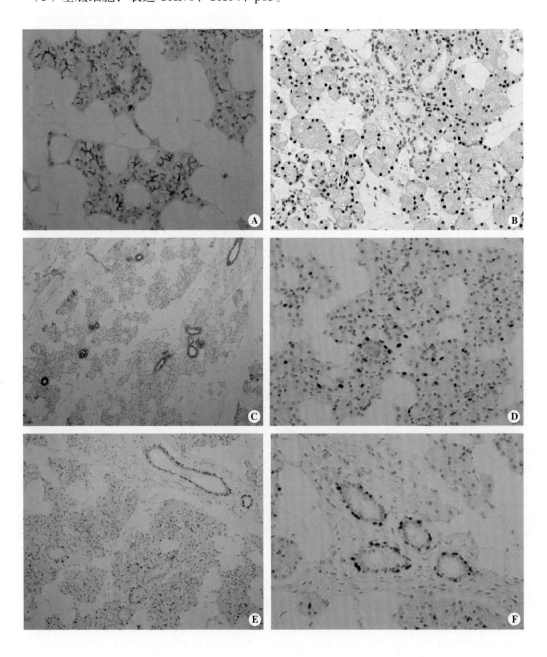

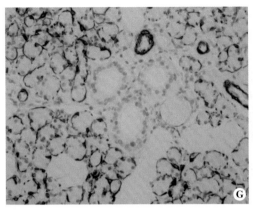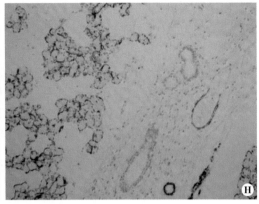

图 2-2　涎腺的免疫组化特征

A. 腺泡细胞表达 DOG-1；B. 腺泡细胞表达 SOX-10；C. 涎腺闰管、纹状管、排泄管均表达 EMA，腺泡细胞不表达 EMA；D. 腺泡周围肌上皮、闰管肌上皮表达 p63；E. 排泄管基底细胞表达 p63；F. 纹状管基底细胞表达 p63；G. 腺泡周围肌上皮、闰管肌上皮表达 calponin，纹状管不表达 calponin；H. 排泄管不表达 calponin

第二节　涎腺肿瘤概述

　　涎腺肿瘤与人体其他肿瘤相比，具有口腔颌面部好发的特殊性，肿瘤种类繁多、组织学结构复杂、相互重叠，肿瘤分类有时很困难。造成涎腺肿瘤分类困难的原因：一是大多数涎腺肿瘤向相同的细胞类型分化或起源于相同的细胞类型，如上皮（闰管、腺上皮）、肌上皮细胞；二是涎腺肿瘤的肌上皮细胞存在多种形态变异；三是肿瘤细胞可以发生多种类型的化生，如嗜酸细胞、皮脂腺细胞、鳞状细胞、透明细胞化生等，使得不同的涎腺肿瘤表现出相似的组织学形态特征。2017 版头颈部肿瘤 WHO 分类中的涎腺肿瘤分类见表 2-1。

　　免疫组化技术在涎腺肿瘤的诊断和鉴别诊断中有着广泛应用。涎腺管腔形成细胞表达低分子量的细胞角蛋白、CEA、EMA，其在各种不同的涎腺肿瘤的管腔形成细胞中阳性表达，可应用于涎腺肿瘤的鉴别诊断。calponin、S-100 蛋白和 Vim 在涎腺肌上皮细胞中高表达，但在其他细胞中也有表达，因此这些标志物特异性低。CK14 和 p63 在向导管基底细胞分化的细胞中阳性表达。近年来，又出现了一些新的用于涎腺肿瘤诊断的免疫组化标志物。

　　（1）DOG-1：是一种钙激活的氯离子通道蛋白，表达于正常浆液性和黏液性腺泡、闰管的腔面细胞（细胞膜比细胞质表达高），而肌上皮、排泄管不表达，可用于腺泡细胞癌和双相型分化肿瘤（如腺样囊性癌、上皮 – 肌上皮癌）的诊断；此外，乳腺样分泌性癌、多形性腺癌弱阳性表达；涎腺导管癌、嗜酸细胞肿瘤、低级别腺癌不表达。

　　（2）SOX-10：是一种核转录因子，在黑色素细胞和施万细胞的特异性分化及成熟过程中起重要作用，可用于标记正常组织中的施万细胞、黑色素细胞及其来源的肿瘤，也可标记涎腺、支气管和乳腺中的肌上皮细胞。其表达于涎腺的闰管和腺泡细胞，可用于肌上皮瘤和闰管、腺泡细胞分化肿瘤的诊断，但在基底细胞腺瘤与涎母细胞瘤、乳腺样分泌性癌与腺泡细胞癌中均阳性表达，因而不能用于这些肿瘤的鉴别诊断。

表 2-1　涎腺肿瘤分类（2017 版头颈部肿瘤 WHO 分类）

良性涎腺肿瘤	6. 基底细胞腺癌
1. 多形性腺瘤	7. 导管内癌
2. 肌上皮瘤	8. 腺癌，非特指
3. 基底细胞腺瘤	9. 涎腺导管癌
4. 沃辛瘤	10. 肌上皮癌
5. 嗜酸细胞瘤	11. 上皮－肌上皮癌
6. 淋巴腺瘤	12. 癌在多形性腺瘤中
7. 囊腺瘤	13. 乳腺样分泌性癌
8. 乳头状涎腺瘤	14. 皮脂腺癌
9. 导管乳头状瘤	15. 癌肉瘤
10. 皮脂腺腺瘤	16. 差分化癌
11. 管状腺瘤和其他导管腺瘤	未分化癌
恶性涎腺肿瘤	大细胞神经内分泌癌
1. 黏液表皮样癌	小细胞神经内分泌癌
2. 腺样囊性癌	17. 淋巴上皮癌
3. 腺泡细胞癌	18. 鳞状细胞癌
4. 多形性腺癌	19. 嗜酸细胞癌
5. 透明细胞癌	20. 成涎细胞瘤

（3）CD117：Ⅲ型受体酪氨酸激酶，表达于多种细胞表面，由原癌基因 *KIT* 编码，参与肿瘤的发生、发展。在腺样囊性癌、基底细胞腺癌、淋巴上皮癌、肌上皮癌中表达，少数多形性腺瘤、黏液表皮样癌、腺泡细胞癌、嗜酸细胞瘤、沃辛瘤中弱表达，正常涎腺组织不表达。

（4）MYB：为一种转录因子，参与调控细胞增殖、分化和血管生成，具有原癌基因作用。主要表达于腺样囊性癌的肌上皮，也表达于管状、筛状结构的导管上皮，在肌上皮癌、多形性腺瘤、黏液表皮样癌中局灶阳性表达，在多形性腺瘤、基底细胞腺瘤、嗜酸细胞瘤、腺鳞癌、腺泡细胞癌、涎腺导管癌中不表达。

最新研究证实，涎腺肿瘤存在特异性细胞遗传学改变，这些细胞遗传学可改变或影响涎腺肿瘤的生物学行为，通过检测相关基因的重排或表达有助于涎腺肿瘤的病理诊断及预后判断。

2017 版涎腺肿瘤 WHO 分类的主要分子遗传学改变：

（1）乳腺样分泌性癌：t（12；15）（p13；q25）*ETV6-NTRK3* 融合基因。

（2）腺样囊性癌：t（6；9）（p23—p24；q22—q23）*MYB-NFIB* 融合基因。

（3）黏液表皮样癌

低中级别：t（11；19）（p13；q21）*CRTC1-MAML2* 融合基因。

高级别：t（6；22）（p21；q12）*EWSR1-POUSF1* 融合基因。

年轻患者：t（11；15）（q21；q26）*CRTC3-MAML2* 融合基因。

（4）透明细胞癌：*EWSR1-ATF1* 融合基因。

（5）多形性腺癌：*PRKD1* 基因突变。

（6）腺泡细胞癌：t（4；9）（q13；q31）易位致 *NR4A3* 基因表达上调。

（7）上皮 – 肌上皮癌：*HRAS*、*PIK3CA* 和 *AKT1* 基因突变。

第三节　涎腺良性肿瘤

一、多形性腺瘤

多形性腺瘤（pleomorphic adenoma）是涎腺最常见的肿瘤，在涎腺良性肿瘤中最常见。其多发生于腮腺，基本组织学特征为由肿瘤性腺上皮、变异肌上皮与黏液软骨样间质混合组成，但组织学结构多变。分子遗传学改变以出现含 *PLAG1* 和 *HMGA2* 的融合基因为特征。虽为良性肿瘤，但易复发，还可癌变。

1. 临床表现　肿瘤可发生于大、小涎腺，80% 的病例发生于腮腺，其次是颌下腺，舌下腺相对少见，腭部是小涎腺中最常发生多形性腺瘤的部位，其次为唇、磨牙后腺。因涎腺可异位至颌骨和颈淋巴结，多形性腺瘤也可发生于上述部位。肿瘤发病无特殊年龄分布，以 40～60 岁多见，女性略多于男性。

2. 病理特征

（1）大体特征：肿瘤呈圆形或椭圆形，边界清楚，包膜或厚或薄。肿瘤可有完整包膜；以黏液样变成分为主的多形性腺瘤因黏液成分流散，包膜可不完整或无包膜。发生在小涎腺者，肿瘤可与表面的上皮融合，包膜通常不完整或无包膜。肿瘤切面呈实性，灰白或灰黄色，软骨样区质脆、呈浅蓝色，黏液样变区质软、黏滑。肿瘤可继发出血、囊性变。

（2）组织学特征

1）基本组织学特征为由肿瘤性腺上皮、变异肌上皮与黏液软骨样间质混合组成。

2）经典的组织学结构为由肿瘤性腺上皮、变异肌上皮排列成的管状结构，腺上皮位于腔面，为一层低柱状立方上皮，胞质量中等，胞核呈圆形、卵圆形，核仁不明显。管腔内的嗜伊红分泌物是腺上皮存在的线索（图 2-3A～C）。肌上皮位于周围，排列成一层或数层，肌上皮通常为梭形，还可呈上皮样、透明细胞样，浆细胞样少见。当肌上皮变成肿瘤的主要成分时，易误诊为肌上皮瘤（图 2-3D、E）。

3）除管状结构外，腺上皮还可呈实性成片排列，肌上皮呈紧密团块状、栅栏状排列成神经鞘瘤样结构，还可疏松排列于黏液软骨样区域；上述两种细胞还可排列成条索状、小梁状，与周围间质有明显分界，形成基底细胞腺瘤样结构（图 2-3F），瘤细胞之间出现大量片状、条索状的玻璃样变物质，使多形性腺瘤似腺样囊性癌（图 2-3G）。以这些组织结构变化为主的多形性腺瘤易与其他涎腺良恶性肿瘤混淆。复发肿瘤常呈多结节状生长（图 2-3H、I）。

4）间叶成分多少不等，通常为黏液样、软骨样，具有相对特异性，这是多形性腺瘤区别于其他涎腺肿瘤的重要线索之一。黏液样、软骨样区组织结构较疏松，其中的肿瘤细胞常常是星形、多角形、短梭形的肌上皮细胞，软骨样成分似真性软骨，可见软骨陷窝和软骨样肿瘤细胞。黏液样与软骨样区之间，黏液样、软骨样区和肌上皮之间常相互移行

（图 2-3J～L）。黏液样区因质地较软，术中易破碎，易导致肿瘤残留。当肿瘤间质发生显著玻璃样变时，要特别注意其中残留肿瘤组织的形态学结构，此时肿瘤恶变可能性较大（图 2-3M）。间质还可发生脂肪化生（图 2-3N、O）。

　　5）化生是涎腺肿瘤常见的病理学改变，多形性腺瘤中常可见鳞化、嗜酸细胞变和黏液细胞化生。鳞化既可发生于肌上皮细胞，也可发生于腺上皮细胞，此时细胞间桥明显，有角化珠或含角质的微囊形成（图 2-3P、Q）。嗜酸细胞变和黏液细胞化生多发生于腺上皮（图 2-3R～T）。

　　6）肿瘤中心有时可因缺血而见坏死区（图 2-3U），继发钙化或骨化。肿瘤局部还可发生囊性变（图 2-3V、W）。

　　7）肿瘤包膜情况多变（图 2-3X）。

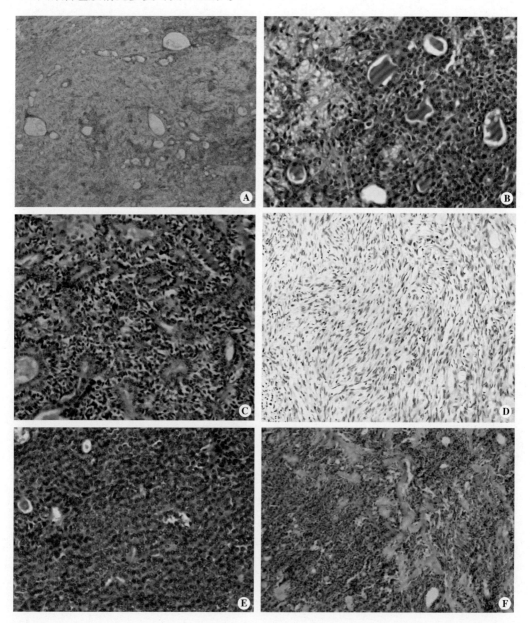

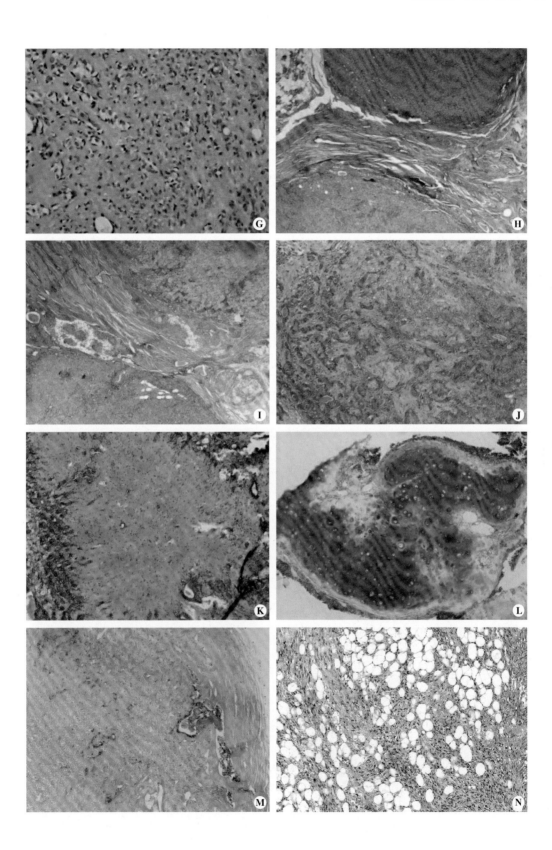

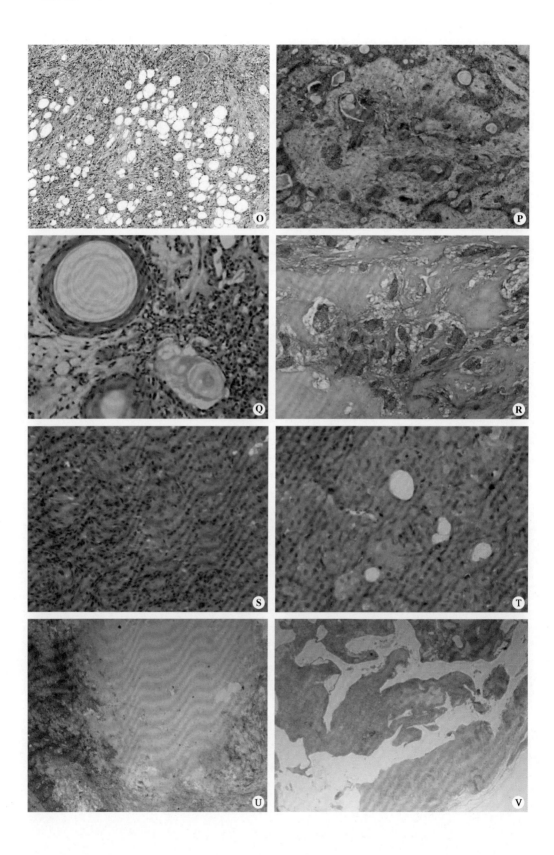

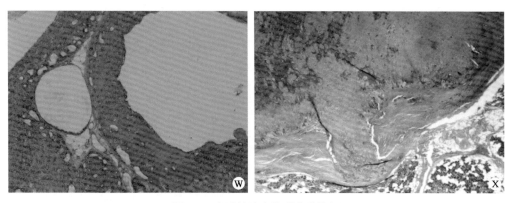

图 2-3　多形性腺瘤的形态学特征

A～C.经典的组织学结构，肿瘤性腺上皮、变异肌上皮排列成管状结构，管腔内见嗜伊红分泌物，肌上皮位于周围，排列成一层或数层；D、E.肌上皮呈梭形、上皮样；F.两种细胞排列成条索状、小梁状，形成基底细胞腺瘤样结构；G.瘤细胞之间出现大量片状、条索状的玻璃样变物质，似腺样囊性癌；H、I.复发肿瘤呈多结节状生长；J～L.肌上皮与黏液样、软骨样间质相互移行；M.肿瘤间质玻璃样变；N、O.间质脂肪化生，上皮、肌上皮之间被脂肪组织不规则地分离；P、Q.肿瘤导管上皮和肌上皮发生鳞化，伴角化珠或含角质的微囊形成；R～T.肿瘤内大部分细胞发生嗜酸细胞变；U.局部见坏死区；V、W.局部囊性变；X.肿瘤突破包膜

3. 免疫组化　腺上皮可表达 CK8、CK19、CK7、CD117、EMA、CEA 等，肌上皮可表达 Vim、CK-pan、S-100、SMA、胶质细胞原纤维酸性蛋白（GFAP）、calponin、p63（图 2-4）。

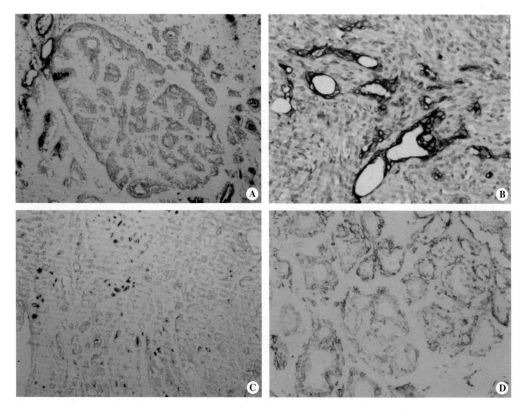

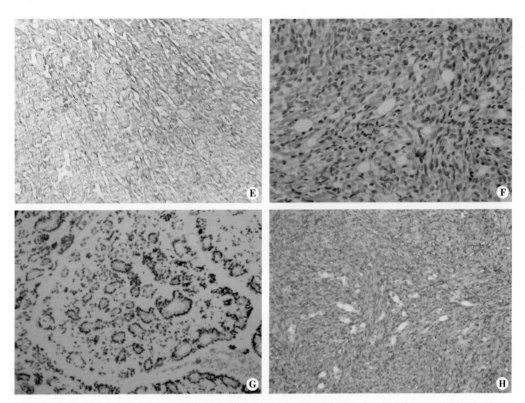

图 2-4 多形性腺瘤的免疫组化特征

A. 肿瘤性腺上皮细胞表达 EMA；B. 肿瘤性腺上皮细胞表达 CK8；C. 肿瘤性腺上皮细胞表达 CEA；D、E. 肿瘤性肌上皮细胞
表达 calponin；F、G. 肿瘤性肌上皮细胞表达 p63；H. 肿瘤性肌上皮细胞表达 S-100

4. 鉴别诊断

（1）肌上皮瘤和恶性多形性腺瘤：当多形性腺瘤以肌上皮成分为主时，要与肌上皮瘤相鉴别，后者通常没有腺上皮，也无导管结构。体积较大的多形性腺瘤局部出现退行性变，表现为局灶出现核深染、增大及多形细胞，缺乏核分裂象，易被误诊为恶性多形性腺瘤。

（2）基底细胞腺瘤：多形性腺瘤中当肿瘤细胞排列成梁索状，间质成分又少时，需要与基底细胞腺瘤相鉴别。多形性腺瘤中，肿瘤梁索状排列周边的细胞与其周围散在的肌上皮细胞、黏液样基质相互移行；而基底细胞腺瘤中，肿瘤条索周边的肿瘤细胞与纤维间质分界清楚。从两种细胞数量看，多形性腺瘤中肌上皮数量较多，而基底细胞腺瘤中肌上皮数量较少。

（3）腺样囊性癌：多形性腺瘤中有明显的导管结构，管腔中常见嗜酸性分泌物，腺样囊性癌中可见真假两种腺腔，肌上皮围成的假腺腔远比真腺腔的导管结构多见。多形性腺瘤为良性肿瘤，边界清楚，而腺样囊性癌为恶性肿瘤，呈浸润性生长。

（4）黏液表皮样癌：当多形性腺瘤出现黏液细胞化生时，需与黏液表皮样癌相鉴别。黏液表皮样癌由黏液细胞、中间型细胞和表皮样细胞构成，不形成黏液软骨样基质。

（5）鳞状细胞癌：多形性腺瘤出现广泛鳞状分化时，需与鳞状细胞癌相鉴别，鳞化为良性病变，细胞无异型性，其他区域可见经典多形性腺瘤；而鳞状细胞癌为恶性肿瘤，细胞具有鳞状分化的特点，并具有一定的异型性，伴促结缔组织反应性间质，与多形性腺瘤不难鉴别。

5. 治疗与预后　手术切除，包膜不完整或无包膜者易复发。

二、肌上皮瘤

肌上皮瘤（myoepithelioma）为涎腺少见的良性肿瘤，腭部小涎腺和腮腺最常发生。组织学发生与多形性腺瘤同源，均为闰管来源，但肿瘤完全由肌上皮组成，无软骨样或黏液软骨样间质。瘤细胞形态呈梭形细胞样、上皮细胞样、透明细胞样和浆细胞样，以梭形细胞最常见。肿瘤切除干净者不易复发。

1. 临床表现　肿瘤多发生于腮腺和腭部，无发病年龄高峰，以 30～40 岁多见，男女发病比例相当，肿瘤呈多结节、缓慢生长，患者无特殊临床表现。

2. 病理特征

（1）大体特征：肿物呈圆形或结节状，体积较小，界限清楚，通常大涎腺者包膜完整，小涎腺者无包膜，切面呈实性、黄白色、质软、半透明胶冻状。

（2）组织学特征：肿瘤呈现出复杂的细胞形态和组织学结构。

1）肿瘤包膜完整，与周围组织分界清楚，呈结节状生长（图 2-5A～D）。

2）肌上皮形态多样，呈梭形、上皮样、浆细胞样、透明细胞样，排列方式多变，可呈实性片状、束状、旋涡状、栅栏状、梁状、网状和微囊状等结构（图 2-5E～H），但间质成分均为蓝色黏液、基底膜样物质和少量纤维组织。这些间质成分既是肌上皮的产物，也是提示肿瘤向肌上皮分化的间接证据（图 2-5I～L）。

3）在肌上皮瘤中以梭形细胞样肌上皮最多见，细胞呈长梭形，胞核居中，核膜薄，染色质细腻，排列成束状、旋涡状和栅栏状，似间叶源性肿瘤；还可见上皮细胞样、透明细胞样、浆细胞样肌细胞。上皮细胞样肌上皮，细胞呈立方形或圆形，胞核居中，嗜伊红胞质，细胞之间因黏液物质存在而排列成假性腺腔。透明细胞样肌上皮，细胞呈多边形，胞质透明，富含大量糖原。浆细胞样肌上皮，细胞似浆细胞，椭圆形，胞质丰富、嗜酸性，胞核圆、偏位、染色深，在肌上皮瘤中最少见。上述各种类型的肌上皮在肿瘤中常混合存在（图 2-5M～P）。

4）同多形性腺瘤一样，鳞化和嗜酸细胞变也可发生于肌上皮瘤中，但较多形性腺瘤明显少见。

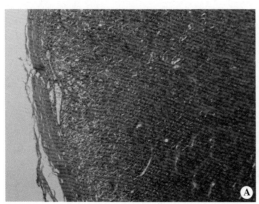

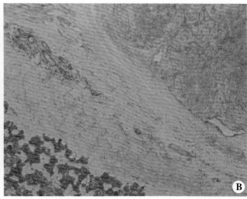

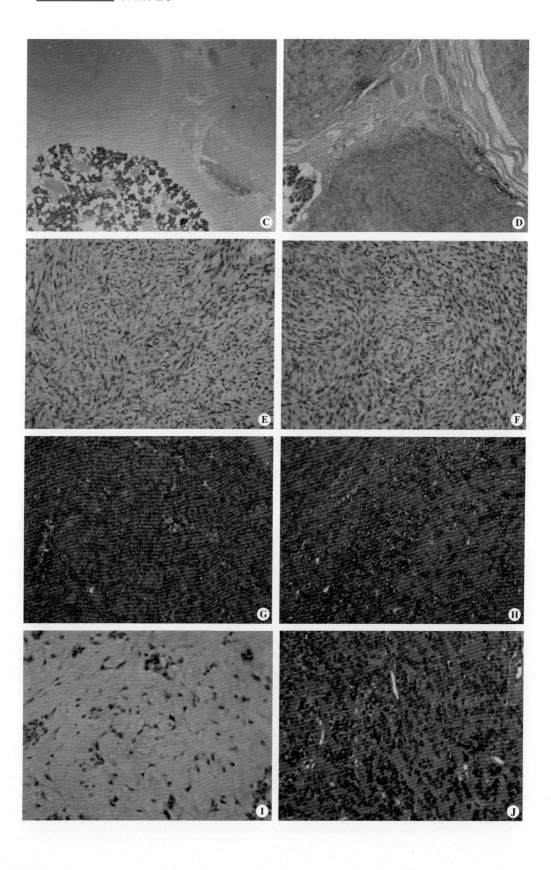

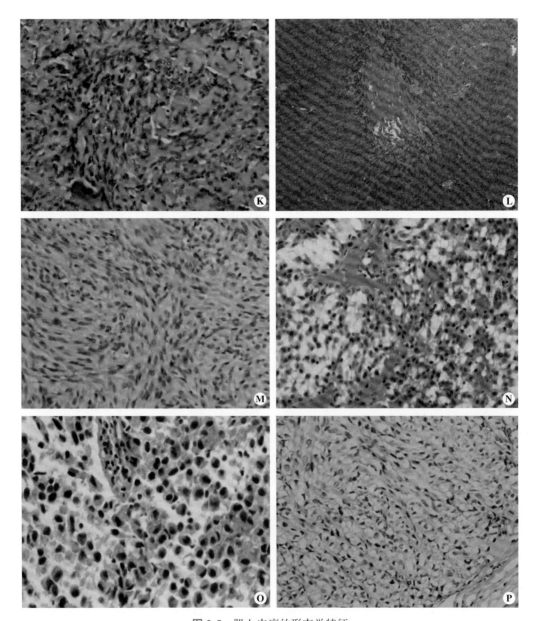

图 2-5 肌上皮瘤的形态学特征

A. 包膜完整；B. 单结节生长，与周围组织分界清楚；C、D. 多结节生长；E. 梭形细胞样肌上皮细胞呈束状排列；F. 梭形细胞样肌上皮细胞呈旋涡状排列；G. 梭形细胞样肌上皮细胞呈网状排列；H. 上皮细胞样肌上皮细胞呈梁索状排列；I. 黏液样间质；J、K. 基底膜样物质；L. 纤维性间质；M. 梭形细胞样肌上皮细胞；N. 上皮细胞样肌上皮细胞；O. 浆细胞样肌上皮细胞；P. 梭形细胞样和透明细胞样肌上皮混合存在

3. 免疫组化 不同类型的肌上皮可不同程度地表达 CK-pan、CK8/18、p63、S-100、GFAP、Vim、SMA、calponin（图 2-6），日常外检诊断时应至少检测 3 项肌上皮标志物。Ki-67 的增殖指数通常在 10% 以下。

4. 鉴别诊断

（1）肌上皮癌：呈浸润性生长，具有明显异型性，核分裂象易见，并可见坏死，与肌上皮瘤不难鉴别。当肌上皮癌分化好时，与肌上皮瘤鉴别较困难，核分裂象易见、Ki-67增殖指数＞10%、明显的浸润性生长，高度提示肌上皮癌；如果瘤细胞轻度异型，仅见局灶包膜侵犯、核分裂象偶见，此时诊断肌上皮癌的证据不足，宜诊断为恶性潜能未定的肌上皮肿瘤。

（2）多形性腺瘤：有导管结构，间质为软骨黏液样；肌上皮瘤则无导管结构，间质富含黏液和基底膜样物质。

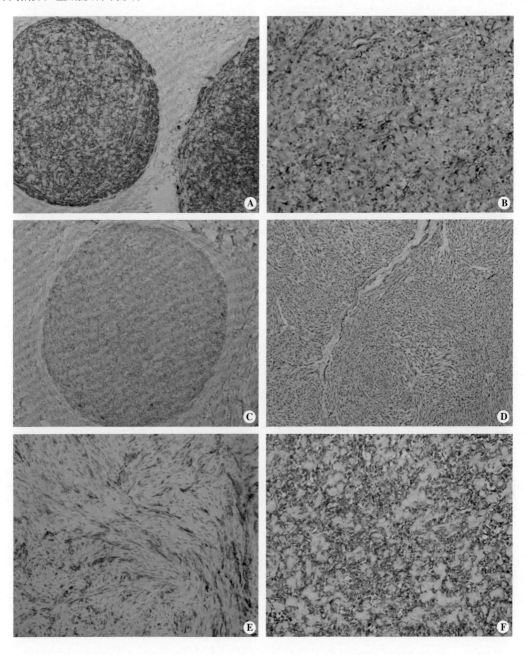

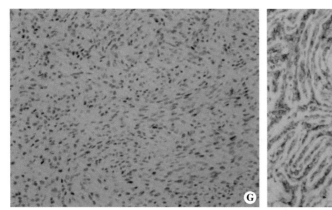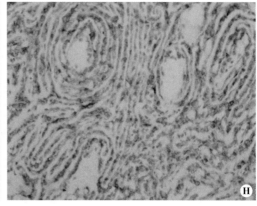

图 2-6 肌上皮瘤的免疫组化特征

A. 肌上皮表达 CK-pan；B. 肌上皮表达 calponin；C. 肌上皮弱表达 CK8；D. 肌上皮强表达 S-100；E. 肌上皮表达 SMA；F. 肌上皮强表达 Vim；G. 肌上皮表达 p63；H. 肌上皮表达 CK18

（3）梭形间叶源性肿瘤：如平滑肌瘤、神经纤维瘤、神经鞘瘤，尽管形态似梭形细胞肌上皮瘤，但免疫组化均显示不表达 CK，而肌上皮瘤弥漫性表达 CK。

5. 治疗与预后 手术完整切除后不易复发。

三、基底细胞腺瘤

基底细胞腺瘤（basal cell adenoma）在涎腺良性肿瘤中相对不常见。肿瘤中实质成分多于间质成分，二者分界清楚，瘤细胞形态似基底样细胞，并向导管上皮和肌上皮分化。瘤细胞排列成实性、管状、小梁状、膜性和筛状五种结构，其中梁管状型（*CTTNB1* 基因突变）和膜性型（*CYLD* 基因突变）存在不同的基因突变。

1. 临床表现 发病部位以腮腺和颌下腺多见，小涎腺很少见。肿瘤体积小，界限清楚，部分膜性型基底细胞腺瘤伴有皮肤圆柱瘤和毛发上皮瘤等皮肤附属器肿瘤。

2. 病理特征

（1）大体特征：肿瘤呈圆形或卵圆形，体积小、界限清楚，包膜或厚或薄，切面均质、实性、质中，灰白、灰褐色，囊性变时囊腔内含棕色黏液样物质。与其他类型的单结节形态有所不同，膜性型大体常为多结节状。

（2）组织学特征

1）肿瘤主要由两种形态略有差异的基底样细胞组成，在实性型结构中最容易辨识。一种是位于实性结构中央的细胞，体积稍大，胞质略丰富、淡染，胞核淡染，另一种是位于实性结构外周的细胞，体积较小，细胞呈低柱状或立方形，胞质较少，胞核呈圆形和卵圆形、深染（图 2-7A、B）。

2）瘤细胞排列成实性、管状、小梁状、膜性和筛状五种结构，在同一肿瘤中常以一种结构为主混合排列（图 2-7C ～ I）。

Ⅰ. 实性型：最常见，瘤细胞排列成实性团块、岛状，外周细胞常呈栅栏状排列，瘤细胞团之间可见基底膜样物质，是基底细胞腺瘤相对特异的组织学特征之一。

Ⅱ．管状型：导管结构是其显著特征，腔面为立方状导管细胞，胞核呈圆形、卵圆形，位于中央，外周为一至数层基底样细胞，管腔内含嗜酸性分泌物。

Ⅲ．小梁型：瘤细胞形成相互吻合的条索状、小梁状、网状结构，常混有管状结构，此时称为梁管状型。间质富于细胞和血管。

Ⅳ．膜性型：较少见，其组织结构似实性型，但在实性上皮巢中可见大量基底膜样物质沉积于瘤细胞之间和肿瘤细胞团外围，瘤细胞间的基底膜样物质呈小圆球状，瘤细胞团外围的基底膜样物质呈较厚的一层膜状物，嗜酸性、均质玻璃样。这些基底膜样物质可相互融合。

Ⅴ．筛状型：也很少见，肿瘤细胞排列成似腺样囊性癌的筛孔状结构。

Ⅵ．少数肿瘤可见局灶性鳞状细胞化生（图 2-7J、K）。

Ⅶ．基底细胞腺瘤实质成分远多于间质成分，二者分界清楚，部分病例间质中可见由肌上皮衍化的间质细胞，免疫组化可特异性表达 S-100，这一特点对诊断很有帮助（图 2-7L、M）。

3. 免疫组化　肿瘤中存在导管上皮细胞、基底细胞、肌上皮细胞，故肿瘤细胞可表达 CK-pan、CK7、CK19、Vim、p63、calponin、SMA、CK18、CK5/6（图 2-7N ～ T），肿瘤间质梭形细胞常表达 S-100。

4. 鉴别诊断

（1）多形性腺瘤：含大量变异肌上皮细胞，间质为黏液软骨样，肿瘤实质与间质分界不清。

（2）基底细胞腺癌：二者细胞构成、组织结构均相似，但基底细胞腺癌无包膜、侵袭性生长，细胞形态温和或具有异型性，常侵犯周围涎腺小叶、血管和神经。

（3）腺样囊性癌：组织学结构似筛状型基底细胞腺瘤，腺样囊性癌无包膜，浸润性生长，神经侵犯多见，导管分化特点不明显，细胞体积小、一致，细胞轻度异型性；基底细胞腺瘤常有包膜，由两种基底样细胞构成，细胞无异型性。

（4）管状腺瘤：似小梁型基底细胞腺瘤，由双层排列的柱状、立方细胞排列成相互吻合的细条索结构，瘤细胞无肌上皮分化，与基底细胞腺瘤不同。

5. 治疗与预后　切除后很少复发，多结节生长者相对容易复发，极少数可癌变。

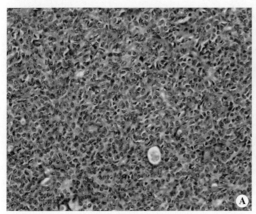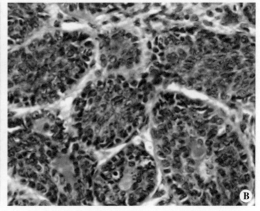

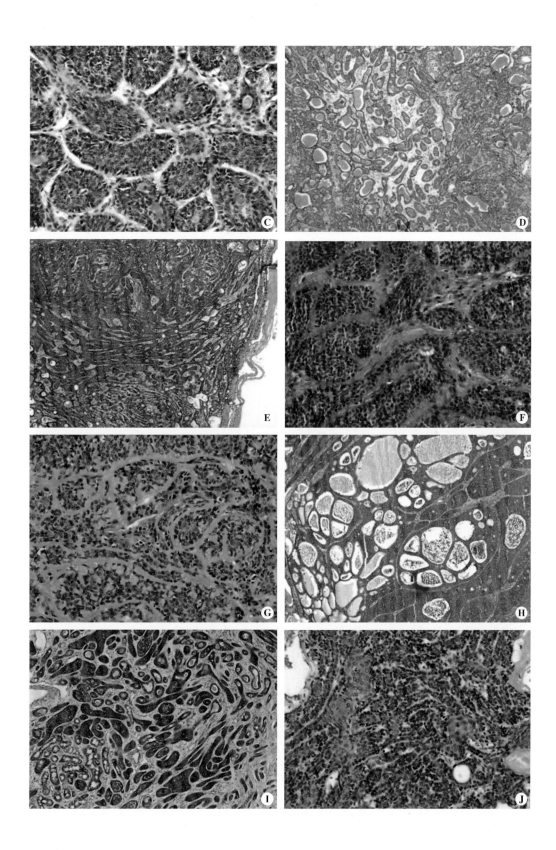

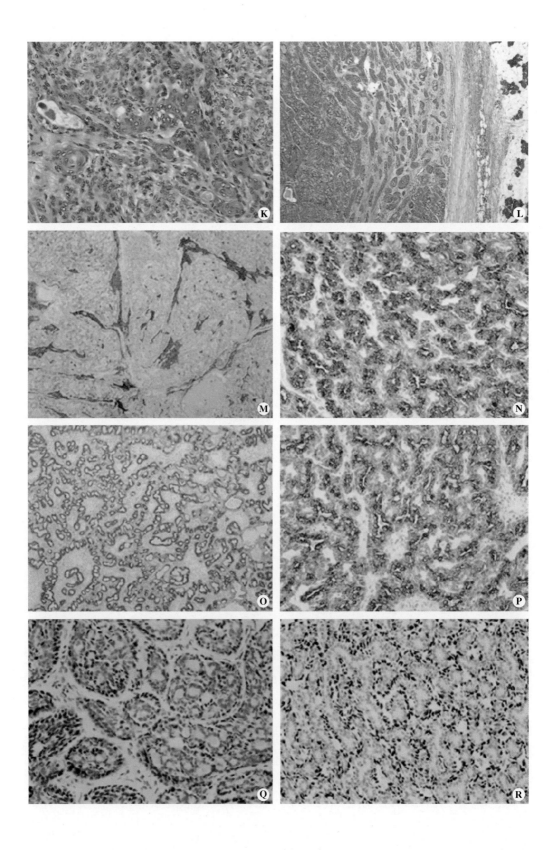

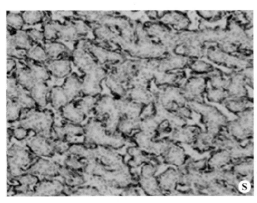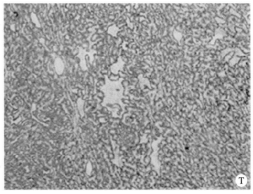

图 2-7 基底细胞腺瘤的形态学及免疫组化特征

A、B. 肿瘤由两种形态略有差异的基底样细胞组成；C. 肿瘤细胞排列成实性型，外周细胞呈栅栏状排列；D. 管状型，管腔内含嗜酸性分泌物；E. 小梁型，瘤细胞形成相互吻合的条索状、小梁状、网状结构；F、G. 膜性型，组织结构似实性型，实性上皮巢中可见大量的基底膜样物质沉积于瘤细胞之间和肿瘤细胞团外围；H. 筛状型与实性型的混合，其中可见肿瘤细胞排列成似腺样囊性癌的筛孔状结构；I. 管状、梁索状和实性结构的混合型；J、K. 肿瘤内可见鳞状旋涡或鳞状分化；L. 肿瘤的实质、间质分界清楚；M. 肿瘤间质见表达 S-100 的梭形细胞；N. 瘤细胞表达 CK-pan；O. 瘤细胞表达 CK18；P. 瘤细胞表达 CK7；Q. 管状型 p63 的表达；R. 小梁型 p63 的表达；S. 瘤细胞表达 calponin；T. 瘤细胞表达 CK5/6

四、沃辛瘤

沃辛瘤（Warthin tumor）既是涎腺常见肿瘤，也是涎腺中最易发生多灶性、双侧性生长的肿瘤。病变几乎均发生于腮腺和腮腺周围淋巴结。组织学改变以囊腔衬覆乳头状排列的双层嗜酸性上皮和淋巴样间质为特征。

1. 临床表现

（1）发病率仅次于多形性腺瘤，是涎腺第二常见良性肿瘤，占涎腺原发上皮性肿瘤的 20% 左右。

（2）发病与吸烟有关，老年男性更多见，发病高峰年龄为 50 ~ 70 岁。

（3）绝大多数发生于腮腺和腮腺周围淋巴结，以腮腺下极最多见，其他涎腺较少见。

（4）肿瘤单发、多发或合并其他涎腺肿瘤，其中大约 15% 的沃辛瘤呈多中心生长，10% 呈双侧性生长，多形性腺瘤是沃辛瘤最常合并的涎腺肿瘤。

（5）肿瘤缓慢生长，无痛，常有囊性感，少数患者可因继发炎症出现疼痛。

2. 病理特征

（1）大体特征：肿瘤呈圆形或卵圆形，包膜完整，边界清楚。肿瘤中等大小，实性或囊实性，质地较软。切面常有大小不等的囊腔，囊壁有乳头状突起，囊内容物为透明、乳白色、淡黄色、褐色黏液样液体或干酪样物质，少许实性区呈灰白、灰红色，质地稍硬。

（2）组织学特征

1）构成肿瘤的基本成分是上皮和丰富的淋巴样间质。肿瘤上皮细胞形成大小不等、形态不一的腺管和囊腔，并有乳头突向囊腔，上皮成分衬覆于囊腔表面和突入囊腔的乳头表面。肿瘤的淋巴样间质丰富，除淋巴细胞外，还可见到浆细胞、嗜酸性粒细胞，常伴淋巴滤泡形成（图 2-8A ～ D）。

2）肿瘤上皮为双层嗜酸细胞，腔缘侧排列较整齐，细胞呈高柱状，胞核小、近顶端，有时细胞顶端可见顶浆分泌和有少量纤毛；基底侧细胞较小，呈立方状或锥体形，胞质呈浅嗜伊红色，胞核呈空泡状、淡染，易见核仁。腺腔内可见粉染黏液，囊腔内常见成片的均质粉染分泌物，有时可见胆固醇结晶、变性脱落的上皮细胞和各种炎症细胞（图 2-8E ～ G）。

3）肿瘤局部发生的常见化生改变有黏液细胞化生（图 2-8H）和鳞状细胞化生（图 2-8I、J）。

4）细针穿刺后的肿瘤常发生广泛非角化性鳞状细胞化生，细胞异型性显著，核分裂象多见，易误诊为鳞状细胞癌，但无病理性核分裂象，可见残留的乳头状结构，并伴坏死、炎症反应等，称梗死性 / 化生型沃辛瘤（图 2-8K ～ N）。此型病例会随术前细针穿刺增加而增多，如缺乏认识，常会成为诊断陷阱。

5）极少数沃辛瘤可发生恶变，常见的恶性类型有鳞状细胞癌、黏液表皮样癌（图 2-8O ～ R）及黏膜相关淋巴组织结外边缘区淋巴瘤。

6）沃辛瘤可合并多形性腺瘤等涎腺肿瘤，形成杂交瘤（图 2-8S、T）。

3. 免疫组化 双层嗜酸细胞上皮可表达多种角蛋白和线粒体抗原，基底侧细胞还表达 p63。

4. 鉴别诊断 基于沃辛瘤独特的组织学表现，容易做出正确诊断，少数特殊情况需与下列疾病相鉴别。

（1）淋巴上皮囊肿：囊壁虽有较多淋巴组织，但囊腔衬覆的上皮成分为复层鳞状、假复层纤毛柱状上皮，无沃辛瘤的双层嗜酸性上皮特点。

（2）沃辛瘤样型甲状腺乳头状癌转移：乳头间质内密集淋巴细胞浸润，上皮具有嗜酸性胞质，具有乳头状癌核特征（如核沟、核内包涵体），上皮细胞表达甲状腺球蛋白（TG）、甲状腺转录因子 1（TTF-1）。

（3）嗜酸细胞性乳头状囊腺瘤：上皮成分似沃辛瘤，间质为纤维血管轴心，而非沃辛瘤的淋巴样间质。

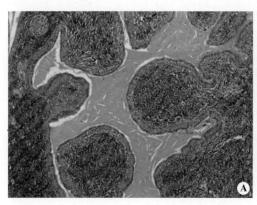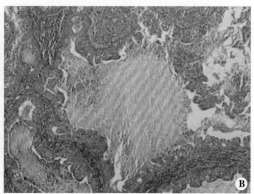

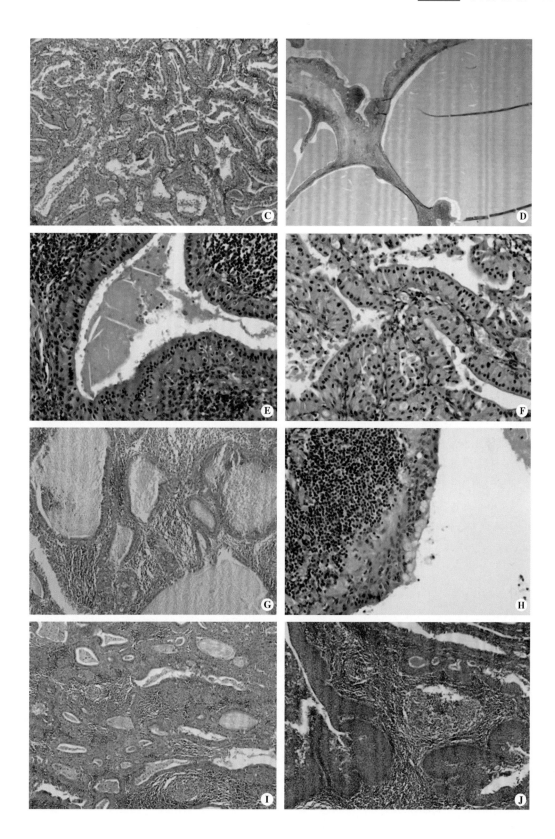

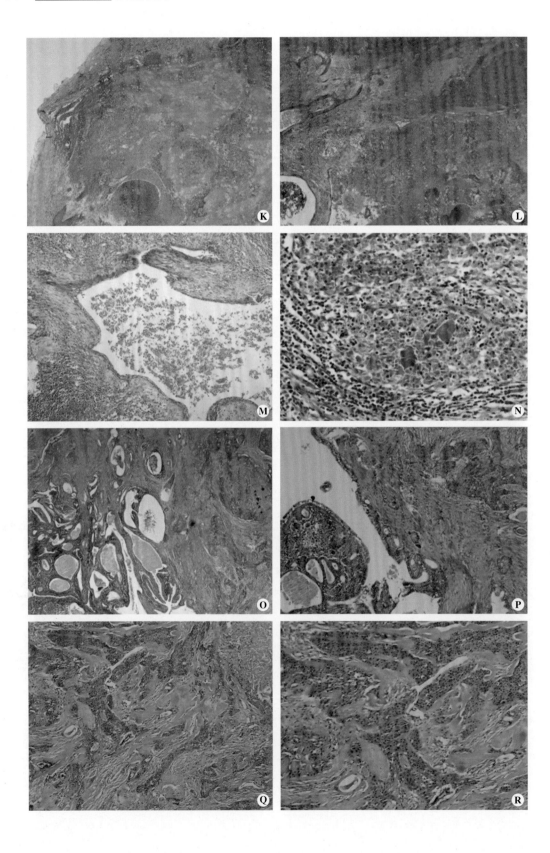

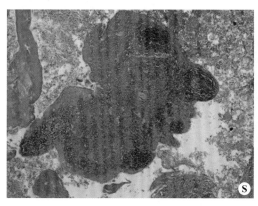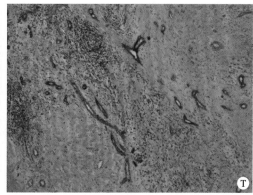

图 2-8　沃辛瘤的形态学特征

A. 构成肿瘤的基本成分是上皮和丰富的淋巴样间质，上皮成分形成囊腔，并有乳头突向囊腔；B ~ D. 肿瘤上皮细胞形成大小不等、形态不一的腺管和囊腔；E、F. 肿瘤上皮为双层嗜酸细胞，腔缘侧排列较整齐；G. 腺腔内可见粉染黏液；H. 黏液细胞化生；I、J. 鳞状细胞化生；K ~ N. 梗死性 / 化生型沃辛瘤，可见残留的乳头状结构，并伴坏死、炎症反应；O、P. 沃辛瘤恶变为黏液表皮样癌，左侧为沃辛瘤区，右侧为黏液表皮样癌区；Q、R. 黏液表皮样癌区（高倍）；S、T. 沃辛瘤合并多形性腺瘤

（4）鳞状细胞癌：似梗死性沃辛瘤，需多取材寻找残留沃辛瘤典型的双层嗜酸细胞乳头状排列结构，以帮助鉴别。

5. 治疗与预后　单发病例切除后很少复发，多发病例术后可能复发。

五、嗜酸细胞瘤

嗜酸细胞瘤（oncocytoma）是涎腺少见的良性肿瘤，发病比例不足涎腺肿瘤的 1%。肿瘤起自涎腺导管的大嗜酸性粒细胞。肿瘤细胞似沃辛瘤的上皮细胞，胞质含大量异常线粒体，使得瘤细胞胞质呈亮嗜伊红色。

1. 临床表现

（1）发病人群是 50 ~ 80 岁的中老年人，男女比例相当。

（2）病变绝大多数发生在腮腺，其次为下颌下腺，小涎腺也可发生，似沃辛瘤，病变也可多发或双侧发生，但不及沃辛瘤常见。

（3）肿瘤生长缓慢，肿块中等硬度。

2. 病理特征

（1）大体特征：肿瘤界限清楚，多为单发结节，少数为多发结节，有或无包膜，切面灰红、灰褐色，以实性区为主，质地中等硬度，肿瘤中央可见放射状灰白色纤维化区，部分区域呈囊性变。

（2）组织学特征

1）肿瘤界限清楚，其中可见三种形态的瘤细胞，即亮细胞、暗细胞和透明细胞。瘤细胞多排列成梁状实性结构，管状和腺泡状结构不常见。亮细胞是构成肿瘤的主要细胞，呈圆形、立方形、多边形，胞质丰富，充满大量嗜酸性颗粒，胞膜清晰，胞核呈空泡状、居中，核仁易见，偶见双核。暗细胞位于亮细胞之间，细胞呈皱缩状，胞核小、深染，胞质浓缩、嗜伊红，可能是亮细胞的变性改变。透明细胞位于亮细胞和暗细胞之间，体积较大，呈多边形，胞质空亮，可能是固定造成的假象或者是胞质含大量糖原所致，当肿瘤几乎完全由透明细胞组成时，称为透明细胞型嗜酸细胞瘤，肿瘤中其他部分可见典型的嗜酸性瘤细胞（图 2-9A ～ H）。

2）少数病例肿瘤细胞核出现异型性，核分裂象偶见，还可见到肿瘤在包膜内浸润（图 2-9I ～ K）。

3）肿瘤可发生皮脂腺细胞、鳞状细胞、黏液细胞化生。

4）肿瘤间质成分较少，仅见少量纤维、血管（图 2-9L、M）。

3. 免疫组化 肿瘤细胞表达 CK5/6、CK7、CK8/18、CK19、EMA，部分瘤细胞可表达 p63，似沃辛瘤双层上皮结构（图 2-9N ～ P）。

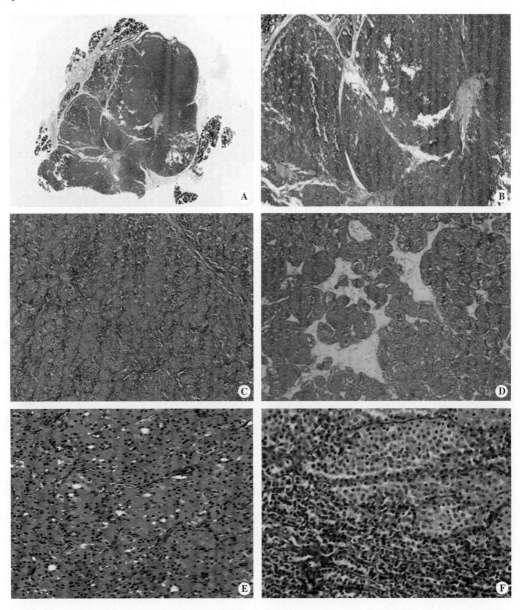

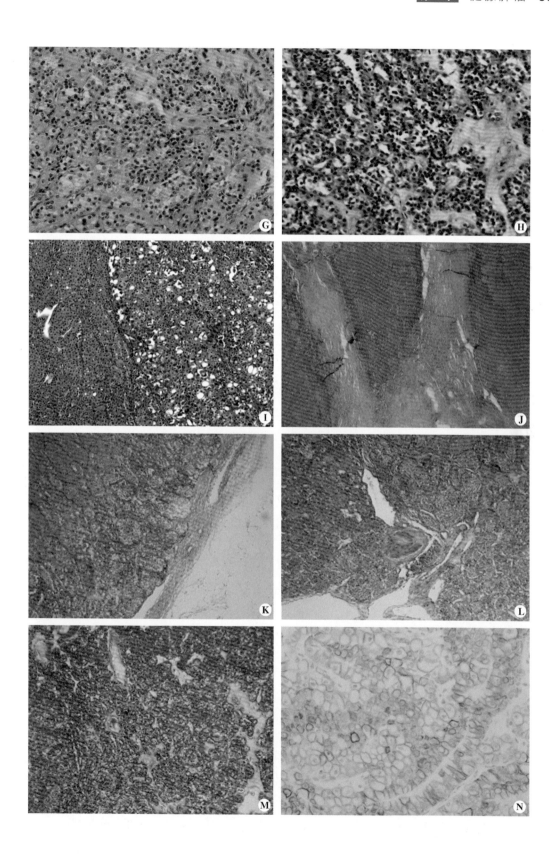

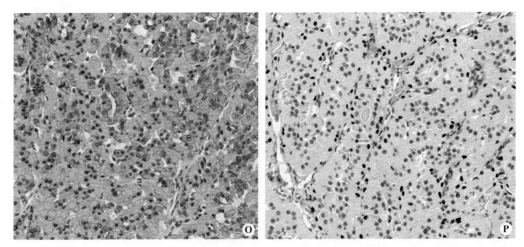

图 2-9 嗜酸细胞瘤的形态学及免疫组化特征

A.肿瘤界限清楚；B～E.亮细胞，胞质丰富，充满大量嗜酸性颗粒；F～H.透明细胞，胞质空亮，散在分布于亮细胞和暗细胞之间；I.肿瘤局部可见瘤细胞异型性；J、K.肿瘤呈多结节生长，局灶性侵犯包膜；L、M.肿瘤间质较少，仅见少量血管和纤维成分；N.肿瘤细胞表达 CK7；O.肿瘤细胞表达 CK8；P.部分肿瘤细胞表达 p63

4. 鉴别诊断

（1）嗜酸细胞癌：一种高级别腺癌，呈浸润性生长，细胞具有恶性特征，核异型从轻度到重度，核分裂象易见，与嗜酸细胞瘤不难鉴别。如果嗜酸细胞肿瘤无明确浸润，核轻度异型，核分裂象偶见，应划归到恶性潜能未定的嗜酸细胞肿瘤。

（2）透明细胞型嗜酸细胞瘤：要与其他涎腺透明细胞肿瘤如腺泡细胞癌、肌上皮瘤、黏液表皮样癌相鉴别。

（3）多灶性结节状嗜酸细胞增生：病变无包膜，也无肿块形成，增生的嗜酸细胞可累及小叶内的腺泡细胞和导管上皮，嗜酸细胞增生结节常与周围正常腺泡细胞混杂存在。

（4）涎腺肿瘤嗜酸性化生：以多形性腺瘤和黏液表皮样癌常见，嗜酸细胞瘤无肌上皮，也无软骨黏液样间质，与多形性腺瘤不难鉴别；黏液表皮样癌呈浸润性生长，总能找到由表皮样细胞、中间细胞、黏液细胞三种细胞构成的经典区域。

（5）浆细胞样肌上皮瘤：与嗜酸细胞瘤容易鉴别，肌上皮瘤表达肌上皮标志物，而嗜酸细胞瘤不表达。

5. 治疗与预后 嗜酸细胞瘤为良性肿瘤，手术切除后很少复发。

六、淋巴腺瘤

淋巴腺瘤（lymphadenoma）是涎腺的罕见肿瘤，可能起源于淋巴结内迷走的皮脂腺组织，或与免疫功能异常有关。2017 版 WHO 分类将 2005 版的皮脂腺淋巴腺瘤和非皮脂腺淋巴腺瘤两种疾病合并为一种疾病，即淋巴腺瘤。它们共同的组织学特征是在淋巴样间质的背景上有导管形成的巢团，其中皮脂腺淋巴腺瘤还可见分化良好的皮脂腺成分，非皮脂腺淋巴腺瘤中不存在皮脂腺细胞。

1. 临床表现

（1）罕见，大多数肿瘤发生于腮腺或腮腺周围。

（2）表现为无痛性生长的肿块。

2. 病理特征

（1）大体特征：肿瘤长径 0.4～8.0cm，包膜通常完整，切面实性、多囊或单囊，呈黄色、黄白色或灰色，囊内容物为皮脂样、干酪样物质。

（2）组织学特征

1）肿瘤由大小不一的皮脂上皮巢和涎腺导管样结构混杂而成，背景为 T、B 淋巴细胞混合的成熟淋巴组织，可见发育良好的淋巴滤泡，小区见残留的淋巴结结构。

2）皮脂腺细胞、导管上皮、基底细胞、肌上皮和鳞状细胞排列成管状、实性细胞巢或衬覆在囊腔表面，鳞状细胞常发生角化。囊内见角化物、皮脂样物。少数病例似淋巴上皮囊肿，衬里上皮可见皮脂腺细胞。

3）常见组织细胞、异物巨细胞性炎症反应。

3. 治疗与预后 淋巴腺瘤为良性肿瘤，切除后不复发，少数可恶变。

七、囊腺瘤

囊腺瘤（cystadenoma）是涎腺相对少见的良性上皮性肿瘤，呈多囊状生长是其主要特征。肿瘤起源于闰管或纹状管，内衬上皮类型呈多样分化。囊腺瘤分为乳头状、嗜酸细胞性和黏液性囊腺瘤三种组织学类型。

1. 临床表现

（1）囊腺瘤占涎腺上皮性肿瘤的 5%，大、小涎腺均可发生，以腮腺最常见，其次为颌下腺、舌下腺；小涎腺多见于唇腺、颊腺等。

（2）女性比男性多见，老年人多见。

（3）肿瘤生长缓慢，无痛，结节界限清楚，有囊性感，如为口内病变，表面光滑似黏液囊肿。

2. 病理特征

（1）大体特征：肿瘤呈圆形或结节状，局部有囊性感。口内肿瘤大多直径小于 1cm，大涎腺肿瘤可稍大，切面灰白或淡黄色。多数呈多囊状，可见多个大小不一的囊腔；少数为单囊状，囊内壁有乳头状小突起，有的囊腔内可见乳白色胶冻状物。

（2）组织学特征

1）肿瘤界限清楚，包膜完整或不完整，多数呈多囊性生长，囊的数量、囊腔之间纤维分隔的厚度及衬里上皮细胞类型表现不一，囊腔内常见乳头状突起。少数为单囊状（图 2-10A～C）。

2）肿瘤无囊腔外实性生长，无淋巴样间质。

3）衬里上皮类型多样化，有立方状、柱状、扁平细胞，以及嗜酸细胞、黏液细胞、表皮样细胞、顶浆分泌细胞，上述细胞可混杂出现，肿瘤中以立方状、柱状细胞最多见。细胞无异型性。瘤细胞排列成腺管、团块状和乳头状囊性结构，囊腔内含均质粉染蛋白物质，还可见少量的瘤细胞、炎症细胞（图 2-10D ～ I ）。

4）乳头状囊腺瘤：多囊或单囊，囊腔内有许多乳头状突起。乳头表面上皮局部呈腺瘤样增生，细胞以立方状为主，也可见嗜酸细胞或其他类型上皮（图 2-10J、K ）。

5）嗜酸细胞性囊腺瘤：肿瘤由乳头状排列的单层或双层嗜酸细胞构成，似不含淋巴样间质的沃辛瘤。

6）黏液性囊腺瘤：可见大小不等的多个囊腔样结构，内衬细胞以柱状黏液细胞为主，细胞厚度一致，囊腔内含大量黏液（图 2-10L ～ N ）。

3. 鉴别诊断

（1）沃辛瘤：似嗜酸细胞性囊腺瘤，富含淋巴样间质，嗜酸细胞性囊腺瘤无淋巴样间质。

（2）低级别黏液表皮样癌：常形成囊腔和乳头突入囊腔的结构，囊腔外常见由表皮样细胞、杯状黏液细胞、中间细胞混合构成的实性上皮团，而囊腺瘤无实性结构。

（3）低级别囊腺癌和乳头状囊腺瘤：与囊腺瘤生长方式相同，但前者细胞均有异型性，核分裂象易见，浸润性生长，常侵及包膜和周围正常腺体。

4. 治疗与预后　囊腺瘤为良性肿瘤，手术切除后不复发，极少数可恶变。

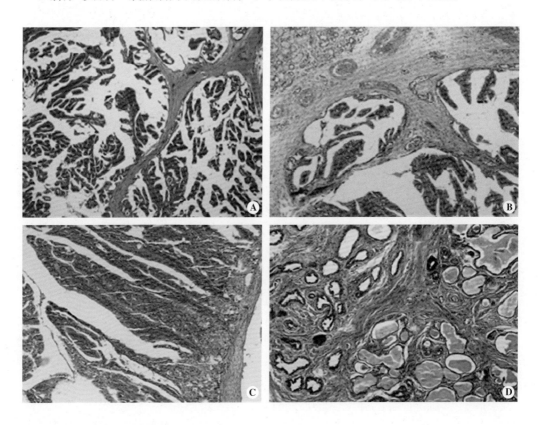

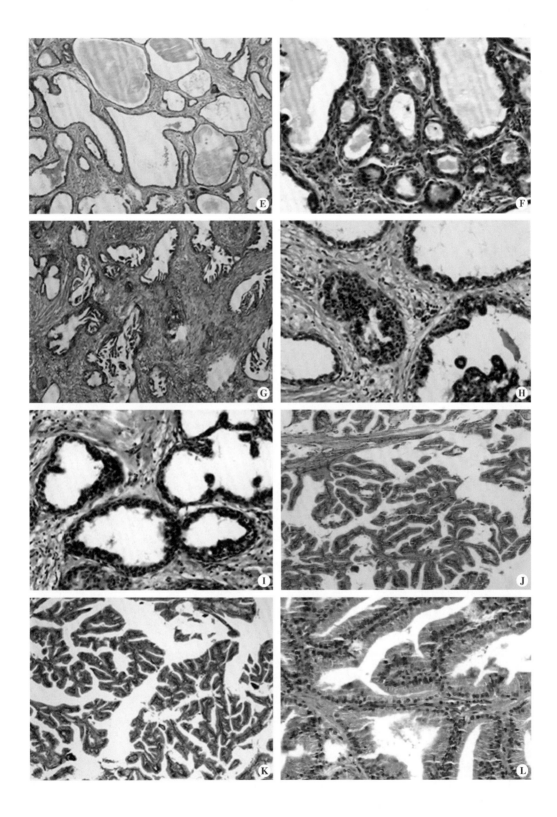

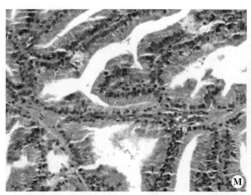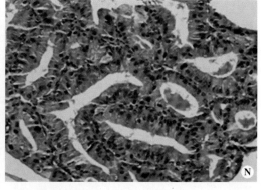

图 2-10 囊腺瘤的组织学特征

A. 肿瘤呈多囊性生长，囊腔内常见乳头状突起；B. 囊的数量、囊腔之间纤维分隔的厚度大小不一；C. 单囊生长；D ～ F. 瘤细胞呈扁平、立方状，排列成腺管状；G ～ I. 瘤细胞为立方状、顶浆分泌细胞，排列成乳头状囊性结构；J、K. 乳头状囊腺瘤：囊腔内有许多乳头状突起，乳头表面衬覆柱状细胞；L ～ N. 黏液性囊腺瘤见多个囊腔样结构，内衬柱状黏液细胞

八、乳头状涎腺瘤

乳头状涎腺瘤（sialadenoma papilliferum）是腭部最多见的涎腺肿瘤，发生于排泄管的储备细胞。肿瘤分外生和内生两部分，肿瘤细胞呈腺上皮和鳞状上皮双相分化。在 2005 版头颈部肿瘤 WHO 分类中，乳头状涎腺瘤为导管乳头状瘤的一个亚型，2017 版头颈部肿瘤 WHO 分类中将其视为一个独立的病种。

1. 临床表现

（1）发病年龄较为广泛，男性较女性多见。

（2）小涎腺比大涎腺多发，其中以腭部最常见，唇部、磨牙后、咽腭弓、大涎腺少见。

（3）肿瘤表现为黏膜表面无痛、外生性的乳头状肿块，临床易误诊为鳞状上皮乳头状瘤。

2. 病理特征

（1）大体特征：病变呈乳头状、疣状，基底较宽或带蒂。

（2）组织学特征

1）肿瘤位于涎腺导管在口腔黏膜的开口处，有外生性和内生性两种成分，无包膜。

2）外生性成分：在肿瘤表面，有多个乳头状突起，高低不齐，高出邻近黏膜，肿瘤表面被覆分化良好的角化型鳞状上皮，中央为纤维血管轴心，类似鳞状细胞乳头状瘤。近基底部鳞状上皮逐渐移行为柱状导管上皮。

3）内生性成分：在肿瘤深部，为涎腺纹状管增生所致，可见导管扩张、迂曲、分支，并形成乳头，这些导管通常衬覆双层细胞，腔面细胞呈立方状或柱状，还可见黏液细胞、嗜酸细胞，基底部细胞呈扁平或立方状。

3. 鉴别诊断

（1）鳞状细胞乳头状瘤：完全由鳞状上皮增生构成，无内生性成分。

（2）乳头状囊腺瘤：多囊性生长，囊腔内含乳头，可出现嗜酸细胞，这些特征似乳头状涎腺瘤，但乳头状囊腺瘤有包膜，无表面鳞状上皮增生、深层腺样组织增生的双相分化特征。

（3）内翻性导管乳头状瘤：肿瘤上皮团呈内生性生长，与周围结缔组织交界处呈宽大的推进式边缘，而乳头状涎腺瘤为外生和内生两种生长方式。

（4）黏液表皮样癌：缺少上皮双相分化的特征，呈浸润性生长，由表皮样细胞、中间细胞、黏液细胞三种细胞构成，乳头状生长少见。

4. 治疗与预后 乳头状涎腺瘤不易复发，治疗首选手术切除。

九、导管乳头状瘤

导管乳头状瘤（ductal papilloma）以中老年多见，好发于下唇，肿瘤的发生与排泄管或小叶间导管有关，病变特征为局限于涎腺导管内的独特的乳头状肿瘤。导管乳头状瘤包括内翻性导管乳头状瘤和导管内乳头状瘤两种。在 2005 版 WHO 分类中，导管乳头状瘤下设三个亚型：内翻性导管乳头状瘤、导管内乳头状瘤、乳头状涎腺瘤。在 2017 版 WHO 分类中，乳头状涎腺瘤被归为一个独立的病种。

（一）内翻性导管乳头状瘤

内翻性导管乳头状瘤（inverted ductal papilloma）为涎腺导管上皮向腔内呈乳头状增生形成的肿瘤。病变位于和口腔黏膜交界处的导管腔内，表现为内生性的结节状团块。

1. 临床表现

（1）平均发病年龄 50 岁，发病无性别差异。

（2）小涎腺、唇黏膜、颊黏膜、下颌前庭为常见发病部位，其中下唇最多见。

（3）临床表现为无症状、黏膜下实性小结节，结节表面的黏膜有时可见小孔或凹陷。

2. 病理特征

（1）大体特征：肿瘤无包膜，界限清楚，直径约 1cm，实性或囊性，位于黏膜上皮下方，病变中央区可见小囊腔或小乳头。

（2）组织学特征

1）肿瘤位于黏膜上皮下，病变表现为向内增生的上皮形成宽大的乳头状、球根状突起，乳头之间常见隐窝、裂隙样结构，无包膜，与周围结缔组织分界清楚，上皮突起中心可见纤细的纤维血管轴心。

2）增生的内生性上皮团与表面黏膜上皮相延续，肿瘤上皮团与周围结缔组织交界处呈宽大的推进式边缘。

3）乳头由无角化鳞状细胞、基底样细胞构成复层上皮结构，乳头和裂隙样结构表面衬覆柱状导管上皮，其中散在单个或成簇的黏液细胞。上皮细胞大小较一致，一般无异型性，核分裂象罕见。

3. 治疗与预后 手术切除后无复发，也不恶变。

（二）导管内乳头状瘤

导管内乳头状瘤（intraductal papilloma）是排泄管导管上皮向管腔内呈乳头状增生形

成的肿瘤。

1. 临床表现

（1）发病年龄为 8 ～ 77 岁，多见于 50 ～ 70 岁，无性别差异。

（2）小涎腺比大涎腺多见，常见于唇、颊黏膜、腭和腮腺。

（3）肿瘤位于黏膜下，体积较小，生长缓慢、无症状，界限清楚，触之较软，易误诊为囊肿。

2. 病理特征

（1）大体特征：肿瘤呈单囊状，界限清楚，有包膜，腔内可见较多的乳头结构，并见破碎的组织和黏液。

（2）组织学特征

1）整个肿瘤局限于囊性扩张的导管内，包膜完整，界限清楚。有分支的乳头从囊壁伸向囊腔，乳头含纤细的纤维血管轴心（图 2-11A、B）。

2）乳头表面衬覆 1 ～ 2 层嗜酸性柱状、立方状上皮，细胞形态温和，无异型性。有时可见少量化生的黏液细胞和皮脂腺细胞。囊腔内衬细胞与乳头表面被覆细胞形态一致（图 2-11C ～ H）。

3）肿瘤四周被致密的纤维结缔组织包绕，周围腺体组织中可见扩张的涎腺导管（图 2-11I）。

4）与内翻性导管乳头状瘤相比较，导管内乳头状瘤位于黏膜上皮下略下方（图 2-11J）。

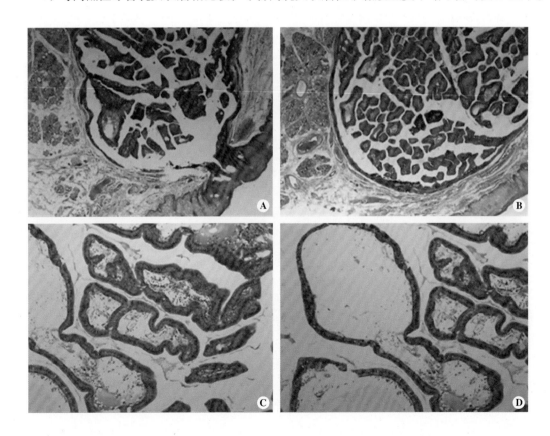

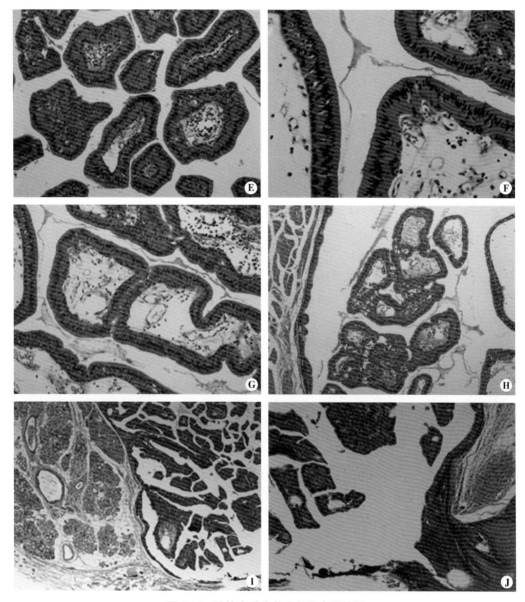

图 2-11　导管内乳头状瘤的形态学特征

A、B. 肿瘤位于黏膜上皮下，整个肿瘤局限于一个有包膜或界限清楚的单囊腔腺中，分支的乳头状结构突向囊腔内，乳头含纤细的纤维血管轴心；C ~ H. 乳头表面为 1 ~ 2 层嗜酸性柱状、立方状上皮，囊腔内衬细胞与乳头表面被覆细胞形态一致，细胞均无异型性；I. 肿瘤被致密的纤维结缔组织包绕；J. 导管内乳头状瘤位于黏膜上皮下略下方

3. 鉴别诊断

（1）囊腺瘤：有时可见乳头状结构，但乳头状囊腺瘤为多囊性病变，囊腔内衬细胞类型多种多样。导管内乳头状瘤为单囊性病变，在排泄管内自身扩张性生长。

（2）内翻性导管乳头状瘤：与导管内乳头状瘤不同的是上皮结构不同，后者为界限清楚的囊腔内导管上皮的乳头状上皮增生，前者为宽大的上皮乳头向上皮下结缔组织推进。

4. 治疗与预后　手术切除后几乎无复发。

十、皮脂腺腺瘤

皮脂腺腺瘤（sebaceous adenoma）是涎腺罕见肿瘤，可能起源于涎腺皮脂腺异位，肿瘤由基底样细胞和高分化的皮脂腺细胞构成，组织学形态似皮肤皮脂腺腺瘤。

1. 临床表现

（1）皮脂腺腺瘤罕见，目前文献报道不足 40 例。

（2）发病年龄宽泛，平均年龄 65 岁，男女发病比例接近。

（3）大小涎腺均可发生，以腮腺最常见。

（4）本病表现为生长缓慢的无痛性肿块。

2. 病理特征

（1）大体特征：肿瘤界限清楚，包膜完整，直径 0.5 ~ 5.0cm，切面灰白、灰黄色。

（2）组织学特征

1）肿瘤边界清楚，由大小不等的皮脂细胞小叶构成。小叶内为皮脂样细胞，细胞体积较大、界限清楚，胞质呈泡沫状，胞核固缩；小叶周边为基底样细胞，细胞体积小，胞核小、深染。前者数量远多于后者。

2）微囊肿形成及鳞状细胞分化常见，还可见嗜酸细胞化生。

3）间质为纤维结缔组织。

4）皮脂外渗常导致局部出现组织细胞和多核巨细胞浸润。

3. 免疫组化 肿瘤细胞表达雄激素受体（AR）、EMA、CK-pan、表皮生长因子受体（EGFR）。

4. 鉴别诊断 低度恶性黏液表皮样癌：皮脂腺腺瘤含透明细胞、鳞状细胞分化，似黏液表皮样癌的透明细胞和表皮样细胞，黏液表皮样癌中透明细胞呈片状排列，通常不形成囊腔，皮脂腺腺瘤无黏液表皮样癌的中间细胞，间质常见异物巨细胞，与黏液表皮样癌不同。

5. 治疗与预后 皮脂腺腺瘤为良性肿瘤，切除后无复发。

十一、管状腺瘤

管状腺瘤（canalicular adenoma）是上唇最好发的涎腺少见肿瘤，以双层排列的单一柱状细胞形成串珠样条索状结构为特征。

1. 临床表现

（1）管状腺瘤为少见的涎腺上皮良性肿瘤，发病年龄几乎总是在 50 岁以上，好发年龄为 60 ~ 70 岁，性别无明显差异。

（2）肿瘤发病部位以小涎腺多见，3/4 病例发生在上唇，其次是颊黏膜，大涎腺罕见。

（3）因病变具有多发性、多灶性特点，常表现为黏膜下多个结节。肿瘤体积常较小，直径在 2cm 以内，表面黏膜正常。肿瘤生长缓慢，患者无明显不适。

2. 病理特征

（1）大体特征：肿瘤呈圆形或卵圆形，直径 0.5 ~ 2.0cm，有或无包膜，切面棕黄色或褐色，可见大小不一的囊腔，内含黏液。

（2）组织学特征

1）肿瘤呈多结节性生长，大的肿瘤结节周围可见较小的肿瘤细胞巢。

2）典型的组织学结构：双层排列的瘤细胞时而紧密靠近，时而间断分开，形成所谓的串珠状模式，此时瘤细胞排列成管状、腺样结构。其他的排列模式有囊状、乳头状，有时肿瘤细胞形成大的囊腔，囊内见乳头状突起。

3）肿瘤细胞呈柱状、立方状，胞质嗜酸，胞核较大、圆形或卵圆形，胞核基本垂直于细胞索的长轴排列。细胞形态温和，核分裂象少见。

4）肿瘤间质为疏松黏液样，非纤维性间质，细胞成分少，高度富于血管，多数是毛细血管和血窦。

5）肿瘤实质与间质分界清楚。

3. 免疫组化 肿瘤细胞表达 CK-pan、CK7、S-100，部分肿瘤细胞表达 EMA，CEA、肌上皮标志物阴性。

4. 鉴别诊断

（1）基底细胞腺瘤：管状腺瘤梁索状结构似基底细胞腺瘤，管状腺瘤为单一柱状上皮细胞，双层平行排列，不含肌上皮；基底细胞腺瘤中多种组织学结构混杂存在，基底样肿瘤细胞通常含有肌上皮细胞，肌上皮标志物阳性。

（2）多形性腺癌：二者均缺乏肌上皮分化，管状腺瘤中可见管状、囊性、乳头状结构，多形性腺癌具有更多样化的组织结构，缺乏富于血管的间质，神经侵犯常见。

（3）腺样囊性癌：管状腺瘤呈多灶性生长，当出现筛状结构时需与腺样囊性癌鉴别，腺样囊性癌组织学结构中存在腺上皮和肌上皮、真假两种腺腔，呈侵袭性生长，可见神经侵犯，缺乏富于血管的间质，与管状腺瘤不同。

（4）乳头状囊腺癌：当管状腺瘤中出现大小不等的囊腔、乳头状结构时，易与乳头状囊腺癌混淆，但管状腺瘤界限清楚，间质为疏松黏液样，富于血管；而乳头状囊腺癌上皮由柱状上皮、嗜酸细胞和黏液细胞组成，呈单层、双层、复层排列于纤维血管轴心结构表面，侵袭性生长。

（5）多形性腺瘤：由导管上皮和肌上皮组成，常见黏液软骨样区域，实质、间质分界不清；管状腺瘤中条索状、管状结构与间质分界清楚，无肌上皮分化。

5. 治疗与预后 管状腺瘤为良性肿瘤，手术切除后不复发。

第四节　涎腺恶性肿瘤

一、黏液表皮样癌

黏液表皮样癌（mucoepidermoid carcinoma）是涎腺最常见的恶性肿瘤，多发于腮腺，其次为腭部及颌骨，好发于中青年，女性多见。经典的组织学特点是肿瘤由不同比例的黏液细胞、中间细胞和表皮样细胞形成囊性或实性上皮岛，黏液外溢常见。黏液表皮样癌有四种组织学类型：嗜酸细胞型、透明细胞型、梭形细胞型和硬化型。相对特异的分子遗传学改变为 t（11；19）（p13；q21）形成 *CRTC1-MAML2* 融合基因。

1. 临床表现

（1）黏液表皮样癌是涎腺最常见的恶性肿瘤，约占涎腺肿瘤的 30%。

（2）发生于大涎腺者占全部病例的 40% 以上，绝大多数发生于腮腺，颌下腺和舌下腺少见；小涎腺最常见于腭腺，其次为磨牙后腺、舌腺等。黏液表皮样癌也是颌骨最常见的涎腺肿瘤，可能来源于胚胎发育时残留的内陷涎腺上皮、颌骨异位腺体，也可来自牙源性囊肿（如含牙囊肿）中的黏液细胞。

（3）女性多见，发病年龄宽泛，以中老年人多见，平均发病年龄 55 岁，黏液表皮样癌也是儿童中最常见的涎腺恶性肿瘤。

（4）临床表现与肿瘤分化程度有关，高分化者多为无痛性肿块，生长缓慢，边界清楚或不清楚。发生于腮腺区者大多呈扁平状，质地中等，个别突出于皮肤表面，与皮肤粘连；发生于磨牙后腺者呈蓝红色、有波动感，似黏液囊肿。低分化者生长迅速，体积较大。发生在大涎腺者，可出现疼痛、神经症状、淋巴结肿大；发生在小涎腺者，可伴有局部黏膜溃疡或累及骨质。

2. 病理特征

（1）大体特征：高分化者，肿物与周围组织界限尚清，似有包膜，切面灰白、粉红色，囊腔多见，内含有淡黄色黏液，似多形性腺瘤；低分化者，无包膜，与周围组织界限不清，并与周围软组织、皮肤固定，切面灰白、实性，质地硬，囊腔不多见，常见出血、坏死。

（2）组织学特征

1）肿瘤实质主要由黏液细胞、表皮样细胞和中间细胞组成，三种细胞的相对比例是决定肿瘤分级的重要因素之一，间质为促结缔组织增生性间质，其中炎症、黏液外溢常见。当间质纤维组织增生显著伴玻璃样变时，其中仅见少量黏液细胞和表皮样细胞构成的实性细胞团或囊腔，称为硬化型黏液表皮样癌（图 2-12A ～ C）。

2）黏液细胞：体积大，立方状、柱状、杯状，胞质泡沫状或网状、淡染，胞核小、位于基底部。黏液卡红、AB/PAS 染色阳性（图 2-12D）。

3）表皮样细胞：呈多边形，体积较中间细胞大，胞质较多，胞核居中，细胞之间可见间桥，但很少见到角化（图 2-12E）。

4）中间细胞：似上皮的基底细胞，体积较小，多边形，胞质少，胞核呈圆形，大小比较一致（图 2-12E）。

5）肿瘤内还可见透明细胞、柱状细胞和嗜酸细胞。透明细胞体积大，胞质透明，糖原含量多、黏液成分少，PAS 染色阳性；嗜酸细胞呈不规则形，胞质丰富、嗜酸，内含嗜伊红颗粒。当肿瘤以透明细胞、嗜酸细胞为主时，分别称为透明细胞型、嗜酸细胞型黏液表皮样癌（图 2-12F ～ J）。肿瘤局部有时可见梭形细胞。

6）上述各种细胞的前体细胞均为中间细胞。

7）肿瘤的组织学分级主要依据三种主要细胞的比例、囊腔多少及肿瘤细胞分化程度、神经侵袭范围、核分裂象多少。

高分化者，三种细胞中黏液细胞和表皮样细胞占 50% 以上，中间细胞少，肿瘤细胞缺乏异型性和核分裂象，常形成囊腔和腺腔，内衬黏液细胞，可形成乳头突入囊腔，周围为层次不定的表皮样细胞和中间细胞，腔内有粉染的黏液。大的囊腔破裂，黏液外溢，间质中可见黏液湖形成伴炎症反应。肿瘤边缘呈推进式浸润，无神经侵犯（图 2-12K、L）。

中分化者，中间细胞和表皮样细胞数量多，黏液细胞占 10% 以上，可见较多不规则的鳞状细胞团，有囊腔形成，但不如高分化显著，可见细胞异型性及核分裂象，肿瘤边缘呈浸润性生长（图 2-12M、N）。

低分化者，肿瘤主要由中间细胞和表皮样细胞构成，黏液细胞不足 10%，散在分布于表皮样细胞之间，有时黏液细胞非常少，采用特殊染色才能显示。肿瘤细胞异型性及核分裂象明显，坏死常见，排列成片状或实性上皮团，缺乏囊腔和腺腔结构，呈浸润性生长，侵犯周围组织、神经和血管（图 2-12O）。

8）高分化的黏液表皮样癌一旦复发，恶性程度增加，可向高级别转化，表现为瘤细胞异型性明显，呈筛状、实性结构，并见较多坏死，核分裂象易见（图 2-12P ～ V）。

3. 免疫组化　黏液细胞不同程度地表达 CK7、CK8、CK14、CK19 等（图 2-12W），表皮样细胞和中间细胞可表达高分子量角蛋白、p63（图 2-12X）。三种肿瘤细胞均不表达肌上皮标志物。

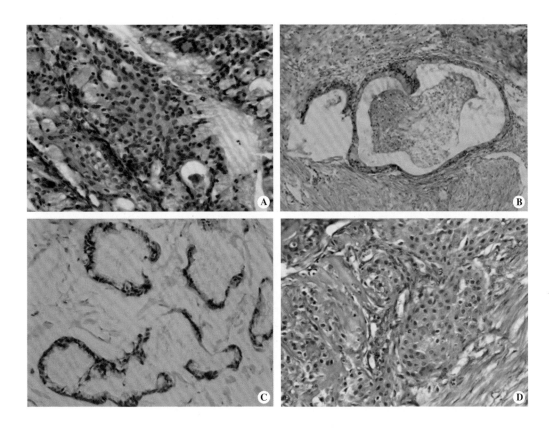

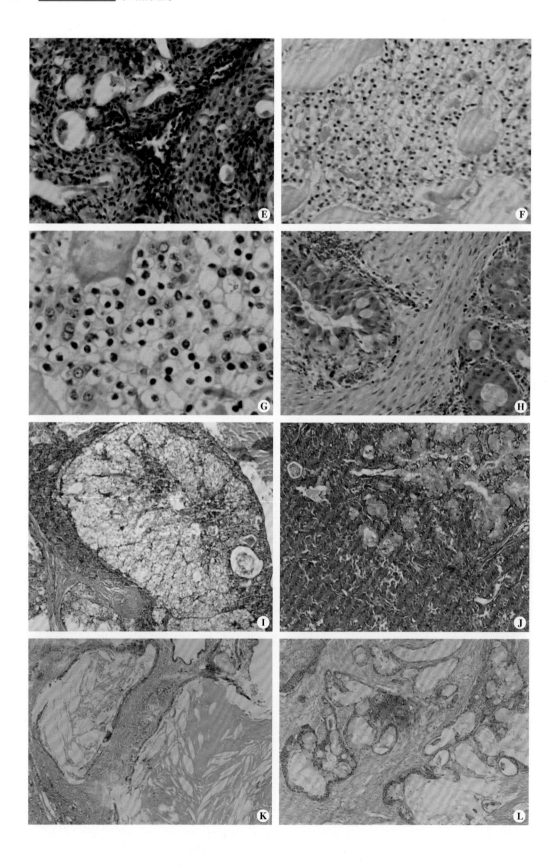

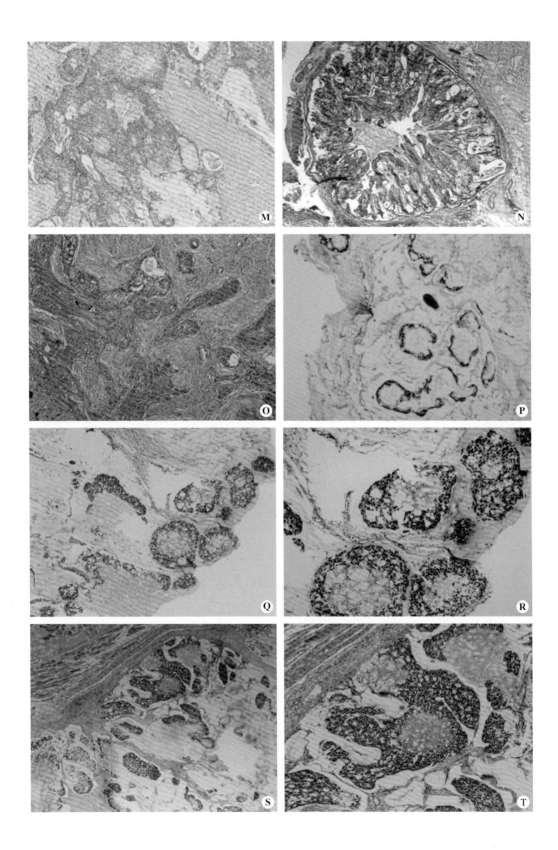

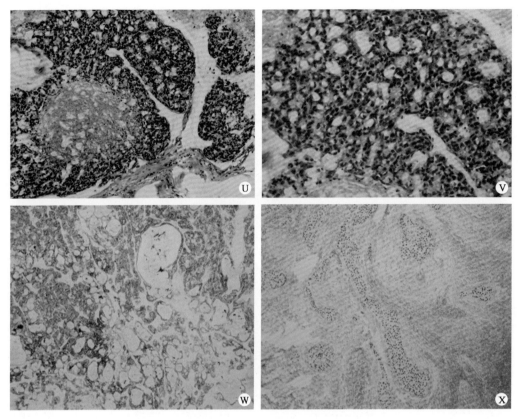

图 2-12 黏液表皮样癌的形态学及免疫组化特征

A. 肿瘤实质主要由黏液细胞、表皮样细胞和中间细胞组成；B. 间质为促结缔组织增生性间质；C. 黏液外溢常见；D. 黏液细胞 AB/PAS 染色阳性；E. 表皮样细胞：呈多边形，体积较中间细胞大，胞质较多，胞核居中，细胞之间可见间桥，中间细胞似上皮的基底细胞，体积较小；F、G. 肿瘤内可见透明细胞；H. 肿瘤内可见嗜酸细胞；I. 透明细胞型黏液表皮样癌；J. 嗜酸细胞型黏液表皮样癌；K、L. 高分化：黏液细胞和表皮细胞占 50% 以上，中间细胞少，肿瘤细胞缺乏异型性和核分裂象，常形成囊腔和腺腔；M、N. 中分化：中间细胞和表皮样细胞数量多，黏液细胞占 10% 以上，可见较多不规则的鳞状细胞团，有囊腔形成，但不如高分化显著，可见细胞异型性及核分裂象，肿瘤边缘呈浸润性生长；O. 低分化；P ～ V. 低级别黏液表皮样癌伴高级别转化；P. 低级别区；Q ～ V. 高级别区域：瘤细胞异型性明显，呈筛状实性结构，并见较多坏死；W. 黏液细胞表达 CK8；X. 表皮样细胞和中间细胞表达 p63

4. 鉴别诊断

（1）坏死性涎腺化生：似高分化黏液表皮样癌，但前者保持正常小叶结构，细胞巢团边缘光滑，鳞状细胞无异型性，也无中间细胞、黏液细胞和囊腔结构。

（2）鳞状细胞癌：似低分化黏液表皮样癌，常可见细胞间桥、角化，不含黏液细胞，黏液染色阴性。

（3）透明细胞肿瘤：似透明细胞型黏液表皮样癌，不含细胞内黏液，无中间细胞和黏液细胞。

（4）潴留囊肿：多为单囊；高分化黏液表皮样癌多数有多个囊腔，内衬细胞为三种类型。

（5）囊腺瘤和囊腺癌：多为囊状、乳头状结构，囊腔之间间质少，可有黏液细胞，无中间细胞和表皮样细胞；黏液表皮样癌间质多，乳头状结构少见。

（6）腺鳞癌：鳞状细胞癌和腺癌成分各自独立存在，无中间细胞；而黏液表皮样癌中黏液细胞和鳞状细胞在同一细胞巢中混杂存在，肿瘤由三种细胞构成。

（7）多形性腺瘤：导管分化明显，无浸润性生长，肿瘤常见梭形肌上皮，可出现黏液细胞和鳞状上皮化生；黏液表皮样癌无肌上皮分化，无黏液软骨样间质。

5. 治疗与预后　高分化者手术切除后预后好，低分化者易复发或转移。

二、腺样囊性癌

腺样囊性癌（adenoid cystic carcinoma）是小涎腺最常见的恶性上皮性肿瘤，起源于闰管区储备细胞，形态学上是一种基底细胞样肿瘤，以腺上皮和变异肌上皮两种细胞形成真、假两种腺腔结构为特征。t（6；9）（q22—q23；p23—p24）产生 *MYB-NFIB* 融合基因是腺样囊性癌的特征性分子遗传学改变。

1. 临床表现

（1）腺样囊性癌为涎腺常见的恶性上皮性肿瘤，占涎腺上皮性恶性肿瘤的 25%。

（2）肿瘤发病年龄宽泛，中老年人最常见。

（3）发病无明显性别差异。

（4）小涎腺比大涎腺多见，小涎腺以腭腺多见，大涎腺以腮腺、颌下腺多见，发生于舌下腺者多数是腺样囊性癌，其次为舌腺、颊黏膜腺、唇腺、口底腺。

（5）肿瘤生长缓慢，病程长达数年，早期沿神经扩散，引起疼痛和舌麻木、面神经和舌下神经麻痹症状，随肿瘤生长，出现舌下腺和颌下腺涎腺导管阻塞、破坏和移位。肿块呈圆形或结节状，边界不清，质地中等硬度，活动度差，与周围组织粘连。发生于腭部者，黏膜常发生溃疡和穿孔，肿瘤还可侵犯颌骨。局部淋巴结转移少见，可发生肺、骨和肝等远处转移。极少数病例起病隐匿，因其他疾病切除涎腺时发现肿瘤。

2. 病理特征

（1）大体特征：肿瘤呈圆形或结节状，平均直径 3cm，质地中等偏硬，切面灰白色，侵及周围组织，部分病例呈瘢痕状。体积小的肿瘤界限清楚，但无包膜。

（2）组织学特征

1）肿瘤实质由导管内衬上皮（腺上皮）和变异肌上皮构成，细胞大小比较一致，胞核圆形、深染，胞质少，为基底样细胞（图 2-13A）。

2）导管上皮呈立方状、卵圆形，胞质少，胞核呈圆形、卵圆形，着色深，核分裂象少见；变异肌上皮扁平、梭形或不规则形，胞核成角，胞质透明，排列在导管上皮周围。真腺腔是指导管上皮围成腔面，外围绕肌上皮形成的腺腔，管腔内含粉染黏液，PAS 染色强阳性；假腺腔是指由肌上皮围成的筛孔状腔隙，腔内充满玻璃样嗜酸性基底膜样物质或嗜碱性黏液样物质，PAS 染色弱阳性，阿尔辛蓝染色强阳性。真腺腔比假腺腔小。真、假两种腺腔结构是诊断腺样囊性癌的重要形态学线索（图 2-13B ～ D）。

3）两种细胞排列成筛状 / 腺样、管状、实性结构（图 2-13E ～ G），可见三种不同的组织学类型在同一肿瘤中混合存在，但通常以某一种类型为主（图 2-13H ～ K）。

4）筛状 / 腺样型：占肿瘤的 45%，是腺样囊性癌最具特征的组织学类型，肿瘤细胞形成大小不等的浸润性生长团块，内含有筛孔状囊样腔隙，似瑞士奶酪，筛孔为假腺腔结构，真腺腔结构散在其中。

5）管状型：占肿瘤的35%，以肿瘤细胞形成细长的小管、小的实性细胞条索、腺样结构为特征，腺样结构为真腺腔，管状结构内衬导管上皮，外层为肌上皮，管腔中可见嗜伊红均质分泌物。

6）实性型：占肿瘤的20%，瘤细胞多为肌上皮，肿瘤细胞形成较大的浸润性上皮巢团，瘤细胞核大，胞质少、嗜碱性，核分裂象多见，大的团块中心可伴有坏死，其中见少量腺上皮形成导管样结构。

7）因肿瘤生长缓慢，间质常发生玻璃样变，瘤细胞受间质挤压变薄成束，使肿瘤识别困难（图2-13L、M）。

8）侵犯神经是腺样囊性癌的显著特征，也是诊断的重要线索。瘤细胞可围绕神经束呈旋涡状、靶环样排列（图2-13N），也可发生神经内侵犯。此外，肿瘤还可侵犯周围涎腺组织（图2-13O、P）、软组织（图2-13Q）、骨和血管（图2-13R）。

9）Dardick 组织学分级

Ⅰ级：肿瘤仅由筛状型和管状型组成（图2-13S）。

Ⅱ级：筛状型、管状型和实性型混合存在，但实性成分＜30%。

Ⅲ级：肿瘤中实性成分＞30%（图2-13T）。

3. 免疫组化　融合基因 *MYB* 表达于Ⅰ级和Ⅱ级腺样囊性癌，Ⅲ级几乎不表达（图2-14A～D），肿瘤性导管上皮表达CK-pan、CD117、EMA、CEA，肿瘤性肌上皮表达S-100、SMA、GFAP、p63、calponin、Ki-67增多（图2-14E～H）。

4. 鉴别诊断

（1）多形性腺癌：二者有相似的细胞学构成和组织学类型，都有浸润性生长及神经侵犯特点，但多形性腺癌的组织学结构更为多样，可见乳头状结构，筛状结构占比少，实性结构区域没有腺样囊性癌的异型性大。核增殖指数低于腺样囊性癌，肌上皮分化不明显，腺样囊性癌中上皮、肌上皮分化清楚，无乳头状结构，增殖指数较高。

（2）多形性腺瘤：有明显的导管结构，管腔中常见嗜酸性分泌物；腺样囊性癌中有真、假两种腺腔，真腺腔导管结构不多见。多形性腺瘤为良性肿瘤，界限清楚；而腺样囊性癌为恶性肿瘤，呈浸润性生长。

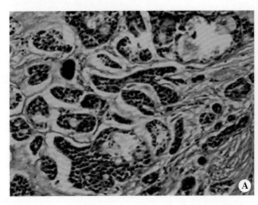
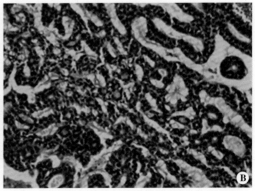

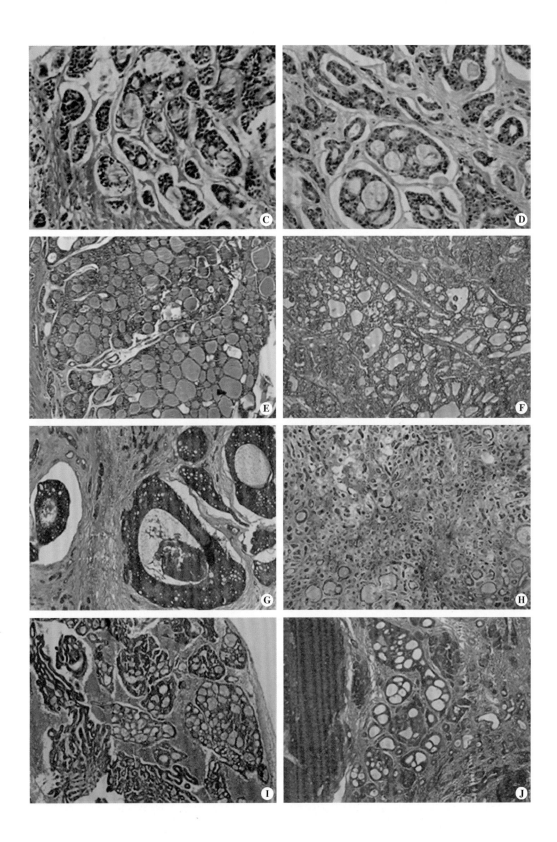

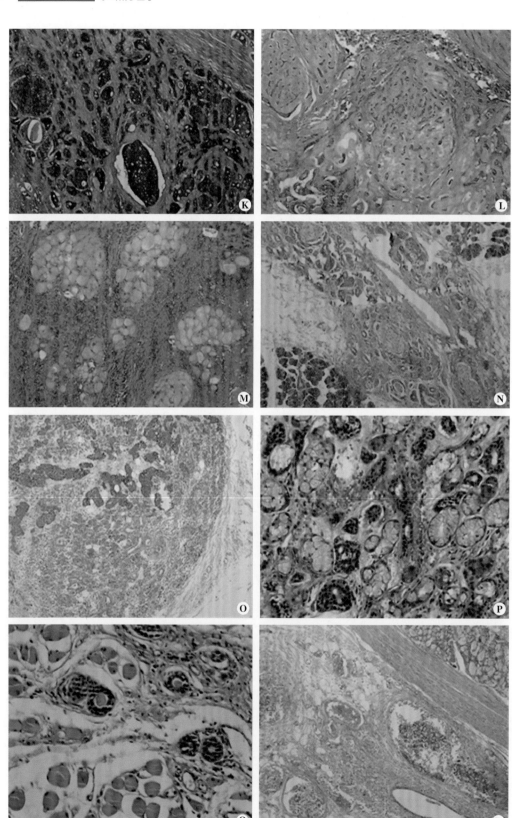

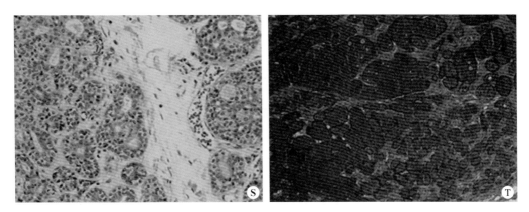

图 2-13 腺样囊性癌的形态学特征

A. 肿瘤实质由导管内衬上皮（腺上皮）和变异肌上皮构成，细胞大小比较一致，胞核圆形、深染，胞质少，为基底样细胞；
B. 导管上皮呈立方状、卵圆形，胞质少，变异肌上皮扁平、梭形或不规则形，胞核成角，胞质透明，排列在导管上皮周围，形成真腺腔；C、D. 假腺腔：由肌上皮围成的筛孔状腔隙，腔内含充满玻璃样嗜酸性基底膜样物质或嗜碱性黏液样物质；E. 两种细胞排列成筛状 / 腺样结构；F. 两种细胞排列成管状结构；G. 两种细胞排列成实性结构；H ～ K. 常见三种不同的组织学类型在同一肿瘤中混合存在；H. 管状 + 筛状；I、J. 筛状 + 实性；K. 实性结构为主，其中见筛状结构；L、M. 肿瘤间质常发生玻璃样变，上皮成分减少；N. 肿瘤细胞神经周侵犯，瘤细胞围绕神经束呈旋涡状、同心圆排列；O、P. 肿瘤细胞侵犯周围涎腺组织；Q. 肿瘤细胞侵犯横纹肌组织；R. 肿瘤细胞侵犯血管；S. 组织学分级 I 级：仅由筛状型和管状型组成；T. 组织学分级 Ⅲ 级：肿瘤中实性成分＞ 30%

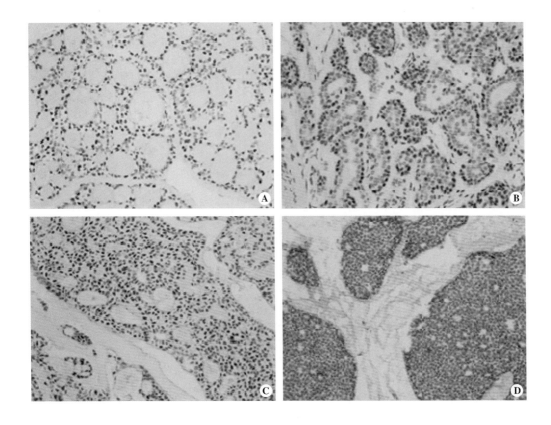

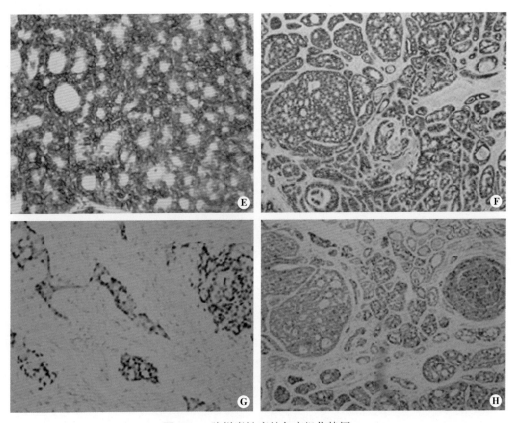

图 2-14 腺样囊性癌的免疫组化特征

A ～ C. 腺样囊性癌Ⅰ、Ⅱ级：肿瘤细胞 *MYB* 表达强；D. 腺样囊性癌Ⅲ级：*MYB* 不表达；E. 肿瘤细胞表达 calponin；F. 肿瘤
细胞表达 CD117；G. 肿瘤细胞表达 p63；H. 肿瘤细胞表达 Ki-67

（3）基底细胞腺瘤：筛状型基底细胞腺瘤与腺样囊性癌相似，但前者有包膜，无浸润性生长。

（4）基底细胞样鳞状细胞癌：似实性型腺样囊性癌，前者病变与表面上皮相连，可见原位癌成分，核深染，核分裂象易见，真正的导管腔罕见。

5. 治疗与预后 治疗为手术切除，辅助放化疗，组织学级别低且肿瘤直径＜ 2cm 者预后较好。

三、腺泡细胞癌

腺泡细胞癌（acinic cell carcinoma）是一种相对少见的涎腺上皮源性恶性肿瘤，以肿瘤细胞向闰管和腺泡细胞分化为特征。组织学类型及细胞形态较为复杂多样，与涎腺其他肿瘤形态学上有很多相似及重叠处。在诊断中对浆液性腺泡细胞的识别尤为重要，空泡样细胞及微囊结构也具有特征性及诊断价值。

1. 临床表现

（1）腺泡细胞癌占涎腺上皮性肿瘤的 2%，大多见于腮腺，占涎腺恶性肿瘤总数的 20%，偶为双侧性，腺泡细胞癌是第三（沃辛瘤和多形性腺瘤分列第一、第二）常见的双侧、多灶发病的涎腺肿瘤；其次见于颌下腺，占所有涎腺恶性肿瘤的 11%。以 41～60 岁多见，最小发病年龄为 4 岁（在儿童恶性涎腺肿瘤中位列第二），最大发病年龄为 78 岁。女性多见，发病率约为男性的 2 倍。

（2）临床表现多为局部无痛、缓慢生长的肿块，实性，可活动，也有的生长较快，并出现疼痛、面瘫及局部淋巴结和远处转移，病程长达数十年。

2. 病理特征

（1）大体特征：肿瘤呈圆形、椭圆形或结节状，包膜不完整，界限清楚，切面实性、灰白或灰红色，均质状，有的伴大小不等的囊性变及坏死，部分肿瘤边界不清，复发者呈多结节状或浸润性生长。

（2）组织学特征

1）肿瘤由浆液性腺泡样细胞、闰管样细胞、空泡样细胞、透明细胞、非特异腺细胞构成（图 2-15A～D）。

Ⅰ.腺泡样细胞（浆液性细胞）：细胞大、多角形，胞质含丰富的嗜碱性酶原颗粒（PAS 染色阳性，抗淀粉酶消化），胞核小、圆形、深染、偏位。分布在肿瘤中央，呈片状排列。

Ⅱ.闰管样细胞：似正常闰管细胞，体积小、立方状或矮柱状，胞质少，微嗜伊红或双色性，胞核圆形、位于细胞中央。细胞常排列成小腺腔。

Ⅲ.空泡样细胞：圆形或卵圆形，大小不一，含数量不等、大小不一的空泡，胞核固缩，常被挤压至一侧。

Ⅳ.透明细胞：大小、形态似腺泡样细胞，细胞之间界限清楚，圆形，胞核小，胞质透明，PAS 染色阴性，细胞常成片排列。

Ⅴ.非特异腺细胞：圆形或多边形，胞质嗜双色性或嗜酸性，胞核呈圆形，细胞界限不清楚，常呈合胞体样片状排列，胞核轻度异型，可见核分裂象。肿瘤中常可见到此种细胞。

2）根据肿瘤细胞类型和排列方式，分为实体型、微囊型、乳头囊状型、滤泡型四种组织学类型。

Ⅰ.实体型：约占 50%，以腺泡样细胞为主，还可见到闰管样细胞、空泡样细胞、非特异腺细胞，细胞排列成片状或大小不等的结节，由胶原纤维间质分隔，细胞团片中可出现微囊、坏死、出血和钙化小体（图 2-15E）。

Ⅱ.微囊型：约占 30%，细胞间可见大量的微小囊性腔隙（数微米至数毫米），呈多孔状，腔隙中可见黏液或嗜伊红物质。肿瘤中常可见腺泡样细胞、闰管样细胞、空泡样细胞。微囊的形成是由闰管样细胞构成的导管扩张所致，也可以是空泡样细胞内空泡的扩张、相互融合、液体潴留形成（图 2-15F）。

Ⅲ.乳头囊状型：约占 5%，以闰管样细胞和空泡样细胞为主，形成单个或多个明显的囊性腔隙，部分囊腔中有乳头状增生的上皮，乳头可有或无纤维血管轴心，囊腔之间为大量的纤维结缔组织间隔，常发生玻璃样变（图 2-15G～J）。

Ⅳ.滤泡型：约占 15%，肿瘤细胞以闰管样细胞为主，立方状或矮柱状，形成甲状腺滤泡样结构，腺腔内含均质性嗜伊红物质，似甲状腺滤泡中的类胶物（PAS 染色强阳性），囊腔之间无结缔组织（图 2-15K、L）。

除以上四种类型外，当肿瘤大部分发生透明细胞变性时，称为透明细胞型腺泡细胞癌。少数腺泡细胞癌还可发生高级别转化，即去分化型，这种类型恶性程度较高，有很高的侵袭性，反映了肿瘤由低级别向中高级别进展的现象。Ki-67 增殖指数有助于区分高、低级别转化成分，低级别腺泡细胞癌 Ki-67 增殖指数＜ 5%，而高级别区域高达 15% ～ 60%。

　　肿瘤间质多少不一，偶见胶原纤维玻璃样变性及钙化，部分腺泡细胞癌具有丰富的淋巴细胞间质甚至生发中心形成，肿瘤界限清楚或有包膜，在实体型、微囊型和滤泡型均可见到，肿瘤上皮被丰富的淋巴组织围绕，此类肿瘤侵袭性低，预后好于普通型腺泡细胞癌。需要注意的是，不要将腺泡细胞癌间质中的淋巴样增生误诊为腺泡细胞癌的淋巴结转移。间质淋巴样增生，不见正常淋巴结结构，且肿瘤和淋巴样组织常被纤维分成一个个小叶（图 2-15M ～ S）。

　　3. 组织化学和免疫组化　腺泡细胞癌中腺泡样细胞胞质内含酶原颗粒，PAS 染色阳性且抗淀粉酶消化，免疫组化淀粉酶和 α- 糜蛋白酶、DOG-1、SOX-10 表达阳性，有导管上皮特征的瘤细胞 CK-pan、EMA、CEA 阳性，肌上皮标志物阴性。腺泡细胞癌的 Ki-67 增殖指数低（图 2-15T ～ Z）。

　　4. 鉴别诊断　腺泡细胞癌分化较好时与其他涎腺肿瘤组织形态存在交叉重叠，临床上易误诊。乳头囊状型需与乳头状囊腺癌、黏液表皮样癌、多形性低度恶性腺癌、转移性甲状腺乳头状癌相鉴别；滤泡型需要与转移性甲状腺滤泡癌相鉴别；透明细胞型需与黏液表皮样癌、上皮 – 肌上皮癌、透明细胞肌上皮肿瘤、转移性肾细胞癌、透明细胞型嗜酸细胞瘤、透明细胞腺癌等相鉴别。

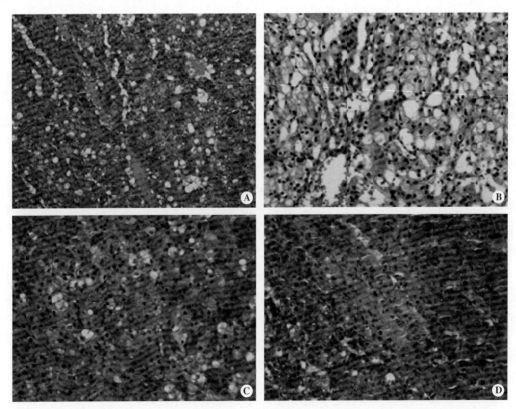

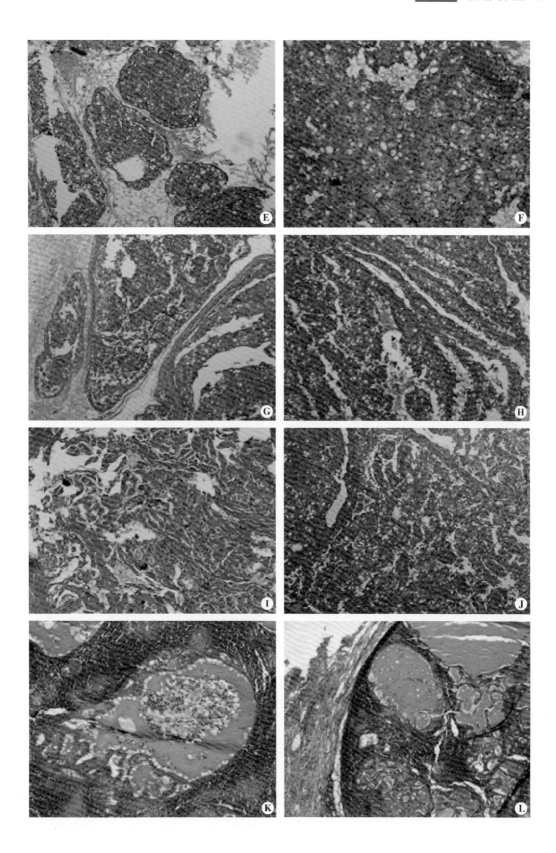

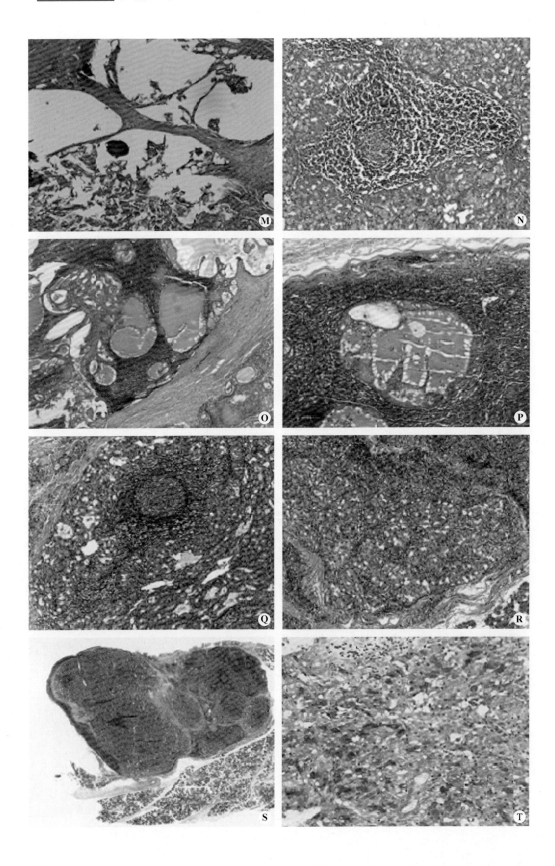

2. 病理特征

（1）大体特征：肿物实性、黄褐色分叶状结节，有界限但无包膜，直径 0.4 ～ 6cm，平均直径 2.2cm。

（2）组织学特征：肿瘤呈浸润性生长，肿瘤组织学结构多种多样，肿瘤细胞形态单一。

1）肿瘤组织结构具有多样性，包括实性、小叶状、筛状、乳头状和乳头囊状、梁索状、束状、导管样结构。实性结构位于中央，导管样和条索状结构多位于浸润边缘，筛状结构仅在局部可见，导管结构由单层细胞构成。这些结构通常在肿瘤中以混合形式存在（图 2-16A ～ L）。

2）肿瘤细胞形态温和，主要由肿瘤性肌上皮和肿瘤性导管上皮构成，细胞小至中等大小，形态一致，圆形或梭形，细胞边界不清，胞质较少，微嗜酸，胞核大小一致、圆形或卵圆形，染色质呈毛玻璃样，核仁不清，缺乏异型性、核分裂象和坏死。肿瘤局部还可见嗜酸细胞、透明细胞、鳞状细胞或黏液细胞化生。

3）肿瘤间质富于黏液和胶原纤维。

4）肿瘤组织侵犯颌骨、血管，神经周侵犯常见，瘤细胞呈特征性靶环样排列（图 2-16M、N）。

3. 免疫组化 肿瘤无明显的基底细胞或肌上皮成分，肿瘤细胞可不同程度地表达 SMA、CK-pan、Vim、EMA。

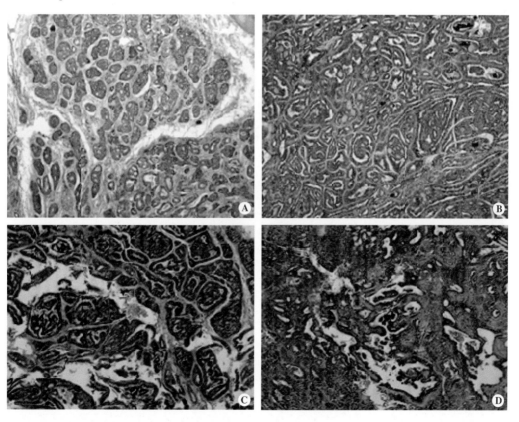

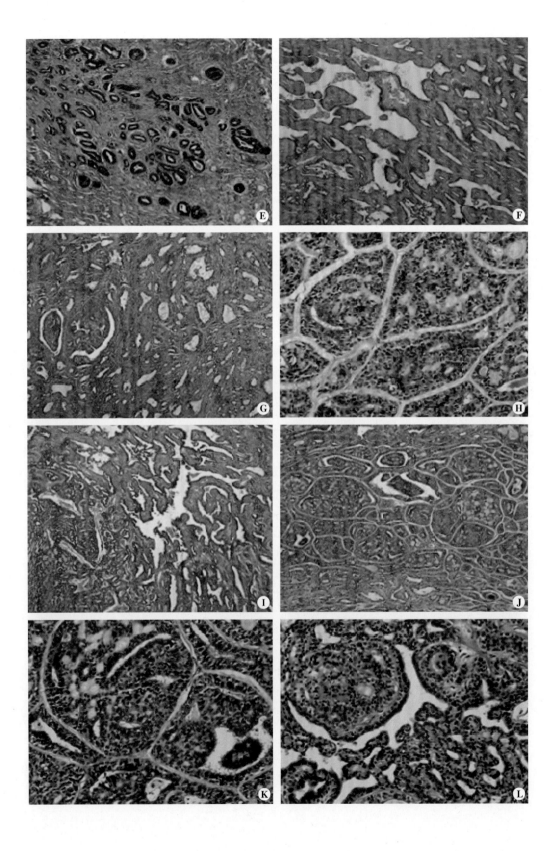

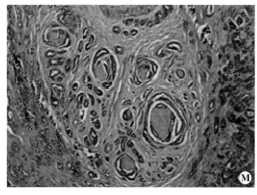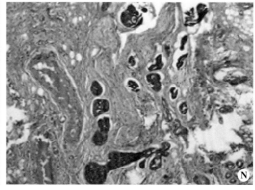

图 2-16　多形性腺癌的组织学特征

A ~ L. 肿瘤组织学结构多样，通常为混合的组织学结构；A. 实性小叶状结构和筛状结构混合；B. 乳头囊状结构；C. 乳头状结构；D. 以囊性结构为主，局部可见乳头状结构；E. 管状结构，间质富于胶原纤维；F. 囊性和乳头状结构；G. 管状和乳头状结构混合；H. 肿瘤细胞形态温和，主要由肿瘤性肌上皮和肿瘤性导管上皮构成，细胞小至中等大小，形态一致，排列成筛状结构；I. 乳头和筛状结构；J ~ L. 筛状结构，可见少量乳头状结构；M、N. 肿瘤广泛侵犯神经；M. 瘤细胞呈特征性靶环样排列

4. 鉴别诊断

（1）多形性腺瘤：小涎腺的多形性腺瘤虽无包膜但界限清楚，肿瘤由腺上皮和肌上皮细胞构成，肌上皮细胞较多，甚至可作为主要细胞成分；多形性腺癌呈浸润性生长，肌上皮表达程度低且主要分布于部分管状或小梁状结构周边。间质软骨黏液样常见于多形性腺瘤，多形性腺癌间质富于黏液和胶原纤维。

（2）腺样囊性癌：二者均有相似的细胞构成和组织学结构。腺样囊性癌中很少见乳头状结构，管状结构呈双层排列，筛状结构在多形性腺癌中很少，不像腺样囊性癌中广泛，腺样囊性癌中上皮分化、肌上皮/基底样细胞分化清楚，而多形性腺癌中分化不典型，细胞体积较大，胞质丰富，胞核呈泡状，管状结构多由单层立方细胞围成，管腔迂曲、扩张。

（3）乳头状囊腺癌：几乎均为囊性及乳头状结构，缺少多形性腺癌的多形性结构。

5. 治疗与预后　多形性腺癌多数为低度恶性肿瘤，手术切除后局部复发率为 15%，局部转移率为 10%。远处转移少见。

五、透明细胞癌

透明细胞癌（clear cell carcinoma）是一种少见的低度恶性涎腺上皮性肿瘤，多发生于小涎腺，肿瘤由单一的透明细胞群组成，缺乏其他含有透明细胞的涎腺肿瘤（如多形性腺瘤、上皮 - 肌上皮癌、黏液表皮样癌、腺泡细胞癌、肌上皮癌、皮脂腺腺瘤等）的组织学形态特征。约 80% 的透明细胞癌出现 *EWSR1-ATF1* 融合基因。肿瘤为导管上皮来源，具有单层腺上皮分化的特征。

1. 临床表现

（1）透明细胞癌是一种少见的涎腺恶性肿瘤，仅占涎腺恶性肿瘤的 1% 左右。

（2）好发年龄为 50 ~ 70 岁，好发于中老年女性，男女比例约为 1：2。

（3）透明细胞癌通常发生在口腔小涎腺（正常或异位的腺体），其中以腭部和舌根最多见，其他如口底、磨牙后区、唇颊等处的小涎腺及腮腺、下颌下腺均可发病。

（4）临床表现多为缓慢生长的无痛性肿块，病程 1 个月至 15 年不等。发生于口腔小涎腺者，肿块位于黏膜下，合并创伤时，表面黏膜可出现溃疡；发生于腮腺者可有面瘫、疼痛、麻木较少见。

2. 病理特征

（1）大体特征：肿瘤直径一般小于 3cm，界限不清，切面灰白瘢痕样，可见浸润邻近涎腺、黏膜、软组织、骨、神经。

（2）组织学特征

1）肿瘤由排列成小梁状、带状、巢状和团块状结构且富含糖原的透明细胞组成，间质为多少不等的嗜伊红均质玻璃样变纤维结缔组织，可见少量嗜酸细胞。

2）透明细胞呈圆形、多边形，胞核呈圆形，位于中央或偏位，轻中度异型性，核仁小或不明显，胞质 PAS 染色阳性，可以被淀粉酶消化，提示胞质内为糖原。嗜酸细胞与透明细胞常混杂存在。肿瘤内还可见基底样细胞和鳞化细胞。

3）肿瘤细胞排列成小巢状、片状、条索状、小梁状或单个细胞浸润，无导管结构。

4）间质见明显玻璃样变的粗大纤维束，细胞丰富或为疏松的胶原纤维。

5）部分肿瘤中见较粗的致密、嗜伊红、玻璃样变的间质围绕，呈条索状、巢状、片状、小梁状排列的肿瘤上皮结构，此种类型称为玻璃样变的透明细胞癌。

6）肿瘤细胞常侵犯神经周围和腺体包膜，而不侵犯血管。

3. 免疫组化　肿瘤细胞表达 CK、EMA，不表达 CK20，多数 S-100、SMA、actin、calponin、GFAP 和 Vim 阴性，极少数呈阳性。

4. 鉴别诊断　诊断透明细胞癌应排除上述含透明细胞或发生透明细胞变的涎腺肿瘤及转移性透明细胞癌。透明细胞癌几乎完全由透明细胞组成，这些细胞含有丰富的糖原，因而对淀粉酶敏感和 PAS 染色阳性，免疫组化是诊断透明细胞癌的必需要素，基本指标为CK-pan 阳性，SMA、S-100 阴性。由于组织活检不能反映肿瘤的全貌而易被误诊。

（1）黏液表皮样癌：透明细胞型黏液表皮样癌中可见较多透明细胞，还可见中间细胞和黏液细胞，含细胞内黏液，而透明细胞癌细胞种类单一，胞质富含糖原。

（2）肌上皮癌：透明细胞型肌上皮癌可见成片的透明细胞，也可见玻璃样间质，但肿瘤中存在其他形态的肌上皮细胞，如梭形、上皮样、浆细胞样，肌上皮标志物阳性。

（3）上皮 - 肌上皮癌：肿瘤呈双相分化，有导管结构，肌上皮标志物阳性，而透明细胞癌由单一透明细胞构成，免疫组化几乎无肌上皮分化。

（4）转移性肾透明细胞癌：间质有丰富的血管背景，核异型性明显，肿瘤细胞表达Vim、CD10、PAX8，B 超和计算机断层成像（CT）等检查可发现原发灶。

5. 治疗与预后　治疗首选手术切除，有局部复发或颈淋巴结转移者加以放疗。

六、基底细胞腺癌

基底细胞腺癌（basal cell adenocarcinoma）是一种少见的低度恶性涎腺上皮性肿瘤。其组织学形态似基底细胞腺瘤，肿瘤细胞以基底样细胞为特征，还含肿瘤性导管上皮和肿瘤性肌上皮两种细胞。肿瘤起源于闰管细胞或涎腺导管的基底细胞。已有研究发现多数基底细胞腺瘤可出现 β-联蛋白（β-catenin）核表达及存在 *CTNNB1* 突变，而基底细胞腺癌的 β-catenin 染色表现不一致性，不存在 *CTNNB1* 突变。

1. 临床表现

（1）基底细胞腺癌少见，约占涎腺肿瘤总数的 1.5% 和涎腺恶性肿瘤的 3%。

（2）患者多为老年女性。

（3）大部分基底细胞腺癌为原发恶性，约 1/4 的肿瘤来源于基底细胞腺瘤恶变。

（4）绝大多数肿瘤发生于腮腺，还可见于颌下腺、小涎腺，舌下腺罕见。

（5）临床表现多为缓慢生长的无症状肿块，有时可伴有疼痛。

2. 病理特征

（1）大体特征：肿瘤无包膜，最大径 2.4～3.4cm，界限清楚或浸润性生长，切面灰白、白褐色。

（2）组织学特征

1）肿瘤呈浸润性生长，常见侵犯周围组织，以神经、血管多见（图 2-17A～E）。

2）肿瘤由两种基底样细胞构成：一种细胞小，胞核深染，胞质较少；一种细胞较大，胞质嗜酸，胞核染色浅。两种细胞核呈卵圆形或圆形，核质比增大，细胞异型性不大，有时可见较明显的异型性和核分裂象（图 2-17F～H）。

3）肿瘤的组织学形态结构分实性型、小梁型、管状型、膜性型四个类型。其中以实性型最为常见，肿瘤细胞密集成巢状结构，巢团中央的细胞较大，周边细胞较小、呈不同程度的栅栏状排列，巢团周围可形成基底膜样物质，但常不明显；小梁型，肿瘤细胞形成彼此相连的条带样、索状结构，小梁之间可见嗜伊红物质；管状型，肿瘤细胞巢中见小腺腔，管腔中央见嗜伊红物质；膜性型，肿瘤细胞产生大量嗜酸性基底膜样物质，肿瘤细胞巢被大量基底膜样物质包绕。各组织学类型中，细胞巢周边均可见程度不等的基底样细胞呈栅栏状排列，可见灶状鳞状分化（图 2-17I～L）。

4）肿瘤细胞岛中有时见梭形肌上皮细胞，还可见细胞岛中央细胞之间连接疏松，似成釉细胞瘤的星网状层。

5）诊断基底细胞腺癌的依据主要是肿瘤呈浸润性生长，常侵犯神经、血管；当肿瘤细胞的核分裂象＞（4～5）个 /10HPF，提示恶性。

3. 免疫组化 肿瘤细胞表达 CD117、CK7、CK8、S-100、EMA、CEA（局灶阳性），部分细胞 CK5/6、CK14、SMA、Vim 阳性，支持部分细胞有基底样细胞和肌上皮分化，Ki-67 增殖指数较高（图 2-17M～R）。

4. 鉴别诊断

（1）基底细胞样鳞状细胞癌：当基底细胞腺癌伴鳞状分化时需与基底细胞样鳞状细胞癌相鉴别，后者常伴表面被覆上皮的异型增生及原位癌，瘤细胞体积小而密集，胞质少，有时可见典型的大片鳞状细胞癌，而前者与表皮无关，一般不形成大片的鳞状细胞癌。

（2）腺样囊性癌：基底细胞腺癌和腺样囊性癌的实体型鉴别困难，腺样囊性癌中的细胞形态一致，细胞较小，胞核成角，染色质较深，常见筛状结构，基底细胞腺癌中有较小、较大两种细胞，可伴鳞状细胞分化。

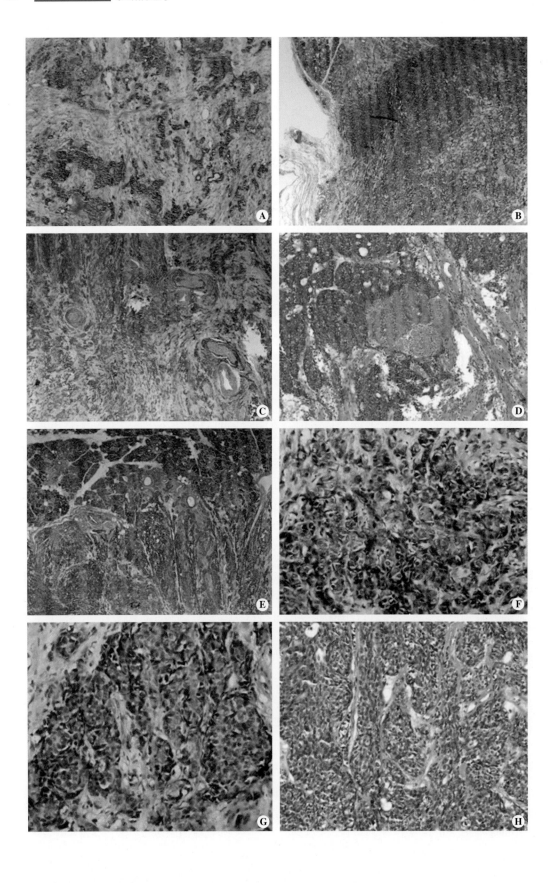

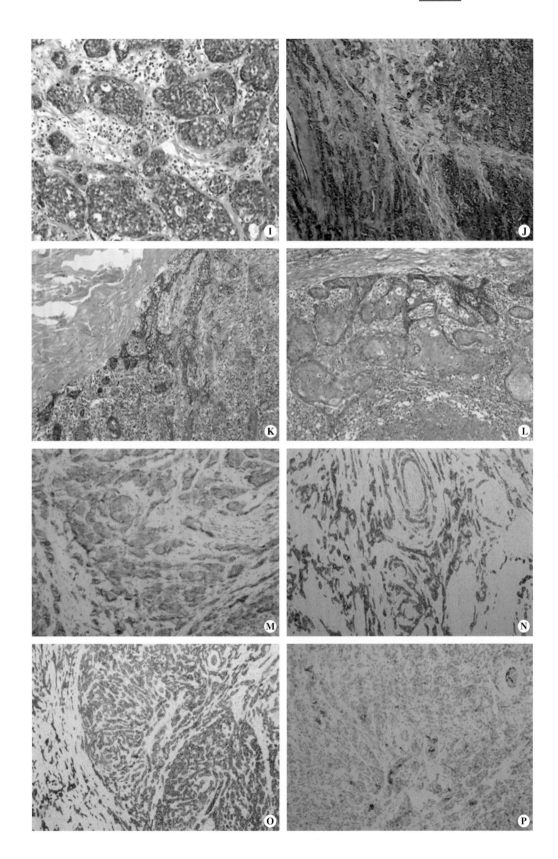

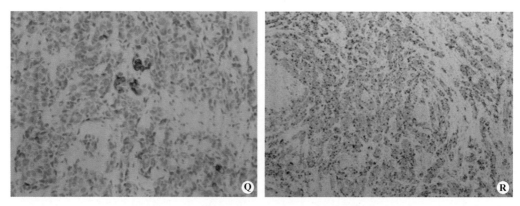

图 2-17　基底细胞腺癌的组织学及免疫组化特征

A. 肿瘤呈浸润性生长；B. 肿瘤侵犯包膜；C. 肿瘤侵犯神经；D. 肿瘤侵犯周围横纹肌组织；E. 肿瘤侵犯腮腺组织；F、G. 肿瘤由两种基底样细胞构成，一种细胞小，胞核深染，胞质较少，一种细胞较大，胞质嗜酸，胞核染色浅；H. 瘤细胞异型性明显，可见较多核分裂象；I. 实性型：密集的肿瘤细胞形成巢状结构，巢团周围可形成基底膜样物质；J. 小梁型：肿瘤细胞形成彼此相连的条带样、索状结构；K、L. 可见灶状鳞状分化；M. 肿瘤细胞表达 CD117；N. 肿瘤细胞表达 CK8；O. 肿瘤细胞表达 CK7；P. 肿瘤细胞表达 CK5/6；Q. 肿瘤细胞表达 CK14；R. 肿瘤细胞表达 Ki-67

（3）基底细胞腺瘤：与基底细胞腺癌的细胞构成、组织结构相似，但基底细胞腺瘤通常有包膜，无侵袭性生长，细胞无异型性，核分裂象少见。

5. 治疗与预后　基底细胞腺癌少见，目前尚缺乏大样本的远期随访资料，根据现有文献报道，基底细胞腺癌属于低度恶性肿瘤，手术切除后，部分可以复发，转移较少。

七、导管内癌

导管内癌（intraductal carcinoma）类似乳腺导管内癌，增生的上皮岛呈筛状结构、微乳头、实性、粉刺样或贴壁型，癌细胞核级可为低、中或高核级。2017 版头颈部肿瘤WHO 分类将低级别筛状囊腺癌和普通涎腺导管原位癌统一分类到导管内癌，并将导管内癌分为低级别和高级别。低级别筛状囊腺癌被归到低级别导管内癌，下文重点介绍。

低级别筛状囊腺癌（low grade cribriform cystadenocarcinoma）也被称为低度恶性涎腺导管癌，似乳腺的非典型导管增生或低级别导管原位癌。多数肿瘤为原位癌，少数病例显示小灶浸润。组织来源不明，可能来源于闰管。

1. 临床表现　肿瘤罕见，绝大多数病例发生于腮腺，患者多为老年人。

2. 病理特征　肿瘤无包膜，单囊、多囊伴邻近的导管内上皮增生，囊腔内衬小的多层增生导管细胞，免疫组化显示肌上皮围绕在囊腔周围。瘤细胞大小一致，染色质淡染，核仁小。囊腔内细胞排列成筛状、微乳头状、实性，似乳腺导管非典型增生和低级别原位癌，肿瘤局部侵袭至周围软组织，伴反应性炎症及结缔组织增生。管腔内可见中性或嗜碱性黏液物质。细胞核呈低级别，无细胞多形性，偶见细胞不典型性、散在核分裂象和局部坏死。少数病例显示小灶浸润，一般无神经、周围组织和血管侵犯（图 2-18）。

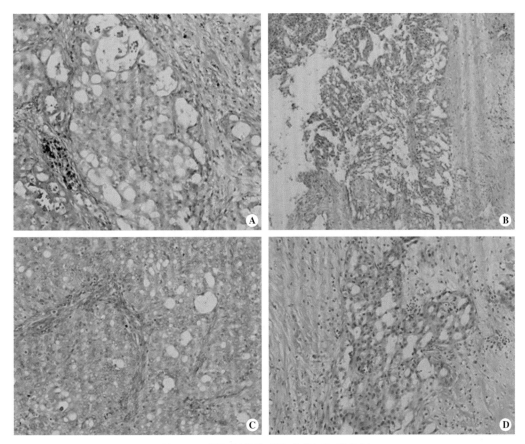

图 2-18　低级别筛状囊腺癌的组织学特征

A. 导管筛状增生；B. 微乳头状增生；C. 实性增生为主，伴筛状增生；D. 筛状增生，小灶伴浸润

3. 免疫组化　肿瘤 S-100 弥漫强阳性，AR 通常阴性。围绕囊性腔隙的细胞 calponin、SMA 阳性，提示其肌上皮分化，证实肿瘤导管内增生的特征。

4. 鉴别诊断

（1）乳头囊状型腺泡细胞癌：二者具有相似的乳头状、囊状结构，但腺泡细胞癌具有空泡样细胞，无肌上皮分化，低级别筛状囊腺癌存在围绕囊性腔隙的肌上皮。

（2）囊腺癌：二者具有相似的乳头状、囊状结构，囊腺癌缺乏导管内增生，瘤细胞异型性可大可小，而非低级别，囊腔及乳头内衬上皮多样化，可为柱状、鳞状细胞和黏液细胞，侵袭性强，瘤组织可侵犯神经、血管和其他组织，而低级别筛状囊腺癌仅限于囊内增生，胞核呈低级别，多为原位癌。

5. 治疗与预后　预后较好，完整切除后罕见复发。

八、腺癌，非特指

腺癌，非特指（adenocarcinoma，not otherwise specified）是涎腺第二常见恶性肿瘤，仅次于黏液表皮样癌。其具有导管分化，但无其他涎腺癌的组织学特征。2017 版 WHO 分类将 2005 版中的囊腺癌、黏液腺癌一并归入其中，不再作为独立的病种。

1. 临床表现

（1）老年女性多见，平均发病年龄约 60 岁。

（2）发生于大、小涎腺的病例数相差不多，发生于大涎腺者以腮腺多见，其次为颌下腺，发生于小涎腺者以腭部多见，其次为唇、颊、口底。

（3）肿瘤生长迅速，患者可无症状或伴疼痛，腭部肿瘤可表现为溃疡并侵犯骨组织。

2. 病理特征

（1）大体特征：肿瘤大小不等，包膜完整或不完整，切面质实、白色或黄白色，出血、坏死常见。

（2）组织学特征

1）多样的肿瘤细胞形成多变的组织结构，间质多少不等。

2）肿瘤细胞为立方状、柱状、卵圆形、多边形细胞或透明细胞、嗜酸细胞、黏液细胞。

3）肿瘤细胞排列成腺样、导管样、筛状、乳头状、巢状、条索状或大的实性细胞团。这些结构常混杂存在，以一种结构为主。不具备其他涎腺癌的组织学表现（图 2-19A ～ E）。

4）肿瘤分级主要依据导管形成程度和细胞异型性程度，分为高、中、低级别。低级别者，胞核的大小、形态及染色程度一致，核分裂象少，其恶性程度主要取决于浸润性生长；中级别者，胞核出现多形性，常见核分裂象；高级别者，胞核较大，多形性明显，染色深，见病理性核分裂象，并见局灶坏死。多数病例为高级别，肿瘤常见坏死、神经周侵犯及淋巴结转移（图 2-19F ～ I）。

3. 免疫组化　肿瘤细胞表达 CK7，不表达 CK20 和肌上皮标志物（图 2-19J）。

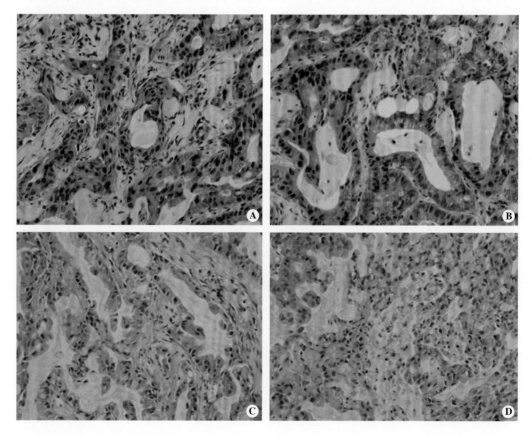

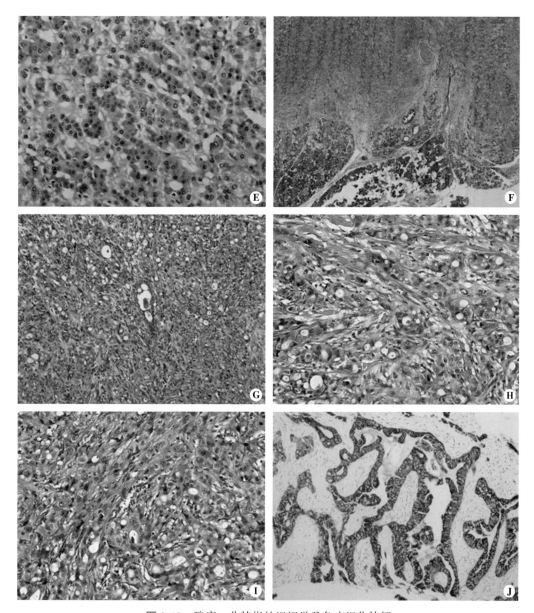

图 2-19 腺癌，非特指的组织学及免疫组化特征

A～E. 高分化者，肿瘤细胞异型性小，瘤细胞排列成腺样、导管样、筛状、乳头状、条索状结构，肿瘤细胞为立方状、柱状；
F～I. 中低分化者，瘤细胞以实性排列为主，异型性大，多形性明显，染色深，核分裂象易见；J. 腺癌细胞表达 CK7

4. 鉴别诊断

（1）转移性腺癌：由于腺癌，非特指无特异性的组织学表现，主要应该与转移性腺癌相鉴别。病史及免疫组化有助于确定特定的原发部位。

（2）其他含腺腔结构的涎腺癌：出现鳞状分化要排除黏液表皮样癌，出现广泛乳头状、囊状结构要排除囊腺癌、腺泡细胞癌，发生于小涎腺要排除多形性腺癌。

5. 治疗与预后 治疗以手术切除为主，预后取决于临床分期、部位和分级，组织学高级别及临床分期晚者预后差。

（一）囊腺癌

囊腺癌（cystadenocarcinoma）是一种少见的低度恶性涎腺肿瘤，肿瘤呈囊性生长，囊腔内常见乳头状结构，无其他伴囊性生长的涎腺肿瘤的组织病理学特征。

1. 临床表现

（1）发生率不足涎腺肿瘤的 1%。

（2）70% 发生于大涎腺，以腮腺多见，其次是颊腺、唇腺、腭腺，舌下腺和颌下腺少见。

（3）患者年龄多数在 59 岁以上，发病无性别差异。

（4）临床表现为缓慢生长的无症状肿块，有时可伴有疼痛或面瘫，发生于腭部者肿瘤表面常形成溃疡并侵及骨、上颌窦。

2. 病理特征

（1）大体特征：肿瘤界限清楚，但无包膜，切面可见多个囊腔，内容物为黏液或清亮的棕黄色液体。较大囊腔内有乳头状突起，还可见出血、坏死。

（2）组织学特征

1）肿瘤细胞排成大小不一的囊腔，囊腔大至 3cm，小至微囊，常相互连接，当囊腔破裂时常导致出血和肉芽组织形成。

2）腔内可见明显乳头状结构，乳头形态从单层上皮条带到复杂的、有分支的纤维血管轴心，衬覆上皮细胞种类较多，如立方状、柱状细胞，有时见黏液细胞、透明细胞和嗜酸细胞，轻度核异型，无或少见核分裂象（图 2-20A ～ H）。

3）囊之间或肿瘤前缘常见小导管样结构浸润腺实质和周围结缔组织。肿瘤间质为粗大的胶原纤维束，常见玻璃样变及不同程度的淋巴细胞和浆细胞浸润（图 2-20I ～ L）。

3. 免疫组化　肿瘤细胞表达 CK-pan、CK7、EMA，Ki-67 增殖指数低（图 2-20M ～ P）。

4. 鉴别诊断

（1）囊腺瘤：常见包膜，无侵袭性生长。

（2）乳头囊状型腺泡细胞癌：瘤细胞呈闰管样，形成单个或多个囊腔，增生上皮形成乳头突入囊腔，可见微囊结构，囊腺癌中不存在微囊结构，可出现杯状细胞，而在腺泡细胞癌中无黏液细胞。

（3）低度恶性黏液表皮样癌：常见乳头状、囊性结构，囊腔内衬细胞多为黏液细胞、表皮样细胞和中间细胞的混合，囊腔之间常见较多实性上皮巢，这些特点在囊腺癌中少见。

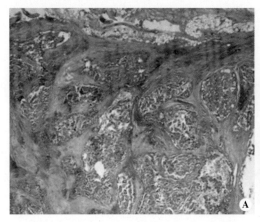
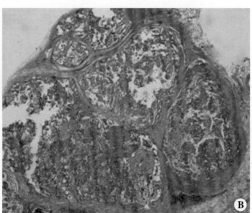

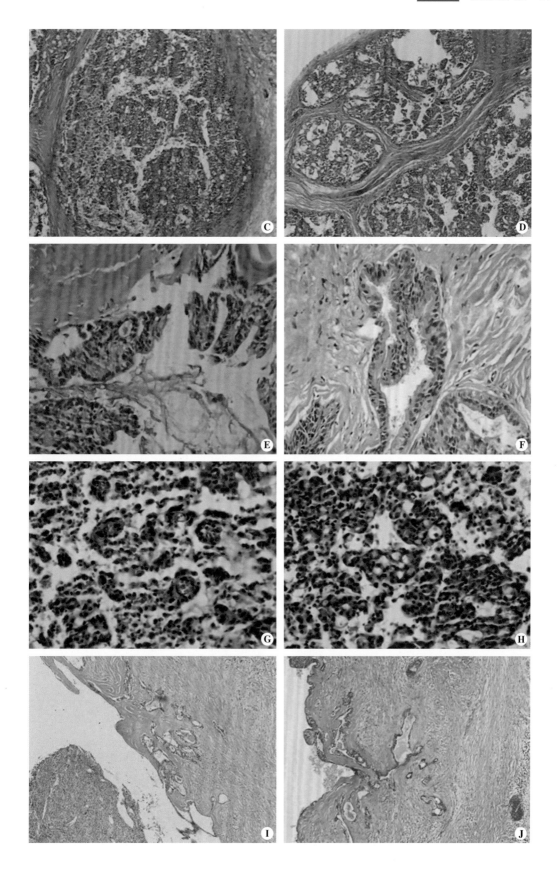

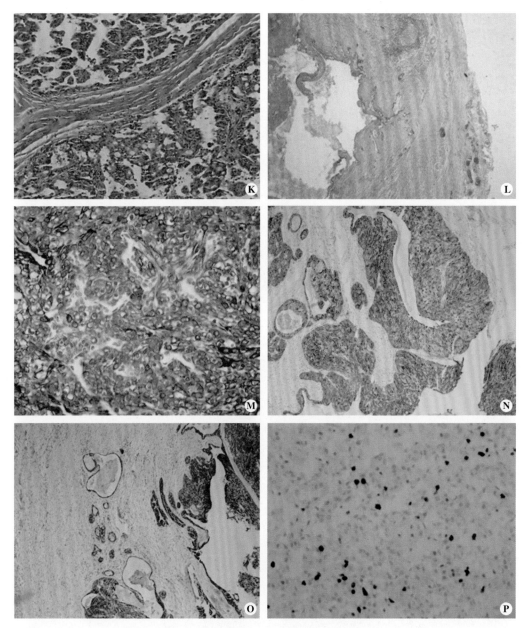

图 2-20　囊腺癌的组织学和免疫组化特征

A ～ D. 肿瘤细胞排成大小不一的囊腔，相互连接，肿瘤可见明显乳头状结构；E ～ H. 乳头形态从单层上皮条带到复杂的、有分支的纤维血管轴心，衬覆立方状、柱状上皮细胞，核轻度异型；I、J. 囊之间或肿瘤前缘见小导管样结构浸润周围结缔组织；K、L. 肿瘤间质为粗大的胶原纤维束，并见淋巴细胞浸润；M ～ O. 囊内乳头状结构及周围浸润区表达 CK7；P. Ki-67 增殖指数低

（4）涎腺导管癌：为高级别涎腺癌，可见囊性结构，此时囊腔内可出现灶性乳头状结构，但瘤细胞异型性显著，胞质丰富，坏死、核分裂象易见。而囊腺癌乳头状结构显著，为低度恶性肿瘤，细胞异型性小，核分裂象少见。

5. 治疗与预后　治疗以手术切除为主。多数病例为低度恶性肿瘤，预后较好。少数易复发，可发生局部淋巴结和远处转移。

（二）黏液腺癌

黏液腺癌（mucinous adenocarcinoma）又称为胶样癌，为小涎腺多发的罕见涎腺肿瘤，肿瘤由大的黏液湖和其中的肿瘤细胞团构成。肿瘤侵袭性强。

1. 临床表现　发病年龄通常在 50 岁以上，男性较女性多见。小涎腺多见，以腭腺和唇腺多见，还可见于颌下腺、舌下腺、腮腺。黏液腺癌为缓慢生长的无痛性肿块，病程数月或数年，伴有疼痛，肿块实性，略高于周围组织，可伴溃疡形成。

2. 病理特征

（1）大体特征：肿瘤呈结节状，切面边界不清、灰白色，局部呈胶冻状，并见含黏液的囊腔。

（2）组织学特征

1）因瘤细胞产生大量细胞外黏液，镜下可见多个黏液湖和充满黏液的囊腔，黏液成分至少占肿瘤的一半。肿瘤细胞团漂浮于黏液湖中，囊腔之间有纤维结缔组织分隔。肿瘤细胞为立方状、柱状、不规则形，可见细胞内黏液，胞质嗜酸性或嗜双色性，胞核深染或泡状，异型性可大可小，核分裂象多少不一。可见杯状细胞、印戒细胞。细胞内外的黏液成分阿尔辛蓝、PAS、黏液卡红染色阳性。

2）肿瘤细胞排列成实性、腺样、管样、乳头状。

3. 免疫组化　肿瘤细胞表达 CK-pan、CK7、CK8，不表达 SMA。

4. 鉴别诊断

（1）囊腺癌：与黏液腺癌均可见囊腔，但囊腺癌的间质为纤维性间质，黏液腺癌的间质为黏液湖。

（2）黏液外渗：间质可见黏液湖，伴炎症反应和局部纤维化，黏液湖中不见肿瘤细胞。

（3）黏液表皮样癌：可有黏液外渗，但肿瘤中还存在由中间细胞、表皮样细胞和黏液细胞组成的上皮团。

（4）转移性肿瘤：仔细询问病史以排除转移性肿瘤。

5. 治疗与预后　治疗以手术切除为主。肿瘤具有较强的侵袭性，易复发和转移，属高级别癌。

九、涎腺导管癌

涎腺导管癌（salivary duct carcinoma）因其组织学结构类似乳腺导管癌而得名，是一种不常见、原发于涎腺导管上皮的高度恶性肿瘤。其分子遗传学改变涉及 *p53* 突变、*C-erbB-2* 扩增、*PIK3CA* 突变及 *AR* 拷贝数增加。

1. 临床表现

（1）涎腺导管癌相对不常见，约占涎腺恶性肿瘤的 10%。

（2）大、小涎腺均可发生，以腮腺常见，下颌下腺、舌下腺、小涎腺也可发生。

（3）男性患者明显多于女性，其比例为 3：1。

（4）发病人群以老年人居多。

（5）临床表现常为生长迅速的肿块，病程短，大多不超过1年，可伴疼痛和面瘫。

2. 病理特征

（1）大体特征：呈大小不等的结节状，质硬，灰褐、灰黄白色，可见囊腔形成，多数病例病变与周围组织界限不清，少数病例病变局限。

（2）组织学特征

1）涎腺导管癌的组织学结构似乳腺导管内癌和浸润性导管癌（图2-21A～D）。

2）因肿瘤发展阶段不同而有不同的表现，早期表现为导管上皮向导管腔内增生呈乳头状，乳头融合后呈筛孔状，之后瘤细胞继续增生呈实性（图2-21E～H）。导管内生长是涎腺导管癌的显著特征。在筛孔状及实性结构的中心可发生粉刺样坏死，瘤细胞也可向导管外浸润性生长（图2-21I～O）。

3）肿瘤细胞较大，有丰富的嗜酸性胞质，呈颗粒状，胞核大，呈多形性，核仁明显，染色质粗，核分裂象易见（图2-21P～S）。

4）肿瘤间质为促结缔组织增生性间质，常见玻璃样变（图2-21T、U）。肿瘤常侵犯周围组织，如软组织、腺体、横纹肌、血管及神经周（图2-21V～Y）。

5）涎腺导管癌有三种组织学亚型，除典型导管癌成分外，如见肉瘤样成分，则称为肉瘤样型；如见黏液腺癌成分，则称为富黏液型；侵袭性微乳头亚型以瘤细胞形成无纤维血管轴心的微乳头结构为特点（图2-21Z）。

6）免疫组化：肿瘤细胞表达CK8、CK14、CK-pan、CEA、EMA、AR、大囊肿病液体蛋白（GCDFP）-15、p53，不表达S-100，多数肿瘤细胞C-erbB-2阳性，Ki-67增殖指数高（图2-22）。

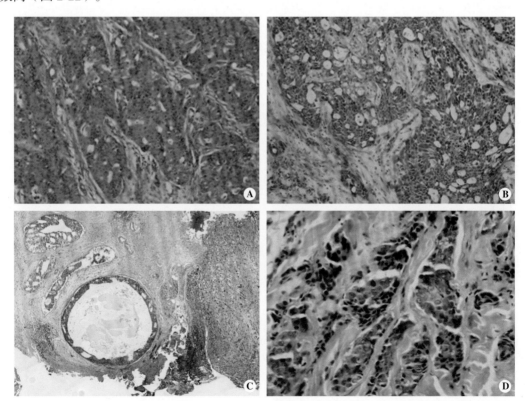

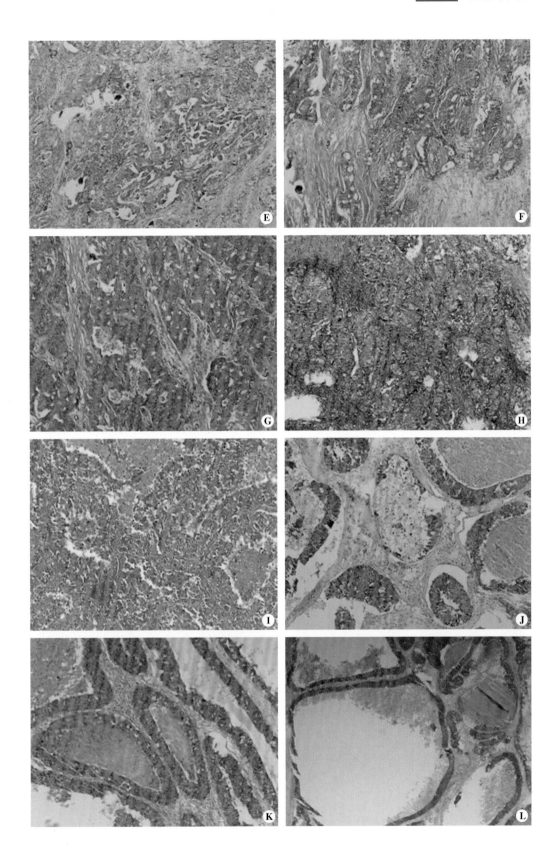

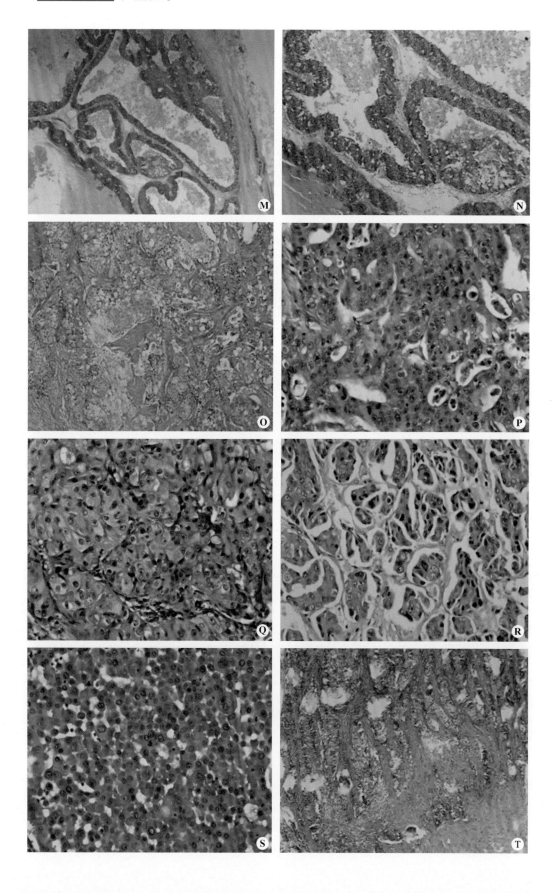

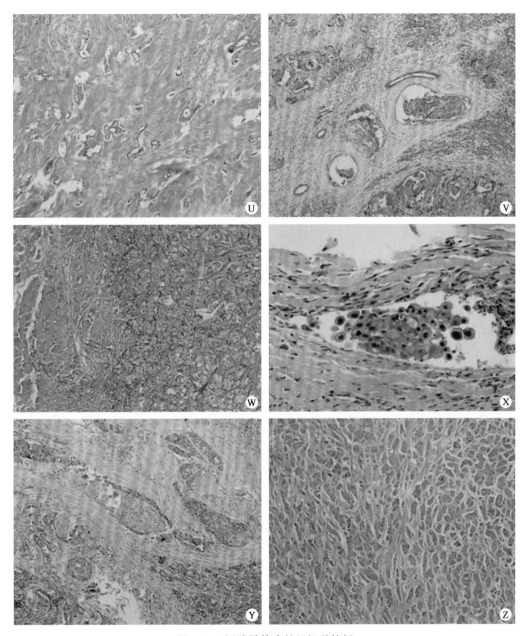

图 2-21 涎腺导管癌的组织学特征

A～D. 涎腺导管癌的组织学结构似乳腺导管内癌（C）和浸润性导管癌；E. 组织学结构以乳头状结构为主；F、G. 大导管基础上形成筛状结构；H. 实性结构；I～N. 实性和导管状结构中央见粉刺样坏死；O. 瘤细胞向导管外浸润性生长；P～S. 肿瘤细胞较大，有丰富的嗜酸性胞质，呈颗粒状，胞核大，有多形性，核仁明显，染色质粗，核分裂象易见；T、U. 肿瘤间质为促结缔组织增生性间质，间质玻璃样变；V. 肿瘤侵犯周围腺体；W. 肿瘤侵犯横纹肌；X. 肿瘤侵犯血管；Y. 肿瘤侵犯神经；Z. 微乳头亚型

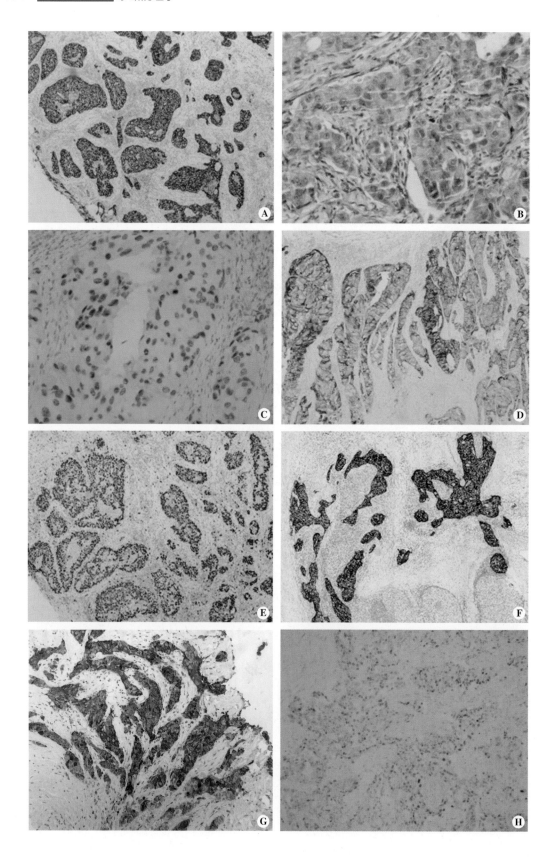

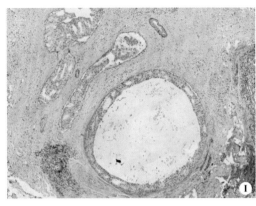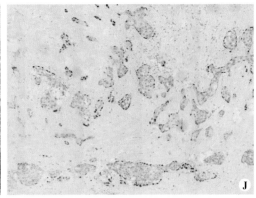

图 2-22　涎腺导管癌的免疫组化特征

A. 瘤细胞表达 CK8；B. 瘤细胞表达 CK14；C. 瘤细胞表达 AR；D. 瘤细胞表达 EMA；E. Ki-67 增殖指数高；F. 瘤细胞表达 C-erbB-2；G. 瘤细胞表达 GCDFP-15；H. 瘤细胞表达 p53；I. 涎腺导管癌中导管原位癌区域 calponin 导管周阳性；J. p63 导管周阳性

3. 鉴别诊断

（1）转移性乳腺癌：与涎腺导管癌的形态学非常相似，通常有乳腺癌原发病史，且表达 ER、PR，不表达 AR。

（2）黏液表皮样癌：缺乏显著的乳头状和筛状结构，可见黏液细胞、表皮样细胞，涎腺导管癌无黏液细胞和表皮样细胞。

（3）囊腺癌：以囊性和乳头状结构为主，低级别核型，无筛状结构和粉刺样坏死，癌组织散在不规则，乳头轴心有显著的纤维血管轴心；而涎腺导管癌的乳头自导管壁突向扩张的囊腔，管周有基底膜包绕，乳头中心无明显结缔组织。

（4）嗜酸细胞癌：胞质丰富、嗜酸，缺乏囊性、乳头状和筛状结构，嗜酸细胞较大，缺乏粉刺样坏死，磷钨酸 – 苏木精（PTAH）染色阳性。

4. 治疗与预后　预后较差，治疗以手术为主，辅以放化疗。

十、肌上皮癌

肌上皮癌（myoepithelial carcinoma）是一种发生于涎腺的较为少见的恶性肿瘤。肿瘤几乎完全由肌上皮分化的细胞构成，以浸润性生长为特征。

1. 临床表现

（1）肌上皮癌占所有涎腺肿瘤的比例一般不超过 0.5%。

（2）60% ～ 70% 的肌上皮癌来源于肌上皮瘤和多形性腺瘤恶变。

（3）肌上皮癌多发生于中老年人群，以 50 岁以上者多见。

（4）男女发病率差异不大。

（5）好发部位为腮腺，其次是小涎腺，其中腭腺最常见。

（6）早期表现为腮腺区、口腔或颈部肿块，肿块生长缓慢、无痛、可活动，随疾病进展，出现生长突然加速及变为固定性的恶性征象，患者可出现疼痛、麻木及面瘫，偶有出血及溃疡形成。

2. 病理特征

（1）大体特征：肿块呈大小不等的结节状、浸润性生长，无包膜或包膜不完整，界限不清，切面实性、质中，灰白或灰褐色，半透明胶冻状，有时可伴坏死、出血和囊性变。

（2）组织学特征

1）肿瘤呈多结节状生长，并向邻近涎腺或其他组织浸润（图2-23A～D）。

2）肿瘤细胞的形态似肌上皮瘤，肿瘤细胞呈梭形、上皮样、浆细胞样、透明细胞样，但有细胞异型性和侵袭性生长，可见神经、血管侵犯。同一肿瘤以一种细胞为主（图2-23E～H）。

3）肿瘤形成梁状、实性、片状和网状结构，同一肿瘤可见不同组织结构混合存在（图2-23I～K）。

4）肿瘤细胞间可有较多黏液样、玻璃样物质沉积，细胞多形性明显，核分裂象多见，坏死不常见，鳞状分化少见（图2-23L～N）。

5）免疫组化：肿瘤细胞表达CK-pan、Vim、p63、CK5/6、calponin、SMA、S-100、GFAP，Ki-67增殖指数较高（图2-23O～T）。

3. 鉴别诊断

（1）肌上皮瘤：呈单结节或多结节生长，有包膜，无侵袭性生长，无细胞异型性。肌上皮瘤Ki-67增殖指数通常＜10%，当Ki-67增殖指数＞10%时提示为肌上皮癌。

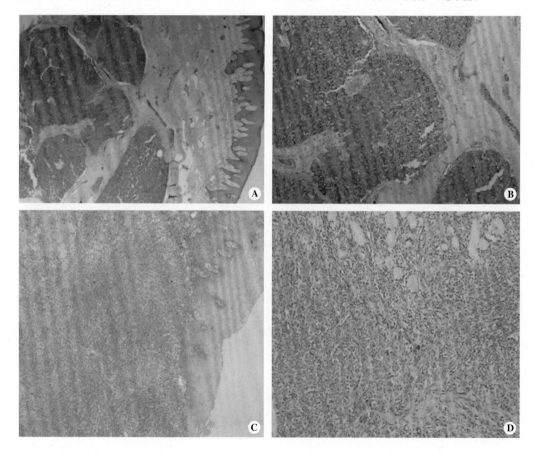

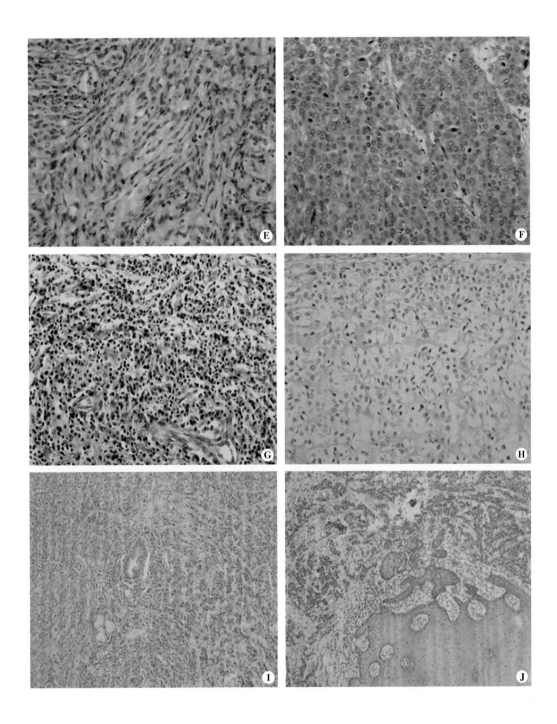

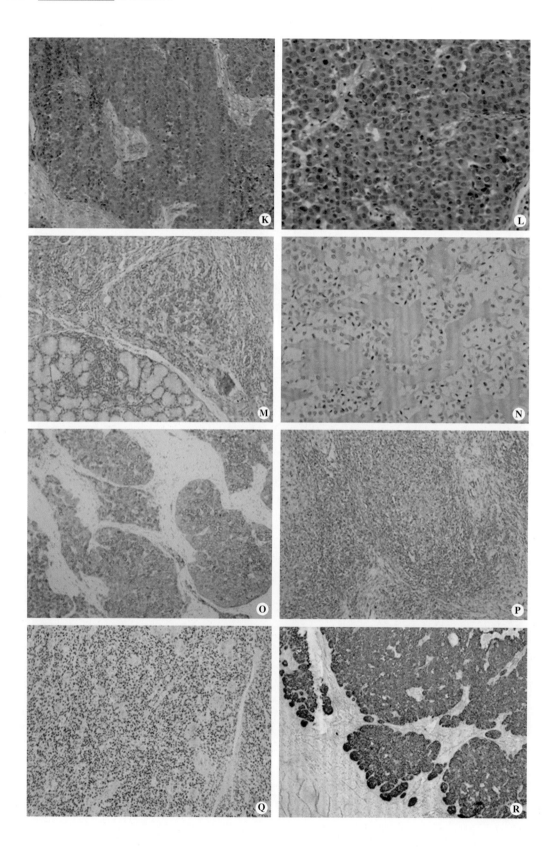

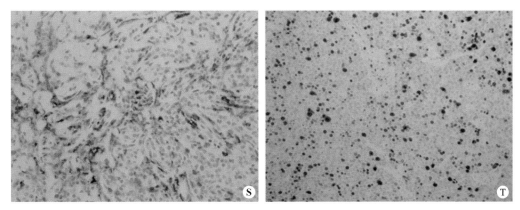

图 2-23 肌上皮癌的组织学及免疫组化特征

A、B. 肿瘤呈多结节状生长；C、D. 肿瘤侵犯邻近黏膜和涎腺组织；E. 肿瘤细胞呈梭形；F. 肿瘤细胞呈上皮样；G. 肿瘤细胞呈浆细胞样；H. 肿瘤细胞呈透明细胞样；I ～ K. 肿瘤形成梁状、实性结构；L. 瘤细胞多形性明显，核分裂象多见；M. 肿瘤细胞间可有较多黏液样物质；N. 肿瘤细胞间可有较多玻璃样物质沉积；O. 肿瘤细胞表达 CK-pan；P. 肿瘤细胞表达 Vim；Q. 肿瘤细胞表达 p63；R. 肿瘤细胞表达 CK5/6；S. 肿瘤细胞表达 calponin；T. Ki-67 增殖指数较高

（2）肉瘤：双相型滑膜肉瘤有腺样分化，GFAP 阴性；平滑肌肉瘤细胞核旁空泡，不表达 GFAP 和 S-100。

4. 治疗与预后 早期根治仍是首选治疗手段，部分病例容易复发和转移。

十一、上皮－肌上皮癌

上皮－肌上皮癌（epithelial-myoepithelial carcinoma）是一种极少见的双细胞型低度恶性涎腺肿瘤，可原发，也可由多形性腺瘤和基底细胞腺瘤恶变而来。

1. 临床表现

（1）上皮－肌上皮癌为少见的涎腺恶性上皮性肿瘤，仅约占涎腺肿瘤的 0.5%。

（2）老年人好发，女性稍多，腮腺为最常见部位，其次为腭腺。

（3）肿瘤生长缓慢，病期长，数月至数年不等。部分可出现疼痛及患侧面神经麻痹。发生于小涎腺者可出现黏膜溃烂，扪诊肿块表面呈结节状，质较硬，边界不甚清楚，活动度较差。生长加快、面神经麻痹和（或）相关的疼痛提示肿瘤有低分化区。

2. 病理特征

（1）大体特征：肿瘤大小不一，大者可达 8cm 左右，多为单个分叶状，有包膜但不完整，切面实性，灰白或灰黄色，可见出血灶。复发性肿瘤常为多个结节。

（2）组织学特征

1）肿瘤界限较清楚，呈单结节或多结节生长，局部有厚的纤维包膜。肿瘤组织常伴有边缘浸润，呈舌状侵犯周围实质，形成由硬化性间质分隔的多发性肿瘤结节。有时可见神经和血管侵犯（图 2-24A ～ D）。

2）肿瘤由导管样上皮细胞和肌上皮细胞构成典型的双套管样结构（图 2-24E）。部分可见实体、筛状及乳头状结构生长区域（图 2-24F）。

3）导管细胞体积较小，呈立方状或柱状，胞质稀少，微嗜酸性，胞核呈圆形或卵圆形，并可见单个核仁，内衬于导管腔面，肌上皮细胞形成外套层，体积相对较大，呈卵圆形或多边形，胞核深染，呈圆形、卵圆形或梭形，通常位于细胞周边部并与透明状基底膜接近，胞质透明。肿瘤细胞的分化程度不同，核分裂象和坏死少见（图 2-24G、H）。

4）组织学结构在单一透明细胞构成的实性区与导管样结构之间有一肿瘤谱系，谱的一端为透明细胞形成的实性区，其间有纤维结缔组织分隔，或为透明小梁，由较厚的玻璃样变基底膜样物质分隔；谱的另一端为明显的导管细胞增生，透明细胞较少（图 2-24I、J）。

5）管状结构由 PAS 染色阳性的透明、嗜酸性基底膜样区呈带状围绕（图 2-24E），在实性区带状结构将透明细胞分隔。

6）肿瘤结节内的间质可稀少、疏松，或呈黏液样、玻璃样、囊性或纤维性变。部分结节中央出现凝固性坏死（图 2-24K、L）。

7）罕见情况下，肿瘤可出现鳞状分化、梭形细胞及肿瘤性导管内层细胞的嗜酸性变。

8）极少数病例发生高级别转化，可有三种表现：一是进展为高级别肌上皮癌，特征是具有细胞核异型性的肌上皮成分增生；二是导管成分转变为高级别癌，这种转变可以是突然或者逐渐的，转化成分有大量的核分裂象，常见坏死；三是不能确切区分是导管细胞还是肌上皮细胞发生了高级别转化。转化区表现为缺乏双层结构、核增殖活性增加伴有坏死的高级别癌。

9）形态学谱系较广，已确定多种组织学亚型，如嗜酸细胞型、双透明型、皮脂腺细胞型、顶浆分泌型及高级别转化型。

10）上皮 – 肌上皮癌可与涎腺导管癌、腺样囊性癌等并存（图 2-24M ～ P）。

3. 免疫组化　如腔缘上皮标志物 CK、EMA、CD117 及肌上皮标志物 S-100、SMA、calponin、p63、HMWCK、GFAP 及 actin 等，能非常好地显示上皮 – 肌上皮癌典型双层腺管样结构，有助于本病诊断（图 2-24Q ～ T）。

4. 鉴别诊断

（1）非特异性透明细胞癌：肿瘤由单一透明细胞构成，无双相分化特征，肿瘤显示无肌上皮分化。

（2）肌上皮瘤/癌：透明细胞型肌上皮瘤/癌含较多透明细胞，排列成实性片状或巢状，缺乏典型的双套层结构。

（3）嗜酸细胞瘤：透明细胞可见于嗜酸细胞瘤中，也可见典型的嗜酸细胞瘤区域。

（4）黏液表皮样癌：透明细胞型黏液表皮样癌可见较多透明细胞，透明细胞含酸性黏多糖，阿尔辛蓝染色阳性，但肿瘤中还可见中间细胞、表皮样细胞、黏液细胞，无管状结构；上皮 – 肌上皮癌中的透明细胞阿尔辛蓝染色阴性，S-100、actin 呈阳性。

（5）腺样囊性癌：管状型腺样囊性癌也可出现类似双套层结构，但常为区域性，不及上皮 – 肌上皮癌多见，同时有特征性的筛状结构。此外，在上皮 – 肌上皮癌中除管状结构外，还可见片块状透明细胞区，而在腺样囊性癌中少见。

（6）皮脂腺癌：由含脂质丰富的泡沫样透明细胞构成，无糖原，PAS 染色阴性，而脂肪染色阳性。

5. 治疗与预后　上皮 – 肌上皮癌为低度恶性肿瘤，以手术切除为主，伴高级别转化者易复发和转移。

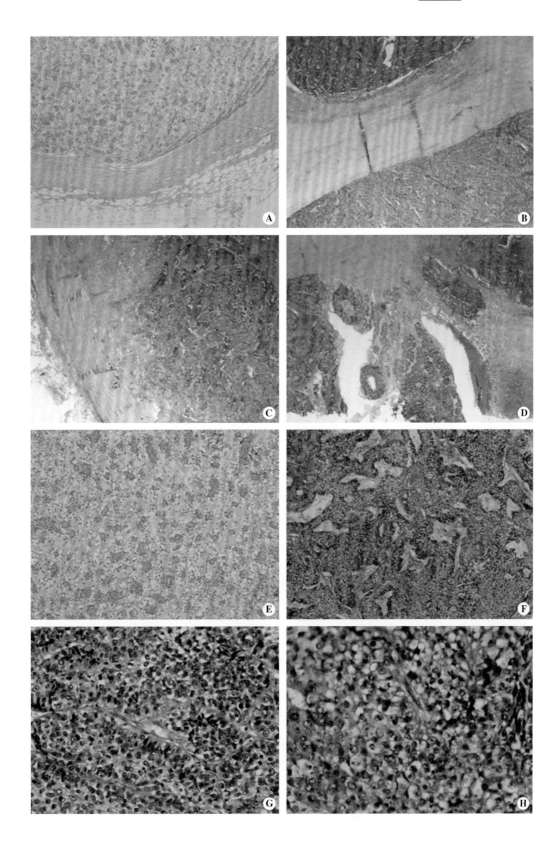

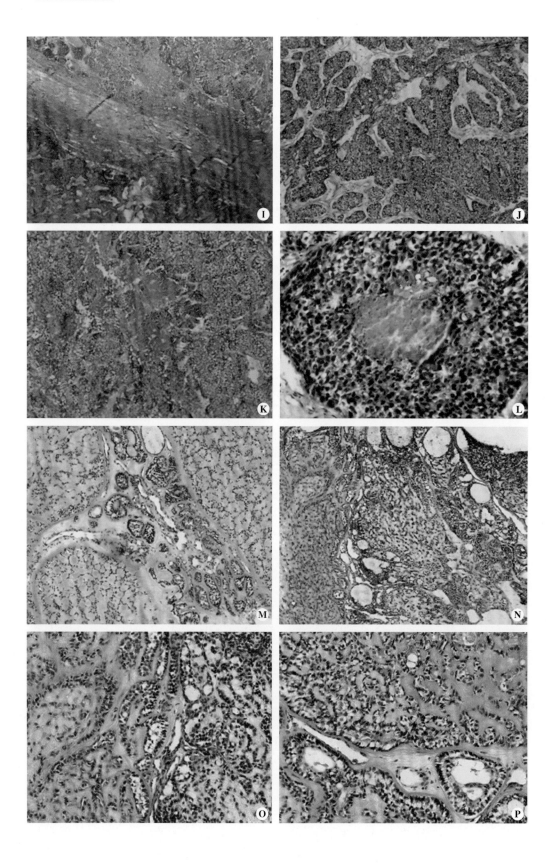

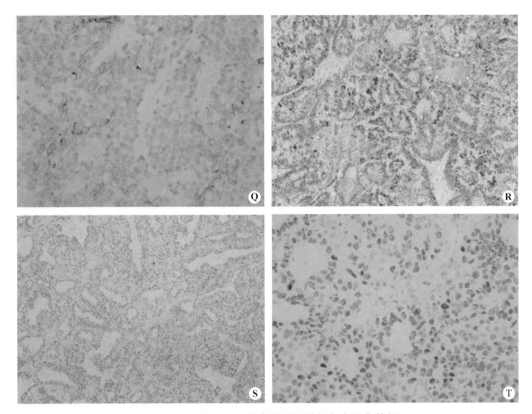

图 2-24 上皮 - 肌上皮癌的组织学及免疫组化特征

A. 肿瘤呈单结节生长；B. 肿瘤呈多结节生长；C. 肿瘤侵犯包膜；D. 肿瘤呈浸润性生长；E. 肿瘤呈典型的双套管样结构，导管细胞内衬导管腔面，肌上皮细胞形成外套层，导管上皮和肌上皮异型性小，管状结构由 PAS 染色阳性的透明、嗜酸性基底膜样区呈带状围绕；F. 瘤细胞实性生长，伴有一定异型性；G. 高倍镜下，导管细胞体积较小，呈立方状或柱状，胞质稀少、微嗜酸性，胞核圆或卵圆形，内衬于导管腔面，肌上皮细胞形成外套层，体积相对较大，呈卵圆形或多边形，胞核深染，呈圆形、卵圆形或梭形，位于周边部，胞质透明；H. 管状结构，导管上皮周围见数层增生的肌上皮；I、J. 导管成分逐渐减少，透明细胞逐渐增多，瘤细胞异型性明显；K、L. 结节中央可见凝固性坏死；M、N. 肿瘤间质纤维化、黏液样；M～P. 上皮 - 肌上皮癌与腺样囊性癌并存；Q. 肿瘤细胞表达 EMA；R. 肿瘤细胞表达 S-100；S. 肿瘤细胞表达 p63；T. 肿瘤细胞表达 p63（高倍）

十二、癌在多形性腺瘤中

癌在多形性腺瘤中（carcinoma ex pleomorphic adenoma）是指上皮性恶性肿瘤成分发生在原发或复发的多形性腺瘤中，是涎腺恶性多形性腺瘤中最常见的类型。恶性成分以涎腺导管癌、非特异性腺癌、未分化癌最常见。根据肿瘤侵犯程度，癌在多形性腺瘤中分为非侵袭性、微侵袭性和侵袭性。2017 版 WHO 分类指出，其分子遗传学改变涉及 *PLAG1* 和 *HMGA2* 融合基因形成、*MDM2* 基因扩增和 *p53* 基因突变，并且不应再被视为一个独立诊断，生物学行为应由癌的范围和组织学类型决定。

1. 临床表现

（1）癌在多形性腺瘤中约占所有涎腺肿瘤的 12%，90% 由多形性腺瘤癌变而来。

（2）发病高峰年龄为 60～70 岁。

（3）腮腺最常发，其次为舌下腺、颌下腺、腭腺等。

（4）男性多于女性，病程长，往往可达数年。

（5）多为无痛性渐大肿块，质地中等或较硬。如肿块长期存在且在短时间内快速增大，应怀疑多形性腺瘤恶变的可能，若肿瘤浸润神经和周围组织，可伴疼痛、面神经麻痹症状和破溃出血。

2.病理特征

（1）大体特征：肿瘤常较大，多大于 5cm，形态不规则，呈结节状或分叶状，部分有包膜或包膜不完整。良性部分多呈灰白色，质地较实；恶性部分呈鱼肉状，质软，常可见出血、坏死等。

（2）组织学特征

1）多形性腺瘤组织结构中含有数量不等的恶性成分，良、恶性成分可以有不同比例。浸润性生长是诊断癌在多形性腺瘤中最可靠的依据。

2）必须有现存良性肿瘤的组织学证据或在同一肿瘤中见到良、恶性成分共存才能确诊，因此对肿瘤充分取材十分必要。

3）最常见的恶性成分是低分化腺癌（涎腺导管癌或非特异性腺癌）或未分化癌，还可见到黏液表皮样癌、透明细胞癌、上皮–肌上皮癌、鳞状细胞癌和腺样囊性癌等，有时可见不同类型的混合（图 2-25 ～图 2-30）。

4）提示癌变的可能组织学表现有大片玻璃样变性、灶性出血、坏死、钙化、间质骨化、浸润性生长等。

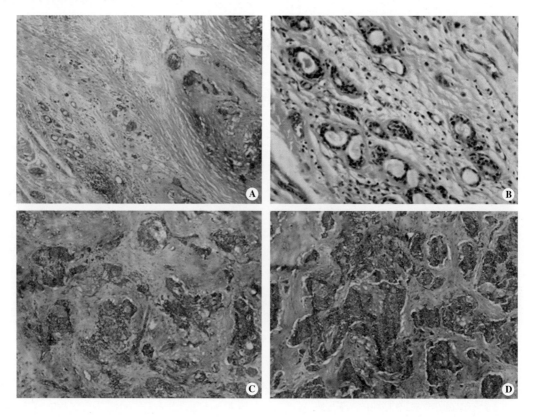

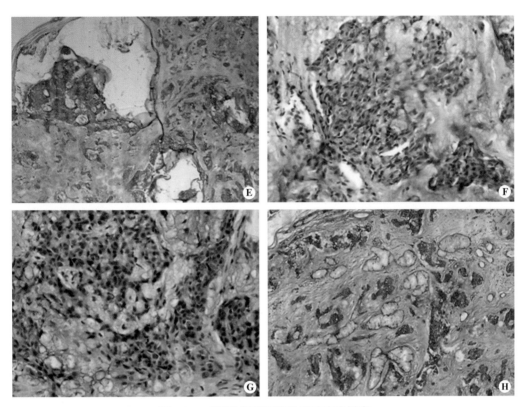

图 2-25 多形性腺瘤恶变为黏液表皮样癌

A. 低倍镜下多形性腺瘤（左下）恶变为黏液表皮样癌（右上）；B. 高倍镜下可见典型的多形性腺瘤，导管上皮和肌上皮排列成腺管样结构；C ～ E. 黏液表皮样癌区（低倍）；F、G. 黏液表皮样癌区（高倍），可见构成黏液表皮样癌的三种细胞；H. 黏液表皮样癌侵犯周围腺泡

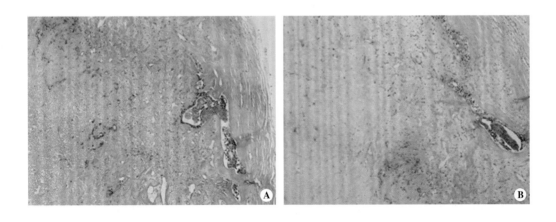

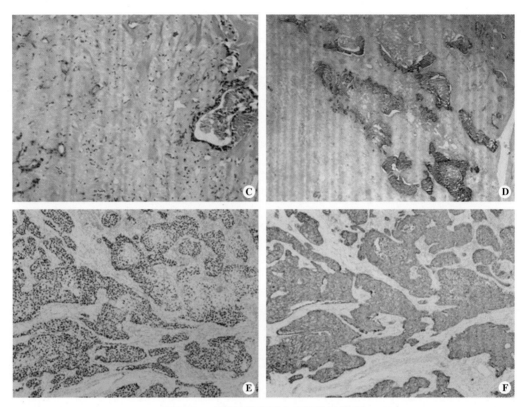

图 2-26　多形性腺瘤恶变为涎腺导管癌

A、B. 肿瘤有厚包膜，低倍镜下见玻璃样变间质中有残存的多形性腺瘤区（左下），其中见涎腺导管癌区，少量管状结构，腔内见粉刺样坏死（右上）；C、D. 涎腺导管癌区（高倍），巢团样结构中央见粉刺样坏死；E. 肿瘤细胞表达 AR；F. 肿瘤细胞表达 CK8

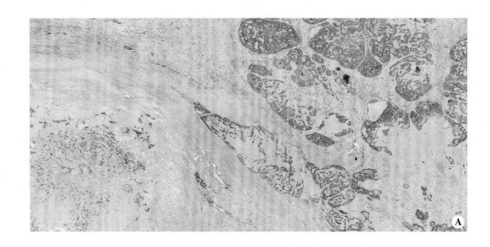

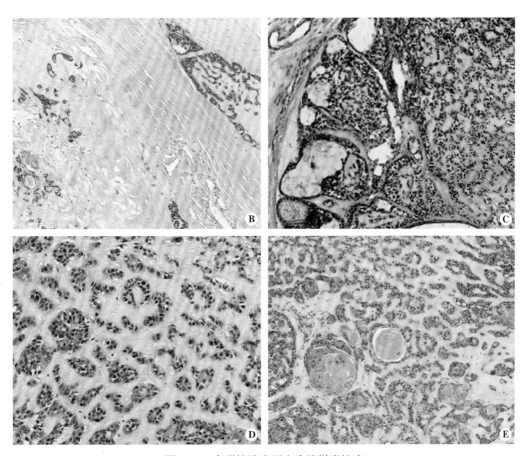

图 2-27　多形性腺瘤恶变为腺样囊性癌

A.左侧玻璃样变间质中有残存的多形性腺瘤区（低倍），右侧见腺样囊性癌区；B.见两种成分共存（中倍）；C.腺样囊性癌区
（中倍）；D、E.腺样囊性癌区（高倍），伴导管上皮鳞化

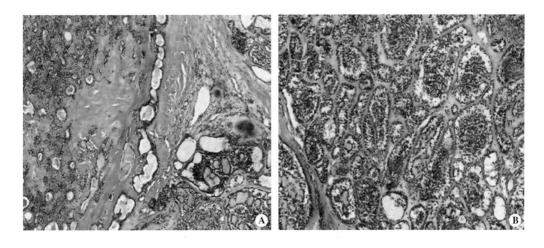

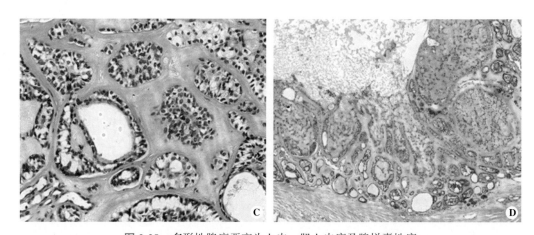

图 2-28 多形性腺瘤恶变为上皮－肌上皮癌及腺样囊性癌

A. 低倍镜下见左侧为多形性腺瘤区，右侧见上皮－肌上皮癌区；B. 上皮－肌上皮癌区（中倍）；C. 上皮－肌上皮癌区（高倍）；

D. 上皮－肌上皮癌与腺样囊性癌混合存在，周围见大片状坏死

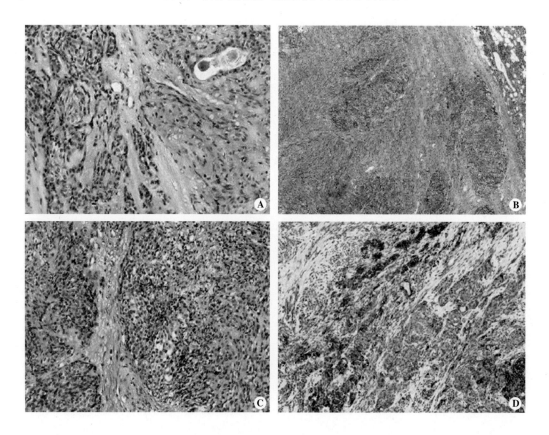

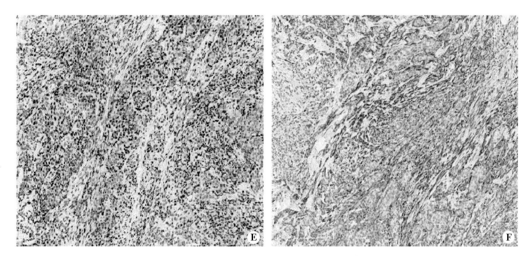

图 2-29　多形性腺瘤恶变为肌上皮癌

A. 大部为肌上皮癌区域（低倍），其中见少量残存的多形性腺瘤成分；B. 肌上皮癌呈浸润性生长；C. 瘤细胞呈梭形、透明细
胞样（中倍）；D. 瘤细胞表达 CK5/6；E. 瘤细胞表达 p63；F. 瘤细胞表达 calponin

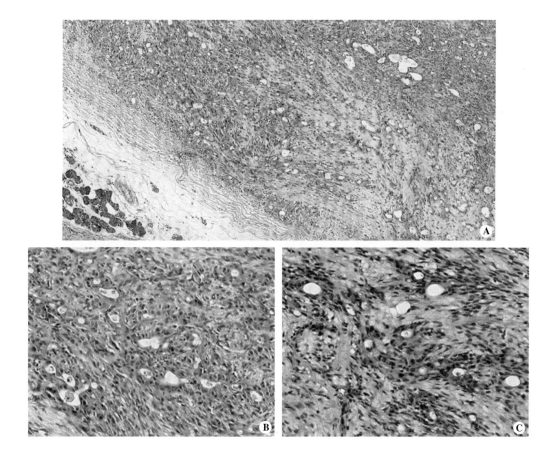

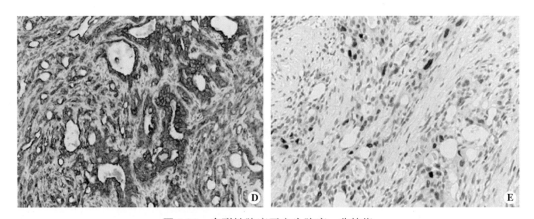

图 2-30　多形性腺瘤恶变为腺癌，非特指

A. 低倍镜下可见多形性腺瘤区域（右上），腺癌，非特指区域（左下）；B. 腺癌，非特指（高倍）；C. 多形性腺瘤区域；

D. 瘤细胞表达 CK8；E. 瘤细胞 Ki-67 增殖指数增高

5）根据肿瘤侵犯程度，癌在多形性腺瘤中分为非侵袭性（恶性成分局限于肿瘤包膜内）、微侵袭性（恶性成分侵入包膜外 ≤ 1.5mm）和侵袭性（恶性成分侵入邻近组织的深度 > 1.5mm）（图 2-31）。非侵袭性癌在多形性腺瘤中也称为发生在多形性腺瘤中的原位癌、多形性腺瘤的包膜内癌。免疫组化癌变区的 50% 人表皮生长因子受体 2（HER-2）阳性，Ki-67 增殖指数高，p53 呈弥漫性强阳性。一些研究表明，浸润不足 5mm 的肿瘤预后较好。

3. 鉴别诊断　癌在多形性腺瘤中恶性成分组织学类型多种多样，要与相应的癌相鉴别；当出现不同类型癌混合时要与杂交瘤相鉴别，充分取材寻找肿瘤中残留的多形性腺瘤成分是确诊的关键。

4. 治疗与预后　非侵袭性和微侵袭性者以手术切除为主，术后不易复发和转移。侵袭性癌预后较差。

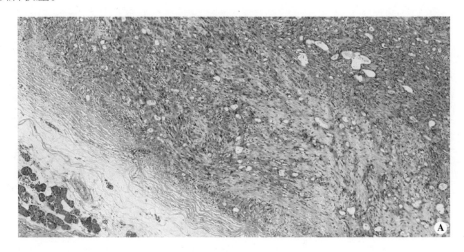

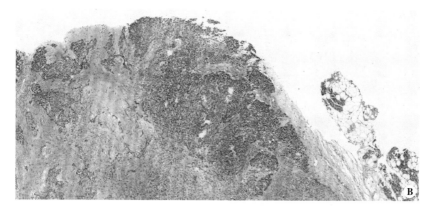

图 2-31 非侵袭性（A）和微侵袭性（B）癌在多形性腺瘤中

十三、乳腺样分泌性癌

乳腺样分泌性癌（mammary analogue secretory carcinoma）因其与乳腺分泌性癌在组织学、免疫表型及分子遗传学方面特征相似而得名，简称分泌性癌，是 2017 版 WHO 分类中新增的一种涎腺肿瘤实体。分子遗传学改变为 t（12；15）（p13；q25），导致产生 *ETV6-NTRK3* 融合基因。

1. 临床表现

（1）发病年龄范围较广，通常为成人，儿童也可发病，发病年龄 13 ～ 77 岁，平均 47 岁，男性稍多见。

（2）分泌性癌主要发生在腮腺和下颌下腺，少数发生在小涎腺。

（3）大多数患者通常表现为腮腺区域缓慢增长、无痛性肿物，少数患者伴疼痛和面瘫。

2. 病理特征

（1）大体特征：无包膜，边界不清，切面实性，呈单结节或多结节生长，伴部分囊性变，囊内含淡黄色清亮液体，灰红或灰白色，质地细腻。

（2）组织学特征

1）肿瘤无包膜，不同程度浸润周边组织，神经侵犯少见，极少出现肿瘤坏死和血管侵犯，个别病例伴高级别转化。瘤细胞排列成实性、大囊、微囊、管状、乳头状 – 囊状、滤泡型，囊腔中见分泌物（图 2-32A ～ J）。

2）肿瘤细胞轻度异型，胞质丰富，呈淡染的嗜酸性颗粒状或空泡状，胞核呈卵圆形或泡状，染色质呈细颗粒状，核仁位于中心（图 2-32K ～ N）。

3. 免疫组化 表达乳腺球蛋白（mammaglobin）、信号转导及转录激活因子（STAT）5a、S-100、Vim、CK7、CK8、CK18、CK19，不表达 GCDFP-15、p63、DOG-1、calponin、SMA、CK14（图 2-32O ～ T）。

4. 鉴别诊断

（1）腺泡细胞癌：与分泌性癌几乎有相同的生长方式，如管状、微囊、乳头状 – 囊状结构，分泌性癌为多空泡性嗜酸性胞质，常有腺腔内和胞质内黏液，并无真正的酶原颗粒。

分泌性癌和腺泡细胞癌虽然在淀粉酶处理后均显示 PAS 染色阳性，但分泌性癌中为球形（提示为黏液），而在腺泡细胞癌中为颗粒状。分泌性癌与酶原颗粒缺乏型腺泡细胞癌最难鉴别，腺泡细胞癌弥漫性强表达 DOG-1，不表达 S-100，而分泌性癌共表达 mammaglobin、S-100，不表达或仅肿瘤巢周边的细胞胞膜弱表达 DOG-1。

（2）低级别涎腺导管癌：形态学似乳腺不典型导管增生和低级别导管原位癌，主要的组织学结构有筛状、微乳头状、实性，瘤细胞形态温和，胞质嗜酸性，个别病例局灶呈浸润性生长，而绝大多数分泌性癌呈浸润性生长。此外，低级别涎腺导管癌免疫组化显示巢周细胞表达 p63、calponin。

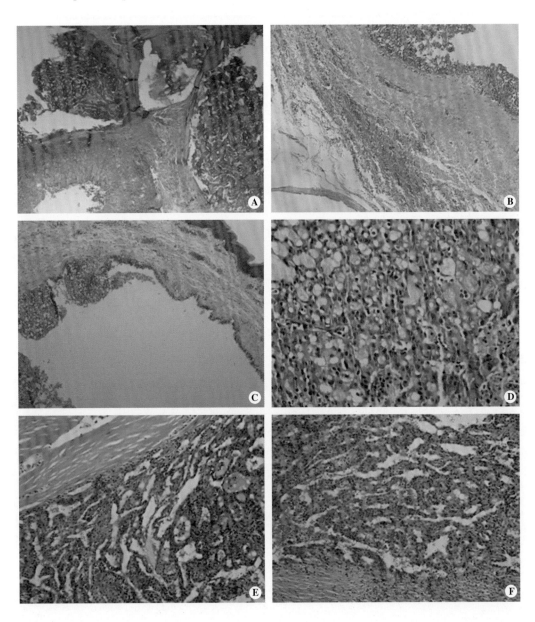

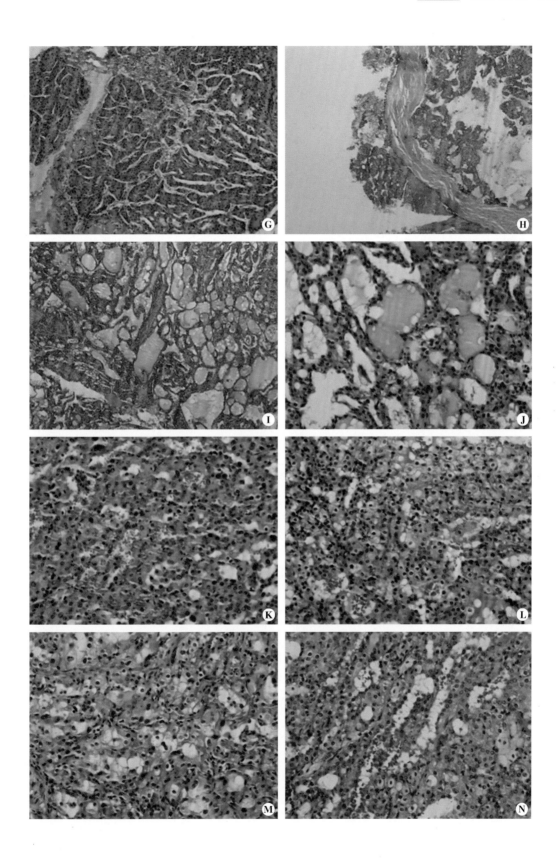

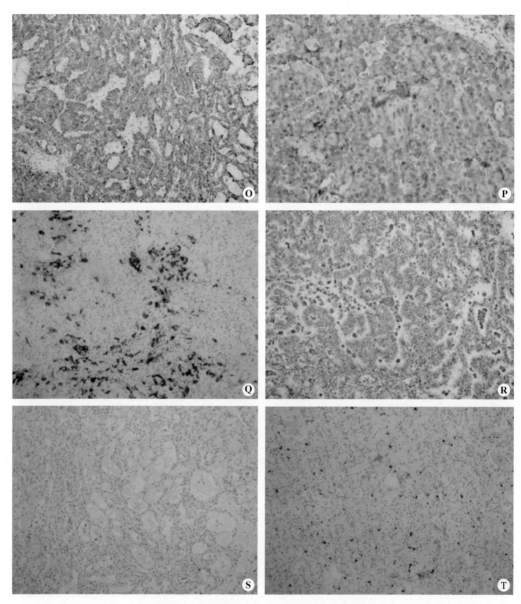

图 2-32 分泌性癌的组织学及免疫组化特征

A. 肿瘤呈实性生长（左下）；B、C. 大囊型；D. 微囊型；E～G. 乳头状型；H. 乳头状 – 囊状型；I、J. 滤泡型；K～N. 肿瘤细胞轻度异型，胞核呈卵圆形、泡状，染色质呈细颗粒状，核仁位于中心，胞质丰富、淡染，呈嗜酸性颗粒状或空泡状；O. 肿瘤细胞弥漫性表达 CK8；P. 肿瘤细胞表达 S-100；Q. 肿瘤细胞表达 mammaglobin；R. 肿瘤细胞表达 Vim；S. 肿瘤细胞不表达 DOG-1；T. Ki-67 增殖指数低

（3）多形性腺癌：组织学形态多样，似分泌性癌，小涎腺好发，缺乏胞质内黏液，免疫组化不共表达 mammaglobin、S-100。

（4）黏液表皮样癌：典型黏液表皮样癌由中间细胞、表皮样细胞和黏液细胞三种细胞构成，与分泌性癌不难鉴别，当分泌性癌显示有黏液卡红染色阳性的胞质内黏液时，局灶可表达 p63 和多囊结构形成，似囊性低级别黏液表皮样癌，但后者免疫组化表达 p63，不表达 S-100。

5. 治疗与预后 分泌性癌为低度恶性肿瘤，治疗以手术切除为主，预后与肿瘤分期和高级别转化有关。

十四、皮脂腺癌

皮脂腺癌（sebaceous carcinoma）是一种罕见的具有侵袭性的低度恶性肿瘤，可发生在任何存在皮脂腺的部位。大涎腺所含皮脂腺的数量不尽相同，10% ～ 42% 的腮腺含有皮脂腺，颌下腺只有 5%，舌下腺却极为少见。

1. 临床表现

（1）发病年龄 17 ～ 93 岁，呈双峰分布，即 20 ～ 30 岁和 60 ～ 80 岁。发病无明显的性别差异。

（2）涎腺区皮脂腺癌发生率与其组织所含皮脂腺比例呈正相关，以腮腺区的皮脂腺癌最为常见。

（3）皮脂腺癌一般生长缓慢，初期无明显自觉症状，呈圆形或结节状，临床表现类似于良性肿瘤。因其具有局部侵袭性，随肿瘤发展可伴有疼痛、面瘫等症状。

2. 病理特征

（1）大体特征：肿瘤大小不等，可由最小 0.6cm 至最大 10cm 左右，切面呈灰白色、黄色或褐黄色，可有包膜，但常不完整。

（2）组织学特征

1）光镜下见肿瘤由分化程度不等的皮脂腺细胞构成，排列成巢状、片块状或条索状，皮脂腺细胞分化的特征是胞质透明、多泡性和空泡状，嗜双色性或嗜碱性，胞核呈卵圆形、空泡状，核仁清楚，这是诊断包括皮脂腺癌在内的皮脂腺肿瘤的必要条件。

2）非典型多角形肿瘤细胞构成分叶状结构，外围细胞呈基底样，越向肿瘤的中央，胞质含量越多，有明显的皮脂腺分化，胞质透明、呈空泡状，可见脂滴。多数肿瘤细胞界限清楚，核分裂象多少不等。

3）肿瘤中可能有很多导管结构和不同大小的囊性腔隙，囊腔内含有嗜酸性黏液样物质。

4）罕见情况下可有散在的黏液细胞，肿瘤中常见鳞状分化、基底样细胞。

5）约 20% 的病例出现神经周侵犯。

3. 组织化学和免疫组化 苏丹Ⅲ染色呈阳性，PAS 染色呈阴性，常规固定的皮脂腺癌组织呈油红"O"强阳性，可以作为诊断要点之一。瘤细胞 EMA 阳性、CEA 阴性，CK7、CK8、CK15、CK19 部分阳性，CK5/6、CK18、CK20 呈阴性。

4. 鉴别诊断

（1）皮脂腺腺瘤：界限清楚，细胞无异型性，常见鳞状分化和囊性变。

（2）皮脂淋巴腺瘤：由不同大小、形态的皮脂腺细胞巢构成，另见不同大小、比例的导管结构，间质背景为淋巴组织。

5. 治疗与预后 治疗以广泛性切除为主，辅以放化疗，部分患者可复发。

十五、癌肉瘤

涎腺癌肉瘤（carcinosarcoma）也称真性恶性混合瘤，是一种罕见的高度恶性肿瘤，可呈原发性，也可发生于既存的多形性腺瘤。关于该肿瘤起源目前较统一的观点是可能源于肌上皮细胞。

1. 临床表现

（1）涎腺癌肉瘤占所有涎腺肿瘤的 0.04% ～ 0.16%，占涎腺恶性肿瘤的 0.4%。

（2）发病年龄常在 60 ～ 65 岁，并无性别差异。

（3）涎腺癌肉瘤约 65% 发生于腮腺，少数见于颌下腺、小涎腺。

（4）临床表现为无痛或伴疼痛性肿块，发生于腮腺者可伴面神经麻痹等。

2. 病理特征

（1）大体特征：涎腺癌肉瘤为灰白、灰黄色实性肿瘤，边界模糊。

（2）组织学特征

1）涎腺癌肉瘤为双相性，由不同比例的恶性上皮性成分（癌）和恶性间叶性成分（肉瘤）构成（图 2-33A）。

2）癌最常见的类型是鳞状细胞癌、腺癌和未分化癌；肉瘤以软骨肉瘤、纤维肉瘤、平滑肌肉瘤、骨肉瘤及脂肪肉瘤最常见（图 2-33B ～ G）。

3）其他癌类型包括黏液表皮样癌、大细胞神经内分泌癌；肉瘤类型还包括横纹肌肉瘤、多形性未分化肉瘤、滤泡树突状细胞肉瘤。

3. 免疫组化　癌成分 CK 阳性，肉瘤成分表达 Vim 支持癌肉瘤诊断，而 AR、CK8/18 的表达有助于涎腺导管癌的诊断，p63、p40 和 CK5/6 的表达有助于鳞状细胞癌的诊断（图 2-33H ～ M）。

4. 鉴别诊断

（1）癌在多形性腺瘤中和单纯的涎腺肉瘤：前者的间质成分为良性；后者没有上皮成分。

（2）梭形细胞肌上皮癌：需与涎腺癌肉瘤的肉瘤成分相鉴别。肌上皮癌可见小的鳞状上皮分化区，该区 CK-pan、p63 常呈弥漫性阳性，有助于二者区分。

5. 治疗与预后　手术切除结合术后放疗，预后较差。

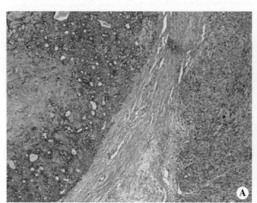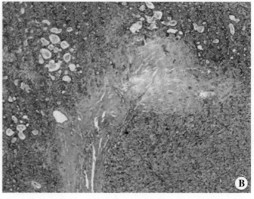

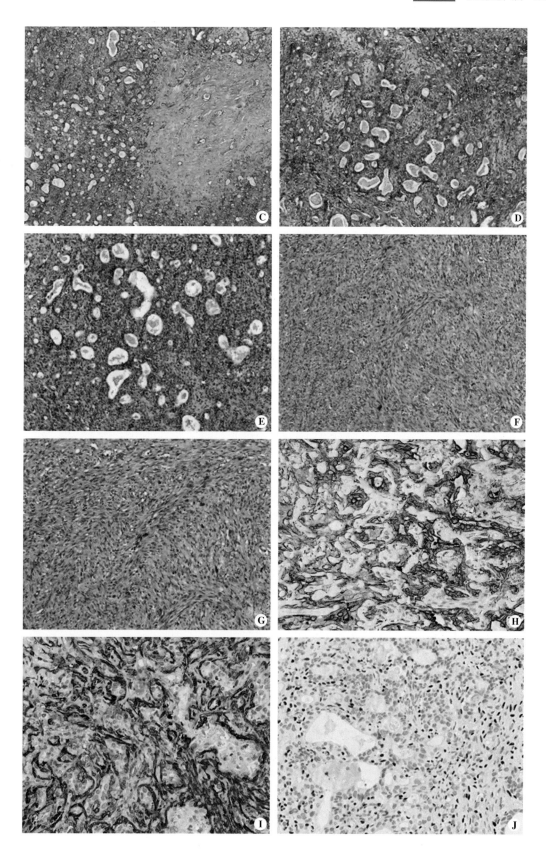

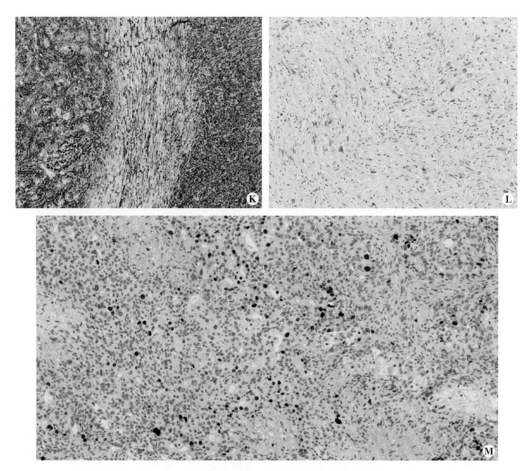

图 2-33 涎腺癌肉瘤的组织学及免疫组化特征

A. 低倍镜下可见癌（左侧）与肉瘤成分（右侧）分界清楚；B ～ E. 癌的成分为腺癌，非特指，其中见残存的多形性腺瘤成分；F、G. 纤维肉瘤区域，梭形瘤细胞呈鱼骨样排列，核分裂象易见；H. 癌细胞表达 CK-pan；I. 肌上皮表达 calponin；J. 肌上皮表达 p63；K. 肉瘤细胞表达 Vim；L. 肉瘤细胞散在弱表达 SMA；M. 腺癌区域 Ki-67 增殖指数高

十六、差分化癌

2017 版涎腺肿瘤 WHO 分类将小细胞神经内分泌癌、大细胞神经内分泌癌及未分化癌统称为差分化癌（poor differentiation carcinoma）。

（一）小细胞神经内分泌癌

小细胞神经内分泌癌（small cell neuroendocrine carcinoma）是与肺的小细胞癌相似的罕见涎腺恶性上皮性肿瘤。目前认为，所有涎腺的小细胞癌都起源于一种多潜能的导管干细胞，这种干细胞可向神经内分泌细胞、鳞状上皮及腺上皮分化。

1. 临床表现

（1）小细胞神经内分泌癌原发于涎腺组织罕见，不足涎腺肿瘤的 1%，约占涎腺恶性肿瘤的 2%。

（2）肿瘤可发生于大、小涎腺，以腮腺最为常见。

（3）男性多见（约60%），平均发病年龄约54岁。诊断后发生远处转移者超过50%，早于颈部淋巴结转移。

（4）与全身其他部位的此类肿瘤不同，副肿瘤综合征少见。

（5）临床表现常为无痛、快速生长的肿块，颈淋巴结肿大和面神经麻痹症状常见。

2. 病理特征

（1）大体特征：肿瘤边界不清，质地较硬，呈侵袭性生长，常浸润周围涎腺实质和邻近软组织，切面灰白，常伴出血和坏死。

（2）组织学特征

1）肿瘤细胞由大小较一致的小细胞构成，被不等量的纤维间质分成片状、条索状或不规则的细胞巢（图2-34A）。细胞巢外围细胞可呈栅栏状。玫瑰花样结构偶见。

2）小细胞大小通常为成熟小淋巴细胞的2～3倍，胞核呈圆形或椭圆形，胞质少。染色质呈细颗粒状，无核仁或核仁不明显，核分裂象易见，细胞界限不清（图2-34B、C），常见坏死、出血和周围神经浸润。

3）肿瘤可见小灶性导管分化和鳞状上皮分化。

3. 免疫组化 多数肿瘤细胞弱表达CK-pan（为核旁点状阳性），EMA、CK20阳性，除NSE外，至少还表达一种神经内分泌标志物，如CgA、Syn、CD56、CD57（图2-34D～H）。

4. 鉴别诊断

（1）转移性癌：诊断涎腺原发的小细胞神经内分泌癌，需除外肺癌病史或目前无肺肿瘤，还需排除梅克尔细胞癌侵犯或转移至涎腺。

（2）恶性淋巴瘤：细胞形态多样，胞核呈空泡状，染色质粗。小细胞癌的胞核外形光滑，染色质细。恶性淋巴瘤淋巴标志物阳性，小细胞癌上皮和神经内分泌标志物阳性。

（3）腺样囊性癌：实性型腺样囊性癌可呈片状、巢状生长，核分裂象多见，与小细胞癌相似。但前者常见筛状结构，神经内分泌标志物阴性；后者无筛状结构，神经内分泌标志物阳性。

（4）低分化鳞状细胞癌或低分化腺癌：低分化鳞状细胞癌可见灶性角化甚至角化细胞、细胞间桥、透明细胞。低分化腺癌出现导管或黏液成分，细胞胞质比小细胞癌丰富。

5. 治疗与预后 以手术＋放疗＋化疗综合治疗。涎腺小细胞神经内分泌癌的预后要好于其他部位发生的小细胞癌。

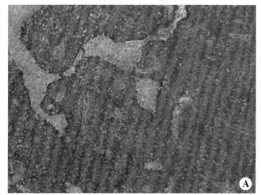
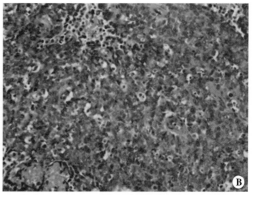

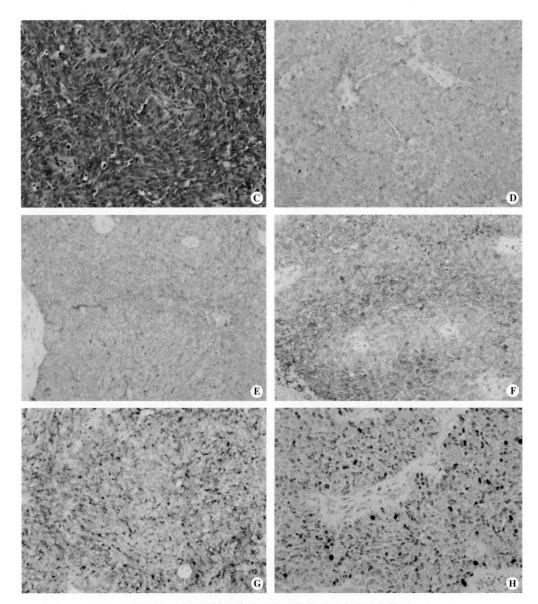

图 2-34　小细胞神经内分泌癌的形态学和免疫组化特征

A. 肿瘤细胞排列成片状、不规则巢状；B、C. 肿瘤细胞呈圆形或卵圆形，核分裂象易见，并见坏死；D. 肿瘤细胞弱表达
CK-pan；E. 肿瘤细胞表达 Syn；F. 肿瘤细胞表达 CD56；G. 肿瘤细胞表达 CgA；H. Ki-67 增殖指数较高

（二）大细胞神经内分泌癌

大细胞神经内分泌癌（large cell neuroendocrine carcinoma）为罕见的高度恶性涎腺上皮性肿瘤，由胞质丰富的多形性细胞构成，无其他类型肿瘤的特征。组织学起源似小细胞癌，也来源于涎腺导管干细胞的异常分化。

1. 临床表现

（1）发病年龄多为 60 岁以上，男女发病比例相似。

（2）大、小涎腺均可发生，主要发生于大涎腺，尤其是腮腺。

（3）病程短，肿物生长较快，呈浸润性生长，常与邻近组织粘连固定。皮肤溃疡、面瘫和颈淋巴结肿大常见。

2. 病理特征

（1）大体特征：肿瘤边界不清，明显侵犯周围组织，切面实性，灰白或黄褐色，常有出血、坏死。

（2）组织学特征

1）肿瘤细胞大、多形，常＞30μm，界限清楚，胞质丰富，嗜酸或嗜双色性、颗粒状或透明，胞核呈圆形、卵圆形，核仁清楚，还可见梭形细胞、瘤巨细胞，核分裂象易见，出血、坏死常见。部分肿瘤细胞黏附性差，似淋巴瘤。

2）肿瘤细胞排列成片状、梁状、条索状，有时肿瘤呈器官样、玫瑰花样、外周呈栅栏状结构。常见周围神经和血管侵犯。

3）肿瘤细胞偶尔有鳞状分化和腺样分化，局灶可见导管分化、鳞状分化。可见淋巴细胞、浆细胞斑片状、散在浸润，PAS 染色部分肿瘤存在胞质内糖原。

3. 免疫组化　多数肿瘤表达 CK-pan、EMA，但 CK20 阴性，至少表达一种神经内分泌标志物，如 NSE、CgA、Syn、CD56、CD57。Ki-67 增殖指数＞50%。

4. 鉴别诊断

（1）转移性癌：转移性低分化腺癌、鳞状细胞癌、恶性黑色素瘤、鼻咽癌在形态上与大细胞癌相似。诊断时要结合临床病史寻找原发灶，同时结合免疫组化标志物 CK7、CK20、绒毛蛋白（villin）判断腺癌来源，鳞状细胞癌表达 CK5/6、p40 等，恶性黑色素瘤表达 S-100、HMB-45。

（2）涎腺原发低分化腺癌、黏液表皮样癌、鳞状细胞癌：有较明显的导管分化、黏液形成倾向诊断非特异性腺癌。若出现肿瘤性黏液细胞，提示可能为黏液表皮样癌，应注意观察找寻表皮样细胞、中间细胞，但大细胞癌也可出现小灶性鳞状、腺样分化和梭形细胞，坏死、核分裂象易见。

（3）涎母细胞瘤：新生儿多见，肿瘤类似于大细胞癌，但细胞大多排列成紧密的上皮巢、筛状、分支状结构及有导管分化，而大细胞癌成人多见，细胞排列松散，呈片状、梁状、条索状，局灶偶见导管分化、鳞状分化。

5. 治疗与预后　肿瘤恶性程度高，术后常复发，易发生局部淋巴结和远处转移。

（三）未分化癌

未分化癌（undifferentiated carcinoma）又称为大细胞未分化癌，是更为罕见的高度恶性涎腺上皮性肿瘤，由胞质丰富的多形性细胞构成，缺乏其他特异性肿瘤的特征。

1. 临床表现　未分化癌罕见，多见于 60 岁以上，男女发病比例相当。主要发生于大涎腺，尤其是腮腺，也发生于下颌下腺和小涎腺。临床上，多数患者表现为生长较快的肿块，与邻近组织粘连，常见面瘫和颈淋巴结肿大。

2. 病理特征　肿瘤通常无包膜，明显侵犯皮肤、软组织。肿瘤实性，切面灰白色，常伴坏死。组织学上瘤细胞分化差，难以归类为其他肿瘤。肿瘤细胞大，常＞30μm，为多角形，常见丰富的嗜酸性、颗粒状胞质，也可见透明细胞。胞核呈圆形空泡状，含一个或多个清楚的核仁，还可见梭形细胞、瘤巨细胞。肿瘤细胞之间松散黏附，排列成片状、梁状、细条索状，纤维血管间质分隔。淋巴细胞、浆细胞散在、斑片状浸润。有些肿瘤呈玫瑰花样、器官样、栅栏状结构，局部见导管、鳞状分化。核分裂象常见，可见出血、坏死，常见神经周围、血管侵犯。

十七、淋巴上皮癌

淋巴上皮癌（lymphoepithelial carcinoma）由浸润生长的肿瘤上皮细胞和丰富的淋巴样间质组织构成，似鼻咽癌的生物学行为，易早期出现颈淋巴结转移。

1. 临床表现

（1）涎腺淋巴上皮癌占涎腺恶性肿瘤的 0.3% ～ 0.4%。

（2）发病具有一定的种族和地域差异。

（3）本病多数为原发性，与 EB 病毒密切关联，也可继发于良性淋巴上皮病变，形态同鼻咽癌，因此诊断之前需除外鼻咽癌转移。

（4）发病部位：82% 发生于腮腺，其次是下颌下腺、舌下腺，腭部及唇部小涎腺仅为个案报道。

（5）本病好发于女性，主要发生于 20 ～ 60 岁，中位年龄 40 岁；病程从数月至 10 年不等。

（6）早期多表现为质地较硬的无痛性肿块，无明显不适或面瘫症状，肿块表面不光滑，界限清楚。随病情进展，肿块活动度下降，与周围组织粘连、固定，可出现麻木、疼痛，累及面神经者可出现面瘫及颈部淋巴结肿大。

2. 病理特征

（1）大体特征：肿瘤直径多为 1 ～ 10cm，呈分叶状，局部界限清楚或明显侵入邻近组织，肿瘤切面呈灰棕色至灰黄色。

（2）组织学特征

1）瘤组织在淋巴样背景中呈片状、岛状、索条状分布，其中可有丰富的淋巴细胞和浆细胞浸润，可见反应性淋巴滤泡。有时淋巴样成分特别显著，掩盖肿瘤性上皮成分（图 2-35A）。

2）肿瘤细胞界限清楚，胞质弱嗜酸性，泡状核，核仁明显，胞核可有不同程度异型，常见坏死和核分裂象，局灶鳞状细胞分化。少数伴有淋巴上皮性涎腺炎（图 2-35B、C）。

3. 免疫组化　肿瘤细胞强表达 CK-pan（图 2-35D）、EMA、CEA 和高分子量角蛋白（CK5/6 和 34βE12），弱表达低分子量角蛋白，过表达 p53 蛋白，Ki-67 增殖指数较高。EB 病毒编码 RNA（EBER）检测阳性（图 2-35E）。

4. 鉴别诊断

（1）良性淋巴上皮病变：表现为单侧或双侧腮腺或颌下腺肿大，边界不清，但无神经侵犯及颈淋巴结转移。镜下上皮无异型性，不见核分裂象，也无泡状核，不见核仁，上皮岛 EBER 检测呈阴性。

（2）转移性未分化癌：组织学与鼻咽部癌转移至涎腺相似，难以区分，诊断时需结合影像学等各种检查，明确原发灶。

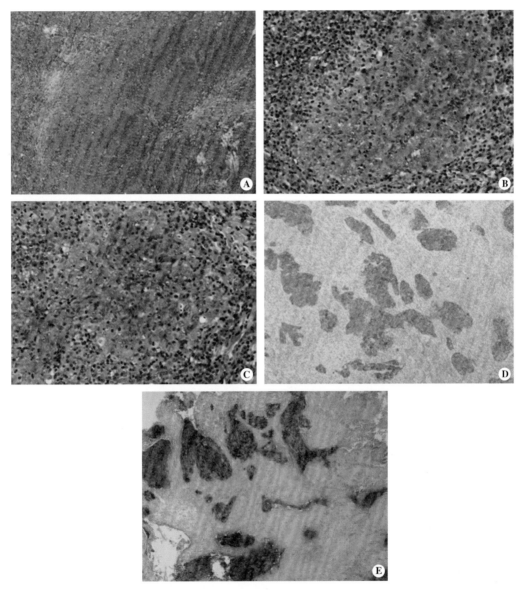

图 2-35　淋巴上皮癌的组织学及免疫组化特征

A. 肿瘤细胞排列成片状、岛状，肿瘤间质有丰富的淋巴细胞和浆细胞浸润；B、C. 肿瘤细胞边界清楚，胞质微嗜酸，胞核呈椭圆形空泡状，核仁明显；D. 肿瘤细胞强表达 CK-pan；E. EBER 检测阳性（原位杂交法）

（3）涎腺大细胞神经内分泌癌：肿瘤无包膜，边界不清。肿瘤细胞为直径＞ 30μm 的多形性细胞，一些大细胞癌呈器官样或玫瑰花环样结构，外周细胞呈栅栏状排列。肿瘤细胞可有一种神经内分泌标志物阳性，淋巴细胞、浆细胞散在。

（4）涎腺恶性淋巴瘤：临床若出现多个病灶融合且多个颈部淋巴结肿大，则需与恶性淋巴瘤相鉴别。病理上淋巴上皮癌细胞较大且可见明显核仁，故需与霍奇金淋巴瘤和间变性大细胞淋巴瘤等相鉴别，后两者表达淋巴瘤相关抗体，而不表达 CK-pan、CK5/6 和 34βE12。

5. 治疗与预后 淋巴上皮癌对放疗敏感，预后较差。

十八、鳞状细胞癌

鳞状细胞癌（squamous cell carcinoma）指原发于涎腺组织的鳞状细胞癌，而非皮肤或邻近部位鳞状细胞癌扩展转移至涎腺者，组织学表现与黏膜发生的鳞状细胞癌相同。肿瘤可能来源于导管上皮的鳞状上皮化生或导管储备细胞向鳞状细胞分化。诊断的涎腺鳞状细胞癌主要指大涎腺发生的，因为小涎腺的鳞状细胞癌与来自黏膜者不能区分。

1. 临床表现

（1）较少见，占涎腺恶性肿瘤的 0.3% ～ 5%。

（2）多发生于 40 ～ 60 岁成人，男性多于女性，以腮腺最为常见，颌下腺次之，小涎腺极少见（主要发生于舌、颊、牙龈等部位）。

（3）腮腺区肿块，呈浸润性生长，进展快，质坚硬，边界不清，肿块与周围组织紧密粘连、固定甚至形成溃疡，面瘫的发生率仅次于未分化细胞癌，约占 20%。发生于涎腺导管的肿瘤因导管阻塞，出现疼痛及腮腺肿大，似炎症改变。舌下腺肿瘤通常表现为口底无痛性肿块，似舌下腺囊肿或炎症反应。

2. 病理特征

（1）大体特征：肿块呈实性，无包膜，与周围组织分界不清，切面呈灰白色、易碎状，可见坏死。

（2）组织学特征

1）浸润癌表现为促结缔组织增生性间质中见异型性鳞状分化细胞巢团和条索，浸润周围涎腺实质、神经和软组织（图 2-36A ～ E）。

2）肿瘤细胞大小不一，胞核深染、异型，核分裂象易见，可见细胞间桥、角化珠。鳞状细胞癌根据肿瘤的组织学和细胞学特征分为高、中、低分化（图 2-36F ～ I）。

3）邻近区域出现涎腺排泄管的鳞状化生、异型增生或原位癌改变，有助于确立涎腺原发性鳞状细胞癌的诊断。

3. 免疫组化 肿瘤细胞表达 p40、CK5/6、p63（图 2-36J、K）。

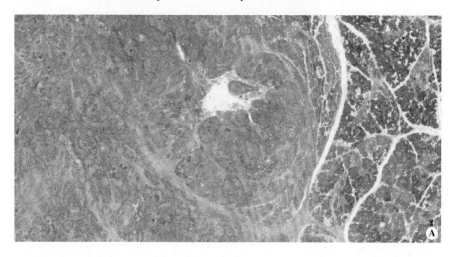

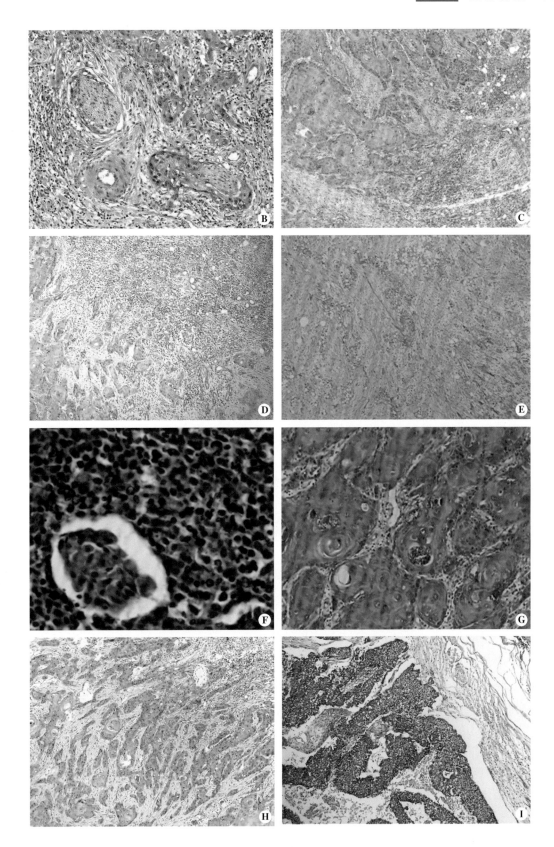

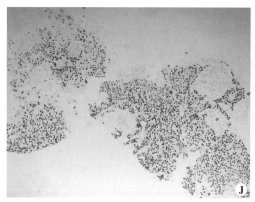
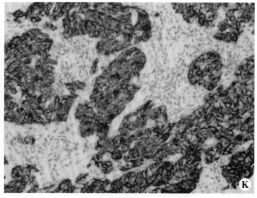

图 2-36　涎腺鳞状细胞癌的形态学及免疫组化特征

A～C. 浸润性鳞状细胞癌，促结缔组织增生性间质中见异型鳞状分化细胞巢团和条索；D、E. 腺体间见鳞状细胞癌浸润；F、G. 肿瘤细胞大小不一，胞核深染、异型，核分裂象易见，可见细胞间桥、角化珠；G. 高分化鳞状细胞癌，角化珠、细胞间桥显著；H. 中分化鳞状细胞癌，角化少见，可见细胞间桥，细胞异型性增加；I. 低分化鳞状细胞癌，细胞异型性显著，核分裂象易见；J. 肿瘤细胞表达 p40；K. 肿瘤细胞表达 CK5/6

4. 鉴别诊断

（1）低分化黏液表皮样癌：与低分化鳞状细胞癌鉴别困难。只有看到确切的黏液细胞，才能诊断黏液表皮样癌，可以用 AB/PAS、黏液卡红染色进行辅助诊断。

（2）转移性鳞状细胞癌：通常为大的、界限清楚的肿瘤细胞巢位于涎腺组织内。同时需结合临床病史和辅助检查进行鉴别。

5. 治疗与预后　预后差，常采用以手术扩大切除范围为主的综合治疗。

十九、嗜酸细胞癌

嗜酸细胞癌（oncocytic carcinoma）是指原发或由嗜酸细胞瘤恶变而来的一种罕见的高度恶性涎腺肿瘤，其细胞学上由恶性嗜酸细胞构成，具有侵袭性生长的特点。

1. 临床表现

（1）80% 的病例发生于腮腺，其余为腭腺、磨牙后腺和口底腺。

（2）多发生于老年男性。

（3）嗜酸细胞癌由良性肿瘤恶变而来，肿块生长缓慢，近期突然加快生长。部分患者伴局部疼痛和面神经麻痹。

2. 病理特征

（1）大体特征：常表现为界限不清、形状不规则的灰白或灰褐色，单个或多个结节，偶见坏死，切面实性，局部伴囊性变。

（2）组织学特征

1）嗜酸细胞是一种上皮细胞，体积较大、胞质丰富，充满嗜酸性颗粒，胞核小而圆、居中，核仁明显。PTAH 组织化学染色、抗线粒体免疫组化染色及电子显微镜观察证实嗜酸细胞胞质嗜酸性颗粒为大量增生的线粒体。

2）肿瘤呈浸润性生长，常侵犯周围组织，血管、淋巴管、神经周侵犯常见，可见灶性坏死（图 2-37A、B）。

3）嗜酸细胞癌由恶性嗜酸细胞构成，肿瘤细胞体积较大，胞体呈圆形或多边形，胞质丰富，充满嗜酸性颗粒，胞核圆形、居中，可见明显的大红核仁。局灶可见多边形透明细胞。细胞异型增生较常见，部分细胞可见双核或多核，但核分裂象并不多见（图 2-37C ～ F）。

4）肿瘤细胞排列成片状、巢状、条索状、腺泡状、导管样结构（图 2-37G、H）。

3. 组织化学和免疫组化　由于组织固定、包埋等处理过程会破坏部分线粒体的精细超微结构，电子显微镜观察常无法得到清晰准确的结果，较敏感的 PTAH 染液配制所需时间较长且特异性较差。抗线粒体抗体在肿瘤细胞胞质中呈褐色颗粒状强阳性表达，其特异性强、灵敏度高，可作为嗜酸细胞癌的辅助诊断方法之一。肿瘤细胞还表达 CK-pan、CK7、CK8、CK19、CEA、EMA，不表达 S-100、p63、calponin、SMA。Ki-67 增殖指数为 20% ～ 30%（图 2-37I ～ K）。

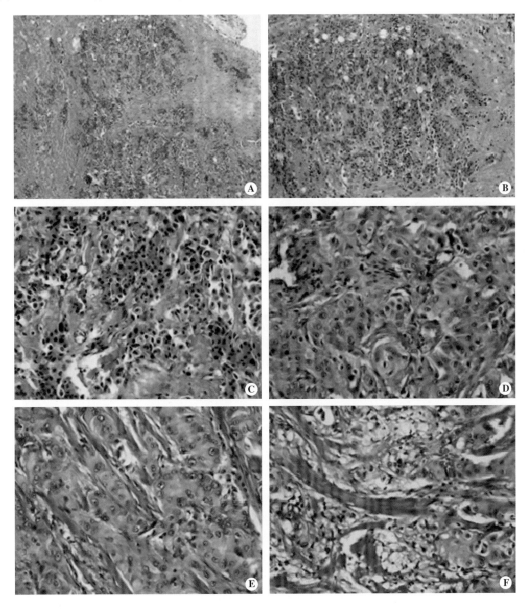

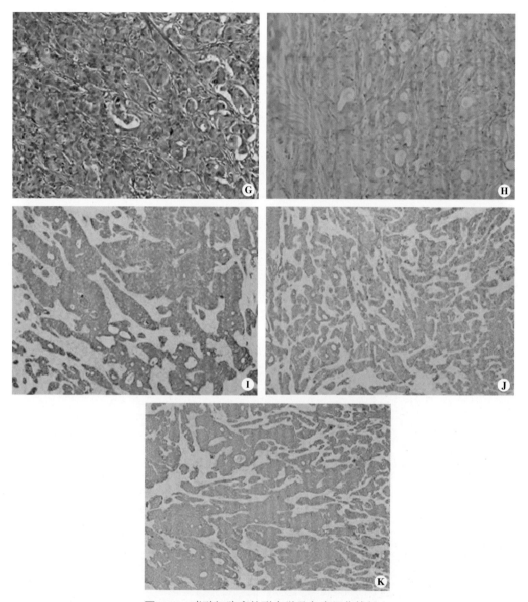

图 2-37 嗜酸细胞癌的形态学及免疫组化特征

A、B. 肿瘤呈浸润性生长；C～E. 肿瘤细胞中等大，呈圆形、多边形，有嗜酸性颗粒状胞质，细胞多形性明显，胞核居中，呈圆形、
泡状，核仁明显；F. 部分瘤细胞透明、呈多边形；G、H. 肿瘤细胞排列成腺泡状、导管样；I. 肿瘤细胞表达 CK7；J. 肿瘤细胞
表达 CK8；K. 肿瘤细胞表达 CK19

4. 鉴别诊断

（1）嗜酸细胞瘤：肿瘤生长缓慢，包膜完整，界限清楚，细胞大小一致，无异型性，
无侵袭性生长及淋巴结转移。嗜酸细胞癌异型性明显，细胞体积更大，可见双核或多核，
核仁更为突出，常浸润周围组织，发生淋巴结转移。

（2）嗜酸细胞型黏液表皮样癌：分化程度较好，多为低度恶性，找到典型的黏液细胞
及黏液池即可诊断，必要时可加做线粒体免疫组化染色予以鉴别诊断。

（3）涎腺导管癌：肿瘤部分区域可见嗜酸细胞，肿瘤细胞可形成囊样和导管样腔隙，呈乳头状和筛孔状生长，常有明显粉刺样坏死，嗜酸细胞癌的肿瘤细胞胞质中嗜伊红颗粒更为丰富，无乳头状、筛孔状生长和粉刺样坏死，免疫组化不表达 AR。

（4）腺泡细胞癌：恶性程度较低，有被膜，但被膜内常见瘤细胞浸润。瘤细胞呈圆形或多边形，胞核小、偏位，核仁不明显，胞质较为丰富，含有嗜碱性颗粒，部分胞质较透明，可见胞内空泡，与嗜酸细胞癌不同。

（5）转移性嗜酸细胞腺癌：如甲状腺、肾上腺来源的嗜酸细胞腺癌，需根据既往病史或全身检查，疑似病例可行影像学检查，必要时可辅助 TG、TTF-1、PAX8 等免疫组化染色鉴别。

（6）多形性腺瘤嗜酸性变：为良性肿瘤，包膜完整，局部出现嗜酸性变，其他区域具有多形性腺瘤的组织学特点。

5. 治疗与预后　治疗以手术切除为主，预后差。

二十、成涎细胞瘤

成涎细胞瘤（sialoblastoma）为特发于婴幼儿腮腺、颌下腺的先天性肿瘤，临床罕见，原始涎腺始基结构重现。

1. 临床表现　缺乏特异性，常表现为缓慢增大的肿块，可在产前超声检查、出生时或出生后 2 年内被患儿父母发现。肿块表面多呈结节状。皮肤表面可呈紫红色或发生溃疡，成涎细胞瘤患者可同时伴发肝母细胞瘤、先天性痣等。

2. 影像学表现　缺乏特异性，表现为软组织肿块，常侵及邻近的骨组织及肌组织。

3. 病理特征　肿瘤最大径可达 15cm，通常有包膜或边界清楚，也可见局部浸润，原始涎腺始基结构再现。

（1）肿瘤主要由基底细胞样上皮细胞、少量腺上皮细胞及梭形肌上皮细胞构成。

（2）核分裂象不定，可较少或核分裂象显著活跃，有时可见病理性核分裂象。

（3）瘤细胞可排列成巢状、条索状、小梁状、腺管样、腺泡样和筛状等，并可形成花蕾样结构，类似于胚胎发育过程中原始腮腺的形态。瘤细胞巢及条索周围的瘤细胞常排列成栅栏状。肿瘤内的导管样结构衬覆立方形上皮细胞，胞质较少，胞核呈圆形或卵圆形，管腔内可见嗜伊红色的分泌物。

（4）间质黏液变性或纤维化玻璃样变性，有时可见坏死、肿瘤浸润血管及神经。

4. 免疫组化　肿瘤中的导管结构 CK-pan 及 Vim 阳性，S-100 常呈弥漫性或散在阳性；梭形肌上皮细胞 S-100 可呈强阳性；瘤细胞胞质 HER-2 可呈中度阳性。不同肿瘤中瘤细胞 Ki-67 的表达情况可有较大差异。

5. 鉴别诊断　形态上与基底细胞腺瘤、多形性腺癌、腺样囊性癌相鉴别，但这些疾病在儿童十分少见，比较容易鉴别。

6. 治疗与预后　预后较好，一般以手术切除为主。

二十一、涎腺转移性肿瘤

1. 临床表现

（1）涎腺转移性肿瘤（metastasis to major salivary gland）占涎腺肿瘤的比例不足 5%，占涎腺恶性肿瘤的 70%，可发生于任何年龄，以 60 ～ 80 岁多见，约 70% 发生在男性。涎腺本身有丰富的淋巴结及淋巴管网，同时又与皮肤、头颈部的淋巴管网相连，因此许多头面部、口腔及鼻咽部恶性肿瘤均可经淋巴途径转移至涎腺。大涎腺中只有腮腺内含有淋巴结，所以涎腺转移性肿瘤多发生在腮腺。少数位于颌下腺，转移发生在间质、腺周 / 腺内淋巴结。

（2）临床多为涎腺内单侧单发结节，界限清楚，双侧罕见。涎腺转移性肿瘤可作为原发灶发现之前的主要临床表现，也可以在原发灶治疗后发生，病程短则几周，长则几年甚至几十年。远处原发灶常因位于深部脏器或隐蔽的部位而难以察觉，而转移灶通常位置浅表，发现较早。

（3）涎腺转移性肿瘤的原发灶多位于头面部皮肤、耳部、眼睑、口腔、唇颊区、鼻咽等，锁骨下区域的原发灶很少。远处原发灶有肺、乳腺、肾、胰、直肠、胃等。10% 的涎腺转移性肿瘤来源不确定。

2. 病理特征

（1）涎腺转移性肿瘤细胞学类型有腺癌、鳞状细胞癌、绒毛膜上皮癌、未分化癌、乳头状囊腺癌、恶性黑色素瘤、肝细胞癌和滑膜肉瘤等，其中以腺癌最多，约占 70%，腺癌中多数原发于乳腺、消化器官和肺（图 2-38A ～ G）。

（2）涎腺转移性肿瘤的诊断标准：转移性肿瘤与原发肿瘤组织学形态一致；当转移性肿瘤位于原发肿瘤附近时，应排除原发肿瘤直接浸润的可能；应排除转移性肿瘤发生部位曾患过与原发肿瘤同组织学类型肿瘤的可能；不包括恶性淋巴瘤和白血病累及局部组织的肿瘤表现。

3. 治疗与预后 涎腺转移性肿瘤以手术治疗为主，辅以放疗和化疗。

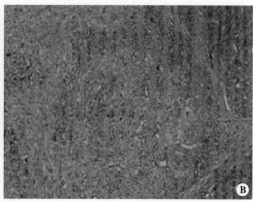

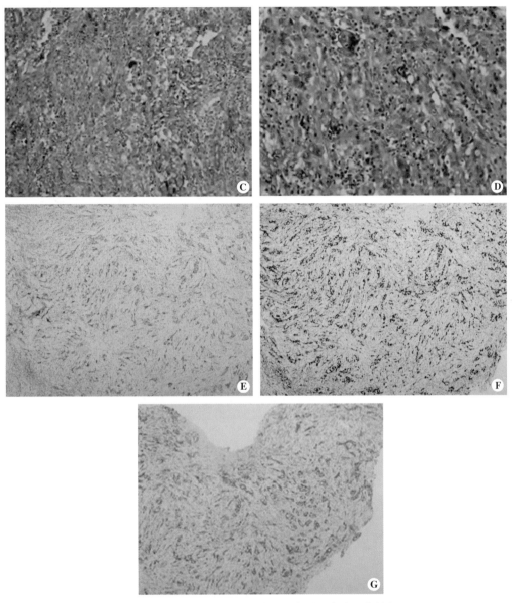

图 2-38 颌下腺转移性肺腺癌的形态学及免疫组化特征

A～D. 肺低分化腺癌，侵及颌下腺间质及周围腺体；E. 癌细胞表达 CK7；F. 癌细胞表达 TTF-1；

G. 癌细胞表达 NapsinA

涎腺肿瘤病理诊断思路见表 2-2。

表 2-2　涎腺肿瘤病理诊断思路

临床病理特征		良性涎腺肿瘤	恶性涎腺肿瘤
临床特点	发生于大涎腺	沃辛瘤、嗜酸细胞瘤、基底细胞腺瘤	腺泡细胞癌、基底细胞腺癌、嗜酸细胞癌、涎腺导管癌、淋巴上皮癌
	发生于小涎腺	管状腺瘤、囊腺瘤、导管乳头状瘤	多形性腺癌、囊腺癌（30% 发生于小涎腺）
	男性比女性多见	沃辛瘤	涎腺导管癌
	儿童、成人均可发生	多形性腺瘤	黏液表皮样癌、腺泡细胞癌、淋巴上皮癌
	多结节生长	基底细胞腺瘤、管状腺瘤、沃辛瘤、复发性多形性腺瘤、肌上皮瘤	腺泡细胞癌、肌上皮癌、上皮 - 肌上皮癌
肿瘤的细胞构成	包膜情况	小涎腺来源无包膜或包膜不完整，大涎腺来源有包膜	无包膜或包膜不完整
	含有嗜酸细胞	沃辛瘤、嗜酸细胞瘤、多形性腺瘤	嗜酸细胞癌、黏液表皮样癌
	含有鳞状细胞	沃辛瘤伴鳞状分化、多形性腺瘤	黏液表皮样癌、鳞状细胞癌
	含有透明细胞	多形性腺瘤、嗜酸细胞瘤、肌上皮瘤、皮脂腺腺瘤	腺泡细胞癌、透明细胞癌、上皮 - 肌上皮癌、皮脂腺癌、黏液表皮样癌、透明细胞型肌上皮癌、腺样囊性癌
	含基底样细胞	富细胞型多形性腺瘤、基底细胞腺瘤	基底细胞腺癌、腺样囊性癌、上皮 - 肌上皮癌、多形性腺癌
肿瘤组织学结构	囊状或多囊状	多形性腺瘤、沃辛瘤、囊腺瘤	腺样囊性癌、囊腺癌、黏液表皮样癌、腺泡细胞癌
	乳头状	沃辛瘤、导管乳头状瘤	多形性腺癌、腺泡细胞癌、乳头状囊腺癌
	腺管状	多形性腺瘤、基底细胞腺瘤	多形性腺癌、上皮 - 肌上皮癌
	梁索状	多形性腺瘤、基底细胞腺瘤、管状腺瘤、肌上皮瘤	基底细胞腺癌、肌上皮癌、腺样囊性癌
	实性	基底细胞腺瘤、肌上皮瘤	基底细胞腺癌、肌上皮癌、腺样囊性癌、腺泡细胞癌、黏液表皮样癌、多形性腺癌
	筛状	多形性腺瘤、基底细胞腺瘤	腺样囊性癌、基底细胞腺癌、导管内癌、涎腺导管癌、多形性腺癌、上皮 - 肌上皮癌
肿瘤间质	黏液样间质	多形性腺瘤、肌上皮瘤	腺样囊性癌
	黏液软骨样间质	多形性腺瘤	多形性腺癌
	透明变间质		腺样囊性癌、基底细胞腺癌
	促结缔组织增生性间质		涎腺导管癌、黏液表皮样癌、嗜酸细胞癌
	淋巴样间质	沃辛瘤、淋巴腺瘤	
	间质少		腺泡细胞癌
	间质、实质分界清楚	基底细胞腺瘤	

（施　琳　云　芬　刘　霞）

参 考 文 献

高岩，2012. 涎腺肿瘤的遗传学和病理学研究进展 [J]. 中华口腔医学杂志，47（4）：193-198.

李江，2013. 口腔颌面肿瘤病理学 [M]. 上海：中国出版集团公司 & 世界图书出版公司.

刘红刚，高岩，2013. 世界卫生组织肿瘤分类：头颈部肿瘤病理学与遗传学 [M]. 北京：人民卫生出版社.

吕慧欣，王卓然，高愉淇，等，2019. 3724 例唾液腺肿瘤的临床病理分析 [J]. 中华口腔医学杂志，54（1）：10-16.

奈维欧，2013. 口腔颌面病理学 [M]. 李江，译. 北京：人民卫生出版社.

Akaev I，Yeoh CC，Brennan PA，et al，2018. Low grade parotid mucoepidermoid carcinoma with tumour associated lymphoid proliferation（"Warthin-like"）and CRTC1-MAML2 fusion transcript：definitive diagnosis with molecular investigation only[J]. Oral Oncol，80：98-99.

Asahina M，Saito T，Hayashi T，et al，2019. Clinicopathological effect of PLAG1 fusion genes in pleomorphic adenoma and carcinoma ex pleomorphic adenoma with special emphasis on histological features[J]. Histopathology，74（3）：514-525.

Ash S，Yaniv I，Feinmesser R，et al，2018. Acinic cell carcinoma of the parotid gland in children and adolescents[J]. J Pediatr Hematol Oncol，40（2）：99-103.

Bhat A，Rao M，Geethamani V，et al，2015. Basal cell adenoma of the parotid gland：cytological diagnosis of an uncommon tumor[J]. J Oral Maxillofac Pathol，19（1）：106.

Bishop JA，Cowan ML，Shum CH，et al，2018. MAML2 rearrangements in variant forms of mucoepidermoid carcinoma：ancillary diagnostic testing for the ciliated and Warthin-like variants[J]. Am J Surg Pathol，42（1）：130-136.

Bishop JA，Westra WH，2018. MYB Translocation status in salivary gland epithelial-myoepithelial carcinoma：evaluation of classic，variant，and hybrid forms[J]. Am J Surg Pathol，42（3）：319-325.

Bradley PJ，2018. The recurrent pleomorphic adenoma conundrum[J]. Curr Opin Otolaryngol Head Neck Surg，26（2）：134-141.

Bu L，Zhu H，Racila E，et al，2020. Xanthogranulomatous sialadenitis，an uncommon reactive change is often associated with Warthin's tumor[J]. Head Neck Pathol，14（2）：525-532.

Cipriani NA，Lusardi JJ，McElherne J，et al，2019. Mucoepidermoid carcinoma：a comparison of histologic grading systems and relationship to MAML2 rearrangement and prognosis[J]. Am J Surg Pathol，43（7）：885-897.

De Cecio R，Cantile M，Fulciniti F，et al，2017. Salivary epithelial-myoepithelial carcinoma：clinical，morphological and molecular features[J]. Pathologica，109（1）：1-8.

Dombrowski ND，Wolter NE，Irace AL，et al，2019. Pleomorphic adenoma of the head and neck in children：presentation and management[J]. Laryngoscope，129（11）：2603-2609.

El-Naggar AK，Chan JKC，Grandis JR，et al，2017. WHO Classification of Head and Neck Tumours[M]. Lyon：International Agency for Research on Cancer.

Goh GH，Putti TC，Ngo R，et al，2019. Primary pleomorphic lipoma of the parotid gland with prominent myxoid change：report of a rare case mimicking carcinoma ex pleomorphic adenoma on fine needle aspiration cytology[J]. Head Neck Pathol，14（1）：246-249.

Haigentz M Jr，Takes RP，Mondin V，et al，2015. Adenoid cystic carcinoma of the head and neck—an update[J]. Oral Oncol Jul，51（7）：652-661.

Haller F，Skálová A，Ihrler S，et al，2019.Nuclear NR4A3 immunostaining is a specific and sensitive novel marker for acinic cell carcinoma of the salivary glands[J]. Am J Surg Pathol，43（9）：1264-1272.

Hellquist H，Paiva-Correia A，Vander Poorten V，et al，2019. Analysis of the clinical relevance of histological classification of benign epithelial salivary gland tumours[J]. Adv Ther，36（8）：1950-1974.

Isaias PHC，Verde MEQL，de Lima BB，et al，2020. Oncocitic variant of central mucoepidermoid carcinoma：a rare case report[J]. Oral Surg Oral Med Oral Pathol Oral Radiol，129（1）：e63.

Ishida E，Ogawa T，Rokugo M，et al，2020.Management of adenoid cystic carcinoma of the head and neck：

a single-institute study with over 25-year follow-up[J]. Head Face Med, 16 (1): 14.

Jiang Y, Gao R, Cao C, et al, 2019. MYB-activated models for testing therapeutic agents in adenoid cystic carcinoma[J]. Oral Oncol, 98: 147-155.

Jo VY, Fletcher CD, 2015. Myoepithelial neoplasms of soft tissue: an updated review of the clinicopathologic, immunophenotypic, and genetic features[J]. Head Neck Pathol, 9 (1): 32-38.

Kaleem A, Patel N, Alzahrani S, et al, 2020. Concurrent presence of secretory carcinoma and Warthin's tumor in ipsilateral parotid gland[J]. Oral Oncol, 109: 104691.

Kaura A, Kennedy RA, Ali S, et al, 2019. Utility of neck dissection for management of carcinoma of the parotid gland[J]. Br J Oral Maxillofac Surg, 57 (10): 1039-1043.

Magers MJ, Iczkowski KA, Montironi R, et al, 2019. MYB-NFIB gene fusion in prostatic basal cell carcinoma: clinicopathologic correlates and comparison with basal cell adenoma and florid basal cell hyperplasia[J]. Mod Pathol, 32 (11): 1666-1674.

Mantsopoulos K, Goncalves M, Koch M, et al, 2018. Submandibular gland pleomorphic adenoma: histopathological capsular characteristics and correlation with the surgical outcome[J]. Ann Diagn Pathol, 34: 166-169.

Martins-Andrade B, Dos Santos Costa SF, Sant'ana MSP, et al, 2019. Prognostic importance of the lymphovascular invasion in head and neck adenoid cystic carcinoma: a systematic review and meta-analysis[J]. Oral Oncol, 93: 52-58.

Miettinen M, Felisiak-Golabek A, Luiña Contreras A, et al, 2019. New fusion sarcomas: histopathology and clinical significance of selected entities[J]. Hum Pathol, 86: 57-65.

North L, Stadler M, Massey B, et al, 2019.Intermediate-grade carcinoma of the parotid and the impact of adjuvant radiation[J]. Am J Otolaryngol, 40 (6): 102282.

Rauso R, Colella G, Franco R, et al, 2019. Ossified Carcinoma Ex Pleomorphic Adenoma in accessory lobe of parotid gland: complexity in clinical, imaging and histologic diagnosis and minimally invasive surgery[J]. Oral Oncol, 92: 95-98.

Roth SH, Faquin WC, Gimenez C, et al, 2020. Schwannoma-like pleomorphic adenoma: two cases and a review of the literature[J]. Head Neck Pathol, 14 (1): 166-172.

Rupp NJ, Brada M, Skálová A, et al, 2020. New insights into tumor heterogeneity: a case of solid-oncocytic epithelial-myoepithelial carcinoma of the parotid gland harboring a HRAS and heterogeneous terminating ARID1A mutation[J]. Head Neck Pathol, 14 (2): 554-558.

Santana T, Pavel A, Martinek P, et al, 2019. Biomarker immunoprofile and molecular characteristics in salivary duct carcinoma: clinicopathological and prognostic implications[J]. Hum Pathol, 93: 37-47.

Schmitt NC, Kang H, Sharma A, 2017. Salivary duct carcinoma: an aggressive salivary gland malignancy with opportunities for targeted therapy[J]. Oral Oncol, 74: 40-48.

Seccia V, Navari E, Donadio E, et al, 2020. Proteomic investigation of malignant major salivary gland tumors[J]. Head Neck Pathol, 14 (2): 362-373.

Seethala RR, 2017. Basaloid/blue salivary gland tumors[J]. Mod Pathol, 30 (s1): S84-S95.

Seethala RR, Stenman G, 2017. Update from the 4th edition of the World Health Organization classification of head and neck tumours: tumors of the salivary gland[J]. Head Neck Pathol, 1 (1): 55-67.

Seok J, Hyun SJ, Jeong WJ, et al, 2019. The difference in the clinical features between carcinoma ex-pleomorphic adenoma and pleomorphic adenoma[J]. Ear Nose Throat J, 98 (8): 504-509.

Skálová A, Gnepp DR, Lewis JS Jr, et al, 2017. Newly described entities in salivary gland pathology[J]. Am J Surg Pathol, 41 (8): e33-e47.

Skálová A，Ptáková N，Santana T，et al，2019. NCOA4-RET and TRIM27-RET are characteristic gene fusions in salivary intraductal carcinoma，including invasive and metastatic tumors：is "intraductal" correct[J]. Am J Surg Pathol，43（10）：1303-1313.

Skálová A，Stenman G，Simpson RHW，et al，2018. The role of molecular testing in the differential diagnosis of salivary gland carcinomas[J]. Am J Surg Pathol，42（2）：e11-e27.

Togashi Y，Dobashi A，Sakata S，et al，2018. MYB and MYBL1 in adenoid cystic carcinoma：diversity in the mode of genomic rearrangement and transcripts[J]. Mod Pathol，31（6）：934-946.

Toper MH，Sarioglu S，2021. Molecular pathology of salivary gland neoplasms：diagnostic，prognostic，and predictive perspective[J]. Adv Anat Pathol，28（2）：81-93.

Udager AM，Chiosea SI，2017. Salivary duct carcinoma：an update on morphologic mimics and diagnostic use of androgen receptor immunohistochemistry[J]. Head Neck Pathol，11（3）：288-294.

Urano M，Nakaguro M，Yamamoto Y，et al，2019. Diagnostic significance of HRAS mutations in epithelial-myoepithelial carcinomas exhibiting a broad histopathologic spectrum[J]. Am J Surg Pathol，43（7）：984-994.

Wasserman JK，Dickson BC，Smith A，et al，2019. Metastasizing pleomorphic adenoma：recurrent PLAG1/HMGA2 rearrangements and identification of a novel HMGA2-TMTC2 fusion[J]. Am J Surg Pathol，43（8）：1145-1151.

Xu B，Drill E，Ho A，et al，2017. Predictors of outcome in adenoid cystic carcinoma of salivary glands：a clinicopathologic study with correlation between MYB fusion and protein expression[J]. Am J Surg Pathol，41（10）：1422-1432.

Xu B，Mneimneh W，Torrence DE，et al，2019. Misinterpreted myoepithelial carcinoma of salivary gland：a challenging and potentially significant pitfall[J]. Am J Surg Pathol，43（5）：601-609.

第三章

牙源性肿瘤

第一节　正常颌骨的解剖和组织学

颌骨为颌面部部位特殊、解剖结构复杂的骨骼，上、下颌骨协同作用参与咀嚼、吞咽、呼吸等重要生理功能。

1. 上颌骨

（1）上颌骨位于面颅的中心位置，左右各一块，参与构建眶、鼻腔和口腔。

（2）上颌骨包括体部和四个突，即上颌体、额突、颧突、牙槽突、腭突。

（3）上颌体内含上颌窦，共有四个面，上面为较薄的眶面，内侧面为鼻面，有上颌窦裂孔通鼻腔，有泪沟与下鼻甲合成鼻泪管，后外侧面为颞下面，参与颞下窝和翼腭窝的组成，前面为眶下孔和尖牙窝。

（4）上颌体向上伸出的额突与额骨相接，向下伸出牙槽突，有容纳齿根的牙槽，内侧与鼻骨相接，外侧与鼻泪管相接。向内侧伸出水平的腭突，两侧上颌骨的腭突组成硬腭前部，其后缘与腭骨的水平板相接。向外侧有颧突与颧骨相接。

2. 下颌骨

（1）下颌骨位于上颌骨下方，构成口腔的前、侧壁。

（2）下颌骨分一体二支，即下颌体和下颌支。

（3）下颌体上缘构成牙槽弓，可容纳下颌牙的牙槽，下颌体下缘为下颌底，与下颌支后缘相交处为下颌角。

（4）下颌支是下颌体后方伸向上后的方形骨板，末端有两个突起即冠突和髁突，髁突上端膨大成为下颌头，与颞骨的下颌窝构成颞下颌关节，覆盖关节面的关节软骨是纤维软骨。下颌骨通过颞下颌关节与颅骨相连，共同构成颅颌骨的骨性结构。

3. 正常颌骨组织学　外周为致密骨，中央为松质骨（图3-1）。

颌骨肿瘤是一组复杂的疾病，分非牙源性骨肿瘤和牙源性骨肿瘤两大类，其中非牙源性颌骨肿瘤包括成骨性肿瘤、成软骨性肿瘤、成纤维性肿瘤、骨髓源性肿瘤及关节的肿瘤及瘤样病变如髁突增生、滑膜软骨瘤病、弥漫性腱鞘巨细胞瘤，而牙源性骨肿瘤包括牙源性肿瘤和牙源性囊肿，其中牙源性囊肿最多见，良性牙源性肿瘤及瘤样病变次之，恶性牙源性肿瘤相对较少。本章着重介绍牙源性肿瘤，关于牙源性囊肿的介绍详见第四章。

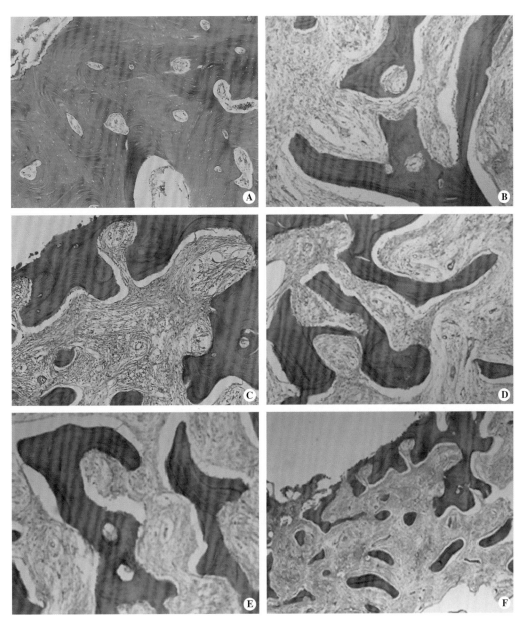

图 3-1 颌骨正常组织学

A. 外周致密骨；B ～ F. 中央松质骨

第二节 牙源性肿瘤概述

从发生部位看，牙源性肿瘤既可位于颌骨内（中央型），也可位于牙龈、牙槽骨黏膜（外周型）。

从组织发生看，牙源性肿瘤源于残留在颌骨、牙龈、牙槽骨黏膜的成牙组织，即由与牙形成有关的胚胎源性组织成分被激活生长而来。

从细胞形态和组织结构上看，牙源性肿瘤与起源组织有一定的相似性，肿瘤中含成釉器样结构、牙髓、牙釉质、牙本质、牙骨质或它们的混合结构或沉积物。

根据其生物学行为特点，牙源性肿瘤分为错构瘤或非肿瘤性增生、良性肿瘤和恶性肿瘤。

2017 版头颈部肿瘤 WHO 分类将牙源性肿瘤首先分为良性和恶性两大类，其中良性牙源性肿瘤再根据组织来源、上皮 – 间叶组织诱导特征分为三大类（表 3-1）。该分类简化了牙源性肿瘤分类，与前三版分类的不同之处如下。

（1）新增三个病种：牙源性始基瘤、硬化性牙源性癌和牙源性癌肉瘤。

（2）删除五个病种：牙源性角化囊性瘤、牙源性钙化囊性瘤、牙成釉细胞瘤、成釉细胞纤维牙本质瘤和成釉细胞纤维牙瘤，认为它们是发育中的牙瘤。

（3）促结缔组织增生型成釉细胞瘤并入成釉细胞瘤中。

（4）骨化性纤维瘤重新命名为牙骨质 – 骨化纤维瘤。

（5）取消了"成釉细胞癌，原发性骨内癌"的亚型，在牙源性癌中增加了一个新病种"非特指型原发性骨内癌"。

表 3-1　牙源性肿瘤分类（2017 版头颈部肿瘤 WHO 分类）

牙源性良性肿瘤	牙本质生成性影细胞瘤
A. 良性牙源性上皮性肿瘤	C. 良性外胚间充质性肿瘤
成釉细胞瘤	牙源性纤维瘤
单囊型	牙源性黏液瘤 / 黏液纤维瘤
骨外 / 外周型	成牙骨质细胞瘤
转移性	牙骨质 – 骨化纤维瘤
牙源性鳞状细胞瘤	**牙源性恶性肿瘤**
牙源性钙化上皮瘤	A. 牙源性癌
牙源性腺样瘤	成釉细胞癌
B. 良性混合性牙源性肿瘤	非特指型原发性骨内癌
成釉细胞纤维瘤	硬化性牙源性癌
牙源性始基瘤	牙源性透明细胞癌
牙瘤	牙源性影细胞癌
混合性	B. 牙源性癌肉瘤
组合性	C. 牙源性肉瘤

第三节　良性牙源性上皮性肿瘤

一、成釉细胞瘤

成釉细胞瘤（ameloblastoma）是颌骨最常见的牙源性上皮性肿瘤，居牙源性肿瘤的第一位，约占 60%，组织病理学变化十分复杂，是呈侵袭性生长的良性肿瘤。它虽然是良性肿瘤，但肿瘤沿骨小梁间隙生长，常导致颌骨膨隆，保守治疗术后复发率高达 60%。目前认为成釉细胞瘤可能来源于前庭板牙源性上皮剩余、异位的牙板上皮剩余、小涎腺的多能细胞和黏膜上皮基底细胞层的多能细胞。成釉细胞瘤除发生于颌骨外，还可发生于牙龈及牙槽黏膜。从成釉细胞瘤的 WHO 分类变化（表 3-2）看，对促结缔组织增生型成釉细胞瘤生物学行为的认识尚不一致。所以在日常病理诊断中，对成釉细胞瘤的病理诊断必须指出具体的临床病理组织学亚型。因为这些成釉细胞瘤亚型不仅在患者年龄、部位、影像学表现方面不同，而且在临床预后、治疗方法上均有不同。

表 3-2　成釉细胞瘤的 WHO 分类变化

时间	成釉细胞瘤的 WHO 分类变化
1992 年（第 2 版）	成釉细胞瘤
	单囊型
	外周型
	促结缔组织增生型
2005 年（第 3 版）	成釉细胞瘤
	实性 / 多囊型
	骨外 / 外周型
	促结缔组织增生型
	单囊型
2017 年（第 4 版）	成釉细胞瘤
	骨外 / 外周型
	单囊型
	转移性

注：将促结缔组织增生型归入成釉细胞瘤。

（一）实性 / 多囊型成釉细胞瘤

实性 / 多囊型成釉细胞瘤（solid or multicystic ameloblastoma）指经典型或骨内型成釉细胞瘤，肿瘤沿颌骨骨小梁间隙侵袭性缓慢生长，使骨质受压吸收变薄。复发率极高。成釉细胞瘤的组织学类型为经典的滤泡型、丛状型及其 4 种变异型，即棘皮瘤型、颗粒细胞型、基底细胞型及角化成釉细胞瘤。上述所列分型与肿瘤的生物学行为并无明确相关性。肿瘤可来源于颌骨内牙源性上皮剩余，也可来源于牙源性囊肿（如含牙囊肿和牙源性角化囊肿）衬里上皮的肿瘤性增生。

1. 临床表现

（1）实性/多囊型成釉细胞瘤占成釉细胞瘤的 10%～15%。其好发于成人，青少年少见，平均发病年龄 38.9 岁，男女发病比例无显著差异，下颌骨多见，上、下颌骨发生比例为 1∶4，颌骨后部多发，下颌磨牙区、下颌升支区为最常见病变部位。

（2）CT 表现：滤泡型和丛状型呈多房改变，其中滤泡型房室大小不均，分隔较多，边缘呈蜂窝状表现；丛状型表现为大囊影，房室大小一致，分隔较少，膨胀改变突出，无蜂窝状改变。受累牙根被吸收、牙槽骨破坏，伴有埋伏牙时似含牙囊肿（图 3-2）。

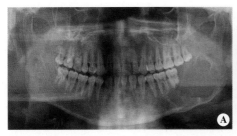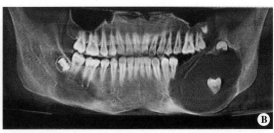

图 3-2　成釉细胞瘤的曲面断层片及 CT 表现

A. 下颌磨牙及升支多房透射影，边界清楚、光滑，可见牙根吸收和牙齿脱落；B. 下颌磨牙及升支单房透射影，似含牙囊肿

2. 病理特征

（1）肉眼特征：肿瘤大小不等，颌骨皮质变薄，压之有乒乓球样感，肿瘤中可含 1 枚或数枚牙齿，实性区灰白色，无硬组织。切面可见多个囊性区，故称为实性型或多囊型。囊性区囊腔大小不一，囊腔内含黄色或褐色液体。

（2）组织学特征：肿瘤实质由两种细胞构成，但组织学结构、细胞变异较大。这些变异中以滤泡型和丛状型最为多见。

1）肿瘤细胞由柱状或立方状似成釉器的内釉上皮细胞和星网状细胞组成。两种细胞排列成团块或条索状，外为柱状或立方状细胞，内为星网状细胞（图 3-3A、B）。

2）滤泡型成釉细胞瘤：似滤泡，肿瘤形成大小不等、形态各异的上皮岛，上皮岛周边细胞呈栅栏状排列，细胞呈柱状、立方状，胞核深染，细胞极性倒置，胞核远离基底膜，胞质较空，形态似前成釉细胞；上皮岛中央区组织疏松，似成釉器的星网状层，细胞呈多边形，有明显的细胞突起。星网状层常发生囊性变，使周边部细胞挤压成扁平状。有时上皮巢旁见增厚的玻璃样变基底膜（图 3-3C、D）。

3）丛状型成釉细胞瘤：肿瘤细胞排列成条索状、网状，宽窄不一，周边部是一层立方或柱状细胞，中心的星网状层细胞少见。间质疏松，富含血管（图 3-3E、F）。

4）棘皮瘤型成釉细胞瘤：肿瘤细胞巢外周细胞呈栅栏状排列，中央区域发生广泛鳞状化生，形成角化珠和充满角化物的微小囊肿（图 3-3G ～ L）。

5）颗粒细胞型成釉细胞瘤：肿瘤上皮巢中央的星网状细胞被嗜酸性颗粒细胞取代，颗粒细胞大，圆形或多边形，胞质丰富，充满嗜酸性颗粒（抗淀粉酶 PAS 染色阳性，电镜下似溶酶体）。有时颗粒细胞型和棘皮瘤型成釉细胞瘤可以混合存在（图 3-3M ～ Q）。

6）基底细胞型成釉细胞瘤：肿瘤细胞以基底样细胞为主，细胞密集成团或呈树枝状，柱状和星网状细胞不明显（图 3-3R、S）。

7）角化成釉细胞瘤：罕见，衬里上皮出现不全角化并伴有乳头状增生。

肿瘤呈一定的侵袭性生长方式，常见肿瘤浸润至周围的骨松质，很少侵犯骨皮质（图 3-3T、U）。

3. 免疫组化　肿瘤细胞不同程度地表达 CK8、CK13、CK14、CK18、CK19（图 3-4）。

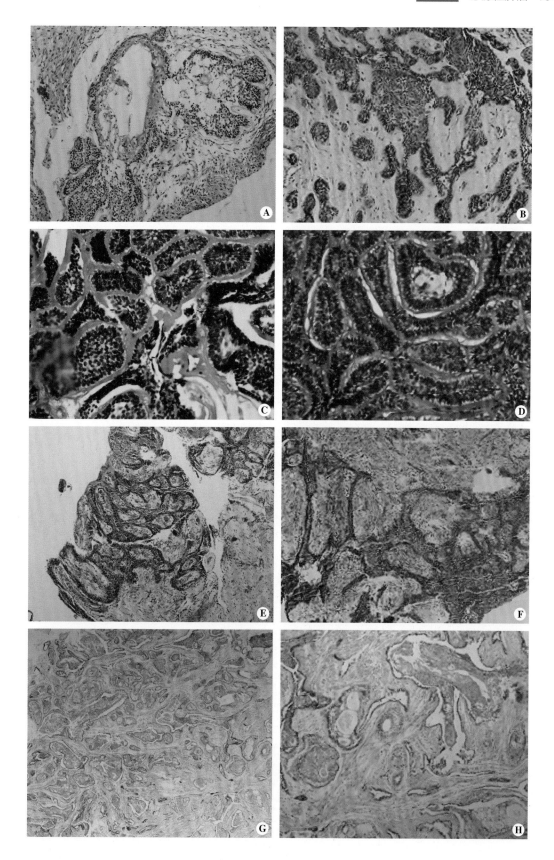

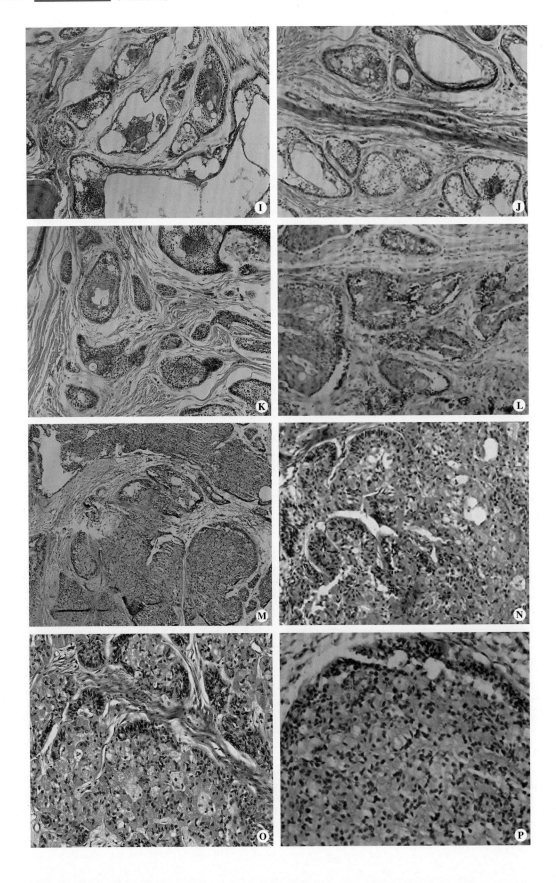

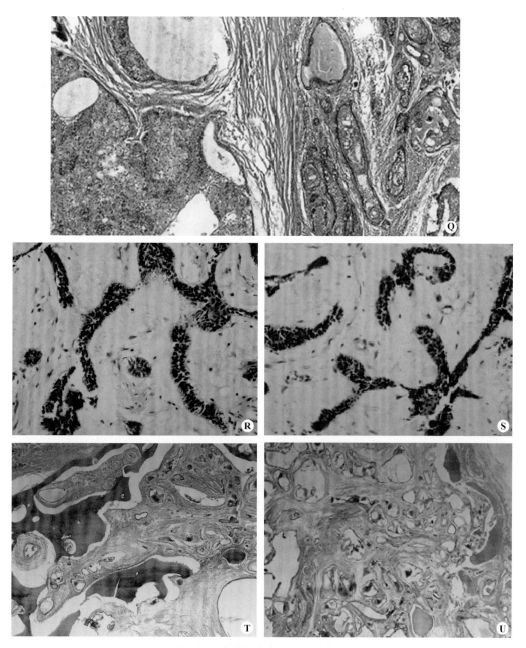

图 3-3　成釉细胞瘤的组织学特征

A、B. 构成肿瘤的两种细胞，外为柱状或立方状细胞，内为星网状细胞，滤泡之间的肿瘤间质为疏松结缔组织；C、D. 滤泡型：肿瘤形成大小、形态不等的牙源性上皮岛，上皮岛外周为栅栏状排列的柱状、立方状细胞，胞核深染，核极性倒置，上皮巢旁见增厚的玻璃样变基底膜；E、F. 丛状型：肿瘤上皮增殖呈网状连接的上皮条索，宽窄不一，其周边部是一层立方或柱状细胞，星网状层细胞少，间质疏松，富含血管；G～L. 棘皮瘤型：肿瘤内出现广泛角化伴多个充满角化物的微小囊肿形成；M～P. 颗粒细胞型：肿瘤上皮巢中央的星网状细胞被嗜酸性颗粒细胞取代；Q. 颗粒细胞型（左侧）和棘皮瘤型（右侧）混合的成釉细胞瘤；R、S. 基底细胞型：肿瘤细胞以基底样细胞为主，缺乏星网状细胞分化，细胞排列成树枝状；T、U. 肿瘤在颌骨松质骨内侵袭性生长

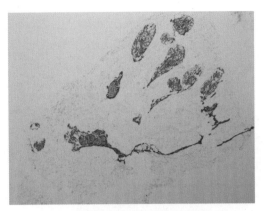

图 3-4 成釉细胞瘤的免疫组化特征
成釉细胞瘤肿瘤细胞表达 CK14

4. 鉴别诊断

（1）成釉细胞癌：多发生于老年人，生长速度快，常有骨皮质穿孔、疼痛或感觉异常，肿瘤细胞具有非典型性，细胞增殖活性高，神经和血管周围侵犯。

（2）牙源性囊肿壁内的牙源性上皮增生：牙源性囊肿的上皮有时增生呈网状，上皮包围疏松的结缔组织，与丛状型成釉细胞瘤相似，囊肿上皮缺乏星网状层，常继发感染，而成釉细胞瘤发生感染少见。

（3）牙源性鳞状细胞瘤：与棘皮瘤型成釉细胞瘤有组织学上的相似性，后者总能见到成釉细胞瘤分化的特点即上皮团巢内见星网状细胞、周边极性倒置的柱状细胞。

（4）牙本质生成性影细胞瘤：肿瘤中见成釉细胞瘤样上皮岛，需与含影细胞的成釉细胞瘤相鉴别，不同的是前者可见灶性钙化及发育不良的牙本质样组织，成釉细胞瘤无釉质和牙体硬组织形成。

5. 治疗与预后 肿瘤在颌骨内侵袭性生长，单纯刮治术复发率高，推荐使用颌骨方块切除或部分切除术及骨缺损的同期修复术。

（二）骨外/外周型成釉细胞瘤

骨外/外周型成釉细胞瘤（ectosteal or peripheral ameloblastoma）是指发生在颌骨外的成釉细胞瘤。发病率不高，肿瘤局限在牙龈、牙槽骨黏膜内，常浸润周围的结缔组织，不侵犯颌骨组织。肿瘤起源于牙源性上皮剩余或口腔黏膜基底细胞。

1. 临床表现

（1）几乎所有的牙源性肿瘤均有骨外型，以骨外型成釉细胞瘤最常见，约占所有成釉细胞瘤的 10%。

（2）患者平均发病年龄为 50 岁（骨内型为 40 岁）。

（3）70% 位于下颌骨，30% 位于上颌骨，与骨内型多见于下颌骨后部不同，骨外型最常见于下颌骨前磨牙区和下颌骨前部。

（4）肿瘤生长缓慢，为无痛、外生性，患者无任何自觉症状，似软组织肿瘤。肿瘤表面黏膜可角化或发生溃疡，牙槽嵴受肿瘤压迫发生浅表性碟状或杯状吸收。

（5）由于肿瘤位置表浅、局限，易早期发现和手术治疗，术后复发率很低。

2. 病理特征

（1）肿瘤直径 0.5～4.5cm，似牙龈颜色。肿瘤切面实性或似海绵状，伴微小囊性变。

（2）肿瘤无包膜，可完全位于牙龈结缔组织内，与表面上皮不相连（图 3-5A），或与黏膜上皮融合或来自黏膜上皮。

（3）组织学表现与骨内型成釉细胞瘤完全相同（图 3-5B）。

3. 免疫组化 CK-pan、CK19 在肿瘤上皮的外周细胞呈不同程度阳性。p63 在中央、外周细胞均呈阳性。

4. 鉴别诊断 牙龈、牙槽黏膜基底细胞癌可能就是外周型成釉细胞瘤。

5. 治疗与预后 手术切除，但安全范围尚未达成共识，手术时将受累牙拔除，可有效防止肿瘤复发。

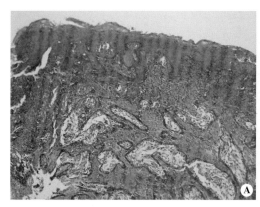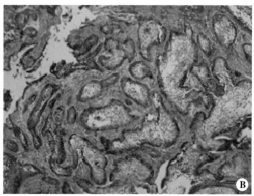

图 3-5 骨外 / 外周型成釉细胞瘤
A. 肿瘤完全位于牙龈结缔组织内；B. 组织学形态与骨内型成釉细胞瘤相同

（三）促结缔组织增生型成釉细胞瘤

促结缔组织增生型成釉细胞瘤（desmoplastic ameloblastoma）是成釉细胞瘤的一种亚型，组织学表现为由分散的上皮巢和显著增生的结缔组织构成，故又被称为伴显著间质增生的成釉细胞瘤，肿瘤罕见，占成釉细胞瘤的 4% ~ 13%，具有特征性的临床、X 线、组织学表现。

1. 临床表现

（1）上、下颌骨发病比例无明显差异，颌骨前牙至第一磨牙区为好发部位。

（2）肿块质硬，边界不清，最大径 2 ~ 5cm。

（3）X 线表现多为多房、边界尚清的密度减低影伴散在密度增高影，多数病例伴有囊性变。

2. 病理特征

（1）大体特征：肿块无明显包膜，切面灰白或灰红、实性半透明状，分切时有砂粒感，混合型者常伴囊性变。

（2）组织学特征

1）肿瘤由分散的上皮巢和显著增生的结缔组织间质构成。

2）主要病理特征是间质中成熟胶原纤维显著增生，呈束状排列，纤维之间散在一些大小不等的条索状、卵圆形或不规则形上皮巢，上皮细胞呈梭形、多边形，上皮巢中央细胞常发生鳞化，这些表现与经典型明显不同。但此瘤的某些特征如上皮巢周边细胞呈柱状，胞核远离基底膜，上皮巢周围组织疏松、呈黏液样，或上皮巢周围存在一层嗜伊红均质物，这些都提示其为牙源性肿瘤。有时部分上皮巢呈成釉器样结构，这为诊断成釉细胞瘤进一步提供了依据。肿瘤周边有骨小梁吸收和新骨形成（图 3-6）。

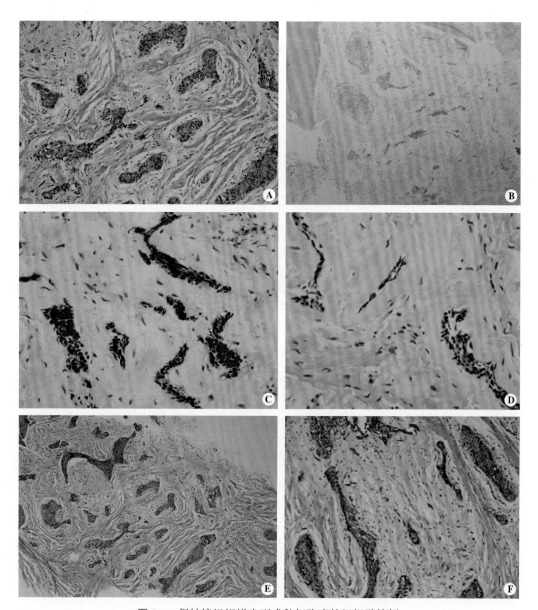

图 3-6　促结缔组织增生型成釉细胞瘤的组织学特征

A. 肿瘤间质显著增生的成熟胶原纤维呈束状排列；B～F. 上皮巢散在胶原纤维中，大小不等，呈条索状、卵圆形或不规则形；
B. 肿瘤周边有新骨形成；E、F. 上皮巢中央鳞化；F. 上皮巢呈成釉器样结构，周边细胞呈柱状，胞核远离基底膜，上皮巢周围
组织疏松，呈黏液样

　　3. 免疫组化　肿瘤上皮表达 CK-pan，不表达 desmin、S-100、Vim。

　　4. 鉴别诊断　牙源性鳞状细胞瘤与促结缔组织增生型成釉细胞瘤的共同组织学特征是二者都有丰富的纤维结缔组织间质，上皮巢伴鳞化。后者影像学为透射、阻射混合影，牙根吸收常见，细胞较小，呈梭形、多角形，上皮巢不规则，有细长的分支突起，上皮巢旁常见黏液样变性，局部有经典型成釉细胞瘤的特征。前者影像学为透射影，上皮巢呈圆形、椭圆形，细胞较大，呈多边形，有较多胞质，无经典型成釉细胞瘤的特征。

5. 治疗与预后 手术切除，可有复发。

（四）单囊型成釉细胞瘤

单囊型成釉细胞瘤（unicystic ameloblastoma）年轻人多见，为下颌磨牙区及升支部多发、刮治术后复发率较低的良性囊性牙源性肿瘤，影像学上为颌骨的单囊性病变，组织学上囊壁内衬上皮呈成釉细胞瘤样（Ⅰ型），上皮还可增生并呈结节状突入腔内（Ⅱ型）和（或）浸润结缔组织（Ⅲ型），但不浸润周围骨组织，是一种侵袭性相对较低的亚型。

1. 临床表现

（1）单囊型成釉细胞瘤占成釉细胞瘤的 5% ～ 15%，男性比女性多见。

（2）患者年龄 7 ～ 55 岁，中位年龄 27.5 岁（总体成釉细胞瘤的平均发病年龄 45 岁）。

（3）绝大多数病例发生在下颌骨，以磨牙及升支部最为常见，与下颌第三磨牙阻生有关。

（4）几乎所有病例均表现为颌骨膨隆，可伴牙齿松动移位，合并感染时可出现颌骨肿胀、疼痛等症状。

（5）CT 表现多为颌骨内单囊性低密度影，囊肿包绕压根，可见牙根截断状吸收，界限清楚，有时可见骨皮质破坏甚至发生病理性骨折（图 3-7）。

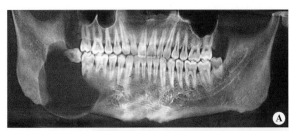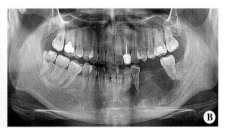
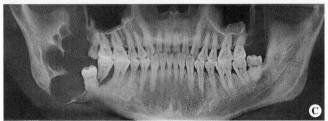

图 3-7 单囊型成釉细胞瘤的 CT 表现

A. 单囊型Ⅰ型：颌骨内单囊性低密度影；B. 单囊型Ⅱ型：颌骨内单囊性低密度影；C. 单囊型Ⅲ型：颌骨内单囊性低密度影

2. 病理特征

（1）单囊型成釉细胞瘤多表现为含液体的灰白色囊肿样病变，可见囊肿附着于一牙的牙颈部，此牙常为下颌第三磨牙。囊内壁光滑或局部见突向囊腔的结节。

（2）单囊型成釉细胞瘤依据肿瘤组织学结构特点的不同，分为三种组织学亚型。

Ⅰ型/单纯囊肿型或上皮内型：囊壁上皮衬里呈成釉细胞瘤的典型形态学特点，即基底细胞远离基底膜，表层细胞排列疏松（图 3-8A ～ F），纤维结缔组织囊壁内无肿瘤浸润。

Ⅱ型/腔内型：上皮衬里同Ⅰ型，同时伴囊腔内瘤结节形成，瘤结节多呈丛状型成釉细胞瘤的特点，Ⅱ型也被称丛状单囊型成釉细胞瘤，纤维结缔组织囊壁内无肿瘤浸润（图3-8G、H）。

　　Ⅲ型/壁型：表现为滤泡型或丛状型成釉细胞瘤的特点，即肿瘤上皮浸润至纤维结缔组织囊壁内，浸润的范围和深度变化较大，可伴或不伴囊腔内瘤结节形成（图3-8I～K）。

　　（3）衬覆上皮的表现有时并非均匀一致，部分区域可缺乏成釉细胞瘤的特点，而呈较薄的、无特征的非角化上皮（图3-8L）；当伴有感染时，上皮往往增厚，部分区域似复层鳞状上皮（图3-8M、N），上皮钉突呈不规则状增殖，同时纤维囊壁中有多少不等的炎症细胞浸润，间质黏液样变。纤维囊壁内常可见程度不一的上皮下玻璃样变或透明带。

　　（4）对单囊型成釉细胞瘤的手术标本需充分取材和连续切片，以确定囊壁是否存在肿瘤上皮浸润，从而指导临床进行术后二期处理。

　　3. 免疫组化　钙网膜蛋白（calretinin）是肿瘤性成釉细胞上皮较特异的标志物，在单囊型和实性/多囊型成釉细胞瘤阳性表达，而牙源性角化囊肿及含牙囊肿不表达。p63 在基底层细胞及部分表层上皮细胞均可阳性表达。

　　4. 鉴别诊断

　　（1）含牙囊肿：与单囊型成釉细胞瘤有相似的临床、影像学表现，但含牙囊肿内衬上皮为较薄的复层鳞状上皮，似缩余釉上皮，无成釉细胞瘤特点。

　　（2）根尖囊肿：丛状单囊型成釉细胞瘤局部可表现为似根尖囊肿的上皮增生，但根尖囊肿常和死髓牙根尖关系密切，囊壁常伴炎症细胞浸润，腔内无成釉细胞瘤样增生结节。

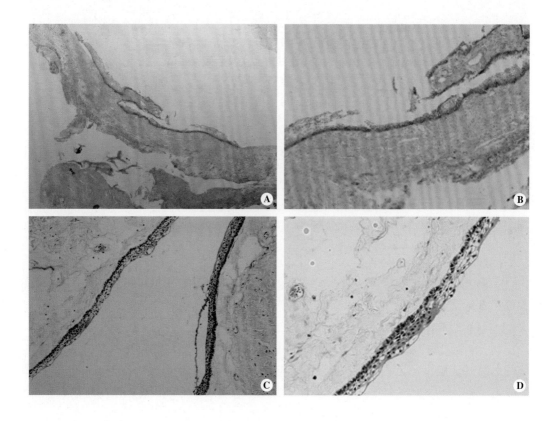

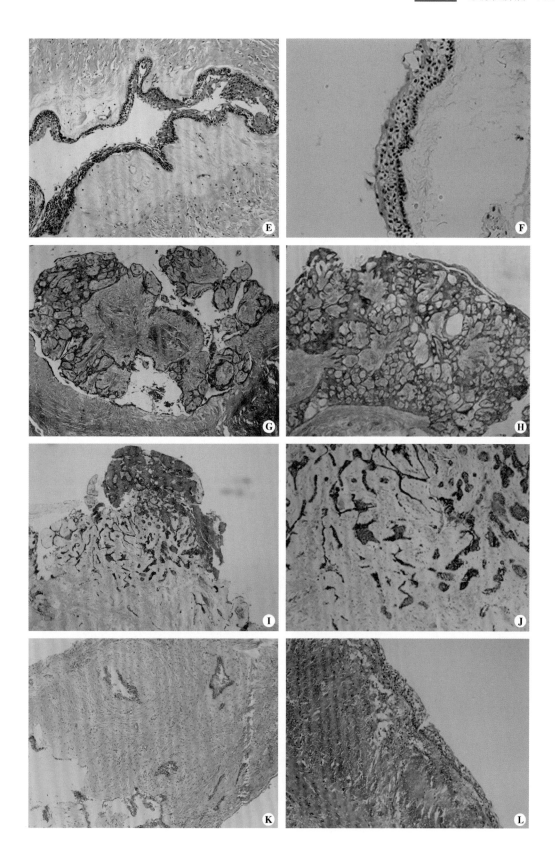

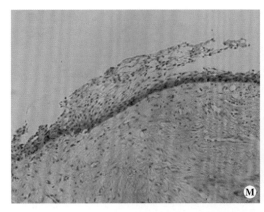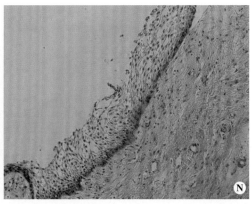

图 3-8　单囊型成釉细胞瘤的组织学特征

A ～ F. 单囊型 I 型：囊壁上皮衬里呈成釉细胞瘤的形态学特点，基底细胞远离基底膜，表层细胞排列疏松；G、H. 单囊型 II 型：
上皮衬里同 I 型，囊腔内瘤结节形成，瘤结节呈丛状型成釉细胞瘤特点；I ～ K. 单囊型 III 型：肿瘤上皮浸润至结缔组织囊壁内，
囊腔内见瘤结节；K. 肿瘤上皮浸润至纤维结缔组织囊壁，囊腔内未见瘤结节；L. 内衬上皮部分区域可缺乏成釉细胞瘤的特点，
呈较薄的、无特征的非角化上皮；M、N. 囊壁内衬上皮增厚似复层鳞状上皮，间质黏液样变

（3）牙源性角化囊肿：牙源性角化囊肿上皮的基底细胞可呈栅栏状排列，胞核深染，远离基底膜，但基底上细胞无空泡化，而是小的多角形嗜酸细胞，胞核大，表层波浪状伴过度不全角化，纤维囊壁内有时可见子囊。

5. 治疗与预后　I 型及 II 型单囊型成釉细胞瘤行刮除术或减压术，不复发或复发率较低，III 型单囊型成釉细胞瘤具有局部侵袭性，治疗方法同实性成釉细胞瘤。

（五）转移性成釉细胞瘤

转移性成釉细胞瘤（metastasizing ameloblastoma）极为少见，其转移灶主要见于肺、淋巴结及骨等。常见于反复手术治疗或术后病程较长的成釉细胞瘤患者，其原发病灶多位于下颌，组织学类型为实性或多囊型成釉细胞瘤，转移灶也具有良性组织学表现。组织学上，原发瘤和转移瘤均与经典型成釉细胞瘤无明显差异。所以转移性成釉细胞瘤的主要恶性表现在临床行为，而不是组织学特点。当转移灶组织学上存在异型性时应考虑是成釉细胞癌的转移。

二、牙源性鳞状细胞瘤

牙源性鳞状细胞瘤（squamous odontogenic tumor）是一种组织学不具备牙源性上皮特征的良性牙源性上皮肿瘤，具有相对独特的临床病理特征，影像学表现为相邻牙根之间的三角形或半圆形透射影，组织学上可见分化良好的鳞状上皮岛分布于成熟结缔组织中。其组织学发生与马拉瑟（Malassez）上皮剩余（牙周上皮剩余）有关。

1. 临床表现

（1）牙源性鳞状细胞瘤十分少见，病例报道数尚不足 50 例。

（2）患者年龄分布较广，为 8 ～ 74 岁，平均年龄 38 岁，男性比女性略多见。

（3）肿瘤通常见于颌骨内，以上颌切牙 – 尖牙区和下颌前磨牙区多见。骨外型少见。

（4）本病无特殊临床表现，病程长者颌骨膨隆，受累牙齿松动、局部疼痛。

（5）X线表现为相邻牙牙根之间的三角形或椭圆形放射透光区。上颌肿瘤可侵犯上颌窦。

2. 病理特征

（1）肉眼特征：送检肿瘤组织常为刮治术破碎标本，灰白、质实。

（2）组织学特征

1）成熟的纤维组织间可见分化成熟的鳞状上皮岛，上皮岛近似圆形或椭圆形，大小不等，鳞状上皮岛外周为立方状或扁平基底细胞，不呈栅栏状排列，且胞核不远离基底膜，上皮岛中心可见微囊、个别角化物及少许钙化，缺乏星网状细胞（图 3-9）。

2）肿瘤与周围组织分界相对清楚。

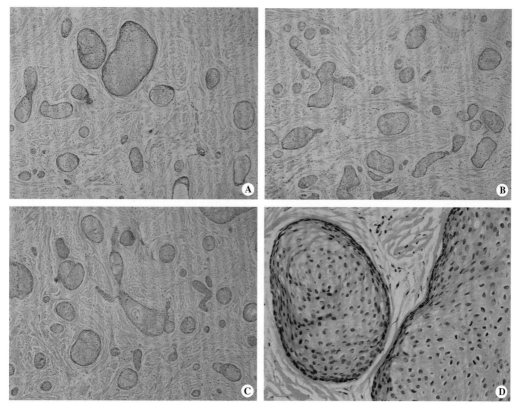

图 3-9 牙源性鳞状细胞瘤的组织学特征

A、B. 上皮岛近似圆形或椭圆形，大小不等；C. 肿瘤间质为成熟的纤维组织；D. 鳞状上皮岛外周为立方状或扁平基底细胞，不呈栅栏状排列，且胞核不远离基底膜

3. 免疫组化 鳞状细胞 CK-pan、CK5/6、p63 均呈阳性，p53 呈阴性；Ki-67 增殖指数常 < 3%；但鳞状细胞团周围的扁平上皮 Ki-67 增殖指数略高。

4. 鉴别诊断

（1）促结缔组织增生型成釉细胞瘤：二者的共同点是都有丰富的纤维间质，但上皮成分不同，牙源性鳞状细胞瘤的鳞状上皮巢呈圆形、椭圆形，细胞较大、多边形，胞质丰富，无牙源性上皮特点；促结缔组织增生型成釉细胞瘤细胞较小、梭形或多角形，上皮巢不规则，有细长分支上皮巢旁常见黏液样变性，总能见到一些星网状细胞、周边极性倒置的柱状细胞。

（2）棘皮瘤型成釉细胞瘤：二者的共同点是上皮伴鳞状分化，但棘皮瘤型成釉细胞瘤具有典型的成釉细胞瘤特点，即上皮岛外周基底细胞核呈栅栏状排列且远离基底膜，上皮岛中央出现星网状分化，而牙源性鳞状细胞瘤无此特点。

（3）骨内原发的鳞状细胞癌：胞核具有异型性，核分裂象多见，牙源性鳞状细胞瘤细胞分化相对成熟，似正常鳞状上皮，胞核无明显异型性，核分裂象极少见。

5. 治疗与预后　牙源性鳞状细胞瘤为良性肿瘤，保守性刮治手术治疗即可，术后复发率低。

三、牙源性钙化上皮瘤

牙源性钙化上皮瘤（calcifying epithelial odontogenic tumor）具有独特的貌似恶性组织学形态的牙源性上皮肿瘤。组织形态较为单一，以嗜酸性、多边形、多形性细胞构成的不规则上皮巢为特征，并可见淀粉样物质沉积。瘤细胞形态似成釉器的中间层细胞，故有研究者认为其来源于成釉器的中间层细胞；因肿瘤中常见伴随的埋伏牙，故也可能来源于埋伏牙的缩余釉上皮。

1. 临床表现

（1）牙源性钙化上皮瘤是少见的牙源性肿瘤。

（2）患者年龄分布广，平均年龄 36.9 岁，无明显性别差异。

（3）多数病例位于颌骨内，下颌骨更多见，骨外病变偶见，多见于前牙区。磨牙区和前磨牙区是最常见的部位。

（4）临床上，骨内病变肿瘤生长缓慢，表现为无痛性肿块，导致面部畸形、磨牙区和前磨牙区牙齿松动、移位；骨外病变表现为前牙区牙槽突表面无痛、质硬、生长缓慢的无蒂肿块。

（5）X 线表现多为颌骨内含透射 / 阻射混合影，透射影不规则、呈单房或多房，阻射影可伴有埋伏牙或大小不等钙化物。钙化影远离埋伏牙牙冠，其间仍可有条索状影相连接，呈"风吹积雪样"。

2. 病理特征

（1）病变区颌骨膨大，肿瘤大部分无包膜，浸润周围骨。切面灰白、灰黄色，实性、致密，并见多少不等的钙化，常含埋伏牙。

（2）镜下特征

1）病变特征：肿瘤组织形态较为单一，瘤细胞多形、似恶性，排列成片状和岛状。

2）肿瘤细胞呈多边形，胞质丰富、嗜酸性，细胞间桥明显，细胞界限清楚，胞核大、呈圆形或卵圆形，多形性，双核、多核、巨型核常见，核多形性明显，核仁清楚，核分裂象罕见，易误诊为低分化腺癌。肿瘤细胞之间见嗜酸性均质状淀粉样物沉积（刚果红染色阳性）及同心圆状钙化。间质为成熟的纤维结缔组织，常发生退变。钙化可多可少，有时还可见牙骨质样硬组织（图 3-10A ～ D）。

3）骨外型的组织形态与骨内型相似，但肿瘤上皮多表现为条索状、小巢状，钙化少见（无钙化型）。

4）组织学变异型：无钙化型、透明细胞型、含牙骨质样成分型、含朗格汉斯细胞型及牙源性钙化上皮瘤 – 牙源性腺样瘤杂合瘤（图 3-10E、F）、色素型、恶性型。

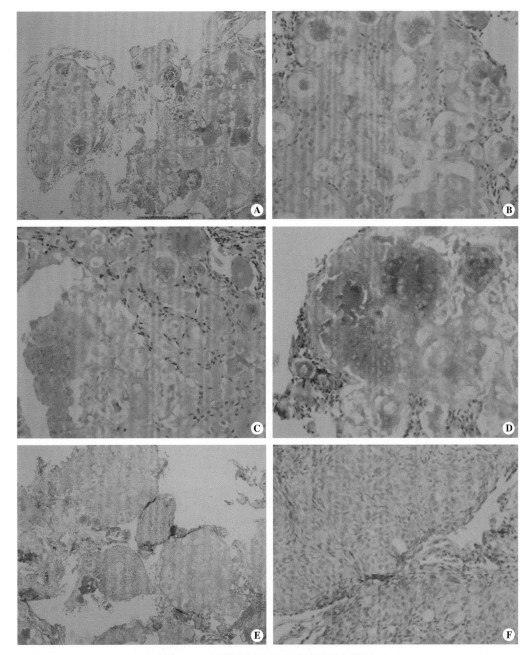

图 3-10 牙源性钙化上皮瘤的组织学特征

A ～ D. 瘤细胞呈不规则上皮团片、条索状排列，瘤细胞团片中央或其外周可见嗜酸性均质状淀粉样物沉积及钙化；E. 牙源性
钙化上皮瘤 – 牙源性腺样瘤杂合瘤；F. 牙源性腺样瘤区（高倍）

3. 免疫组化 上皮细胞表达 p63 和高分子量角蛋白，CK18、Vim、calponin、S-100、

CD1a、CD10、Ki-67 呈阴性。

4. 鉴别诊断　牙源性钙化上皮瘤的诊断应结合病变部位、X 线和组织学表现等方面综合考虑，尤其是特征性淀粉样物质沉积和钙化，诊断一般不难。

（1）骨内原发性或转移性鳞状细胞癌：二者具有相同的组织学特征，如多形性核、存在细胞间桥，且免疫组化表达相同。但鳞状细胞癌细胞核异型，可见病理性核分裂象。牙源性钙化上皮瘤上皮细胞核异型性较大，但核分裂象罕见，上皮细胞间总能见到淀粉样物及钙化。

（2）含透明细胞的肿瘤：透明细胞型牙源性钙化上皮瘤要与牙源性透明细胞癌、黏液表皮样癌、转移性肾细胞癌相鉴别。免疫组化染色对鉴别诊断非常有帮助，涎腺肿瘤表达 CK18、calponin、S-100，转移性肾透明细胞癌表达 CD10、CK18、Vim。牙源性钙化上皮瘤不表达上述标志物。

5. 治疗与预后　牙源性钙化上皮瘤具有局部侵袭性，采用颌骨部分切除术可防止复发，需术后长期随访。

四、牙源性腺样瘤

牙源性腺样瘤（adenomatoid odontogenic tumor）为年轻人好发、上颌尖牙区多见、包膜完整、X 线表现似含牙囊肿、组织学结构多样的良性牙源性上皮性肿瘤。肿瘤来源于成釉器、含牙囊肿的衬里上皮、未萌出牙缩余釉上皮。

1. 临床表现

（1）牙源性腺样瘤少见，约占全部牙源性肿瘤的 6%。

（2）本病好发于上颌骨前部，以上颌单尖牙区最多见。女性比男性多见，青年人好发，超过 30 岁者少见。骨外型少见。

（3）临床表现为颌面部或牙龈缓慢生长的肿块，因肿块常较小，一般无明显症状。

（4）影像学表现似含牙囊肿，为围绕阻生齿牙冠的边界清楚的单房透射影，可见钙化灶（图 3-11）。

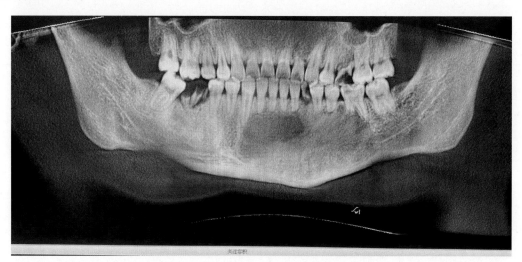

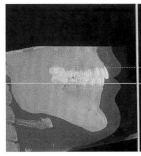
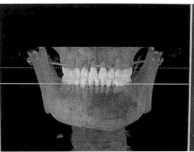
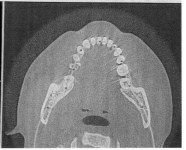

图 3-11　牙源性腺样瘤的 CT 表现
下颌前牙区单房透射影伴钙化

2. 病理特征

（1）肿瘤囊性或囊实性，腔内含牙齿，有完整的较厚包膜，可见钙化（图 3-12A）。

（2）肿瘤上皮可形成结节状、腺管状、梁状或筛状、小结节状结构（图 3-12B ～ G）。

1）梭形或立方形上皮细胞排列成结节状实性细胞巢，形成玫瑰花样结构，瘤细胞之间有嗜酸性无定形物质（图 3-12B ～ D）。

2）柱状或立方形上皮细胞形成腺管状结构，胞核远离腔面，腔内可有嗜酸性物质和（或）细胞碎屑（图 3-12E）。

3）圆形或梭形细胞排列成梁状或筛状结构，见于肿瘤周边部或实性细胞巢之间（图 3-12F、G）。

4）多边形、鳞状细胞组成的嗜酸性小结节，其中鳞状细胞核轻度多形，有细胞间桥、钙化团块及淀粉样物质沉着，这些结构似牙源性钙化上皮瘤，因此称为牙源性钙化上皮瘤样区（图 3-12H、I）。

5）肿瘤内还可见发育不良的牙本质、釉基质和牙骨质样物。

6）肿瘤间质成分不多。

3. 免疫组化　肿瘤细胞上皮成分表达 CK-pan、p40、CK18、p63、HMWCK、CK14、CK17 等上皮标志物，间质成分表达 Vim。

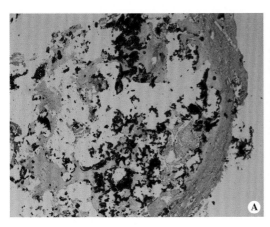
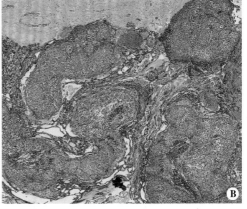

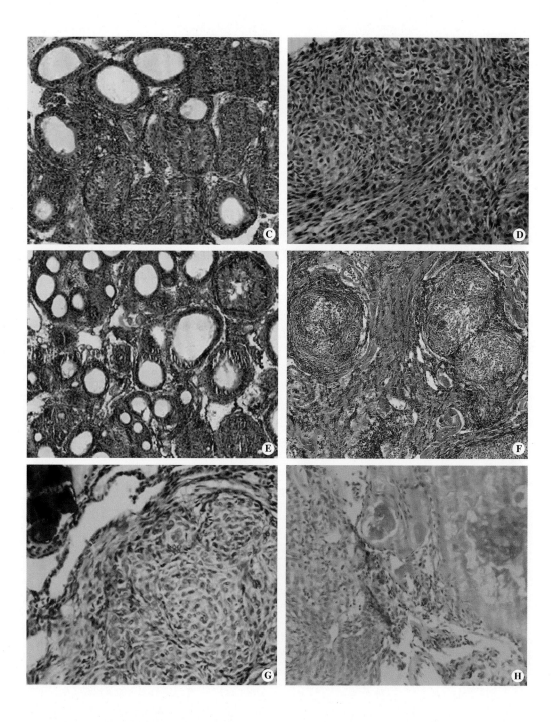

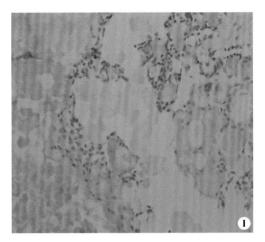

图 3-12 牙源性腺样瘤的病理特征

A. 肿瘤有完整的厚包膜伴钙化；B. 梭形或立方状上皮形成实性细胞巢结构；C. 梭形或立方状上皮形成玫瑰花样结构；D. 细胞间见嗜酸性无定形物质；E. 腺管状结构；F、G. 梁状或筛状结构，位于实性细胞巢之间；H. 牙源性腺样瘤（左下）局部呈牙源性钙化上皮瘤改变（右上）；I. 牙源性钙化上皮瘤区（高倍）

4. 鉴别诊断 成釉细胞瘤通常无包膜，呈浸润性生长，形成牙板或成釉器样结构，不含牙龈组织，肿瘤由柱状或立方状似成釉器的内釉上皮细胞和星网状细胞构成，两种细胞排列成上皮岛或条索状，上皮岛周边细胞细长、呈栅栏状排列，胞核远离基底膜。牙源性腺样瘤有完整包膜，生长局限，无星网状细胞，梭形和立方状上皮细胞排列成玫瑰花样、腺管状结构。成釉细胞瘤柱状细胞位于肿瘤细胞巢的外周，胞核远离基底，而牙源性腺样瘤的柱状细胞在肿瘤内部形成腺管状结构，胞核远离腔面。

5. 治疗与预后 刮治手术后一般不复发，预后良好。

第四节　良性混合性牙源性肿瘤

一、成釉细胞纤维瘤

成釉细胞纤维瘤（ameloblastic fibroma）是一种真性混合性牙源性良性肿瘤，由同时增生的牙源性上皮和幼稚的间叶组织组成，但不伴牙釉质和牙本质生成。该肿瘤发生率不高，占全部牙源性肿瘤的 1.5% ～ 6.5%。肿瘤具有一定的复发、恶变潜能。

1. 临床表现

（1）发病年龄从出生后 7 周到 57 岁，平均发病年龄为 14.9 岁，男女发病比例为 1.4∶1。

（2）下、上颌骨的发病比例为 3.3∶1，下颌骨的磨牙区最为好发，占 80% ～ 90%，上颌骨也以磨牙区多见。

（3）肿瘤生长缓慢，无自觉症状，逐渐出现颌骨肿胀膨隆及牙齿松动，牙根吸收少见，部分病例是在常规 X 线检查时偶然发现的，可伴疼痛及下唇麻木等症状。

（4）X 线表现为界限清楚的囊性透射影，颌骨皮质骨变薄，囊内可含埋伏牙，颌骨膨胀明显但一般无皮质穿破及牙根吸收现象。多伴有牙齿的萌出障碍。

2. 病理特征

（1）病变绝大多数呈实性、卵圆形，包膜完整光滑，切面质地韧而均匀，少数患者伴囊性变。

（2）肿瘤含上皮和间叶两种成分。上皮成分似成釉细胞瘤，呈岛状和条索状排列，其周边部分细胞呈立方状和柱状，中央部分似星网状层，但细胞数量极少，部分病例上皮成分似牙板结构，细胞呈圆形、立方状，排列成细长条索状；间叶成分为富含圆形、多角形细胞的幼稚结缔组织，似牙乳头结构（图 3-13）。

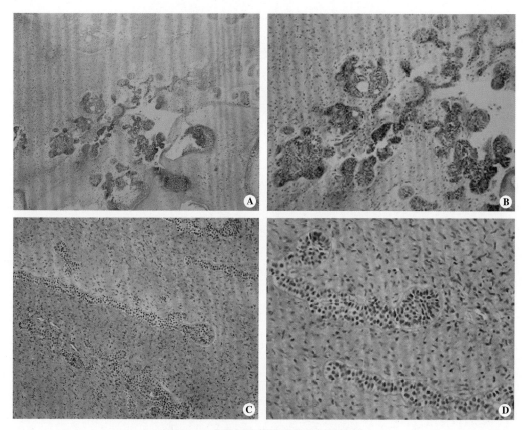

图 3-13　成釉细胞纤维瘤的组织学特征

A、B. 肿瘤上皮呈岛状排列，星网状层不明显；C、D. 肿瘤上皮呈条索状排列，似牙板结构；A～D. 间叶成分为幼稚结缔组织，似牙乳头

（3）上皮成分囊性变及鳞状化生比成釉细胞瘤少见。

（4）由于肿瘤含有牙源性上皮和间叶成分，可见牙源性上皮和间叶组织之间相互诱导的痕迹，在上皮和结缔组织之间的界面可见狭窄的无细胞带和玻璃样变的透明带。

（5）上皮、间叶组织中均可见核分裂象，当核分裂象增多、细胞核有异型时，要注意与恶性成釉细胞瘤相鉴别。

3. 免疫组化　上皮成分 CK8、CK13、CK14、CK18、CK19 不同程度阳性，间质细胞 Vim 阳性。

4. 鉴别诊断 成釉细胞纤维瘤的上皮和间叶成分的组织学特征均与成釉细胞瘤不同。从上皮成分来看，成釉细胞纤维瘤中，肿瘤上皮形成岛状、条索状的双层细胞上皮条索，少见大巢、棘皮瘤样改变、囊性变，星网状细胞少；从间叶成分看，成釉细胞瘤为富含血管的胶原结缔组织（图3-14），成釉细胞纤维瘤为幼稚结缔组织，富含细胞，似牙乳头。

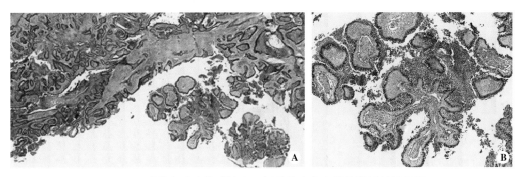

图 3-14　成釉细胞瘤伴囊性变，间质为富含血管的胶原结缔组织

5. 治疗与预后 年龄小、病灶小的病例只需行刮除或摘除术，病灶较大的病例行颌骨扩大切除术。少数可复发转变为成釉细胞瘤，也可恶变为成釉细胞纤维肉瘤或牙源性纤维肉瘤。

二、牙源性始基瘤

牙源性始基瘤（primordial odontogenic tumor，POT）为颌骨罕见病变，由 Mosqueda-Taylor 等于 2014 年首次描述，被增列在 2017 版头颈部肿瘤 WHO 分类中良性混合性牙源性肿瘤部分，迄今为止，仅报道 7 例。与已知的病种诊断均不相符（如成釉细胞纤维瘤、牙源性黏液瘤、牙源性纤维瘤和牙滤泡增生等），故提出"牙源性始基瘤"这一术语来命名这种独特的新型肿瘤。患者年龄 3 ~ 19 岁，平均年龄 12.5 岁。下颌骨发生多于上颌骨。与未萌出的磨牙（多为下颌第三磨牙）相关。X 线检查表现为病变呈边界清楚的单灶性透光区。组织学上，病变模拟牙齿发育的早期阶段，缺乏牙齿硬组织。肿瘤由类似于牙乳头的疏松纤维结缔组织和围绕在肿瘤周围的似成釉器的单层立方、柱状内釉上皮细胞构成。临床易误诊为软组织牙瘤或牙源性肿瘤。术后随访 6 个月至 20 年无复发。免疫组化显示上皮成分 CK-pan、CK5、CK14 及 CK19 阳性，而 CK18、CK20 阴性，牙源性间质标志物神经上皮干细胞蛋白（nestin）在间叶细胞中呈阳性。

三、牙瘤

牙瘤（odontoma）是最常见的牙源性肿瘤，儿童、青少年多见，但非真性肿瘤，是成牙组织的发育畸形或错构瘤，瘤内有高分化的牙釉质、牙本质、牙骨质和牙髓。病变似正常牙齿的生长期、钙化期、萌出期（常阻生），当牙瘤完全钙化后其生长停止，具有自限性。根据这些组织排列不同，可分为混合性牙瘤（complex odontoma）和组合性牙瘤（compound odontoma）。混合性牙瘤牙体组织成分排列紊乱，相互混杂；组合性牙瘤牙釉质、牙本质、牙骨质和牙髓排列似正常牙齿。两型均与未萌出的牙齿相连，部分病例伴发感染、囊肿和肿瘤（如牙源性钙化囊肿、成釉细胞瘤、成釉细胞纤维瘤、牙源性腺样瘤）。

（一）混合性牙瘤

1.临床表现

（1）患者发病年龄宽泛，多见于儿童和青少年，平均发病年龄 10～19 岁，无明显性别差异。

（2）上、下颌骨均可发生，以下颌骨磨牙区、前磨牙区多见，病变位于颌骨的牙槽。

（3）肿瘤生长缓慢，一般无临床症状，多在常规 X 线检查颌骨时偶然发现，伴邻牙阻生、牙齿移位。肿瘤体积较大时，颌骨膨胀、面部不对称。

（4）CT 表现随病变发育期、矿化程度不同而异，病变大多位于牙根之间，边界清楚，为放射透光区或中央阻射团块、外周放射透射区，或不规则的放射状阻射团块、外周纤细的放射透射区（图 3-15）。

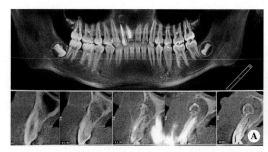
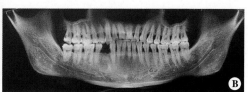

图 3-15　混合性牙瘤的 CT 及曲面断层片表现

A.上颌前牙区中央团块状阻射影、外周透射影；B.下颌前磨牙不规则放射、阻射团块影

2.病理特征

（1）肉眼观：白色、黄色骨样硬组织，无固定形状，一般直径在 1cm 左右。

（2）镜下观：混合性牙瘤分化较幼稚，片块状的牙本质、牙釉质、牙骨质排列紊乱，无典型的牙结构。分化相对成熟的混合性牙瘤可见影细胞和缩余釉上皮、含牙本质小管的牙本质。牙瘤外周存在软组织包膜（图 3-16）。

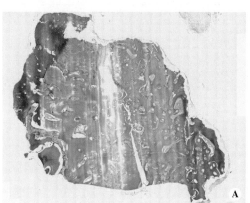
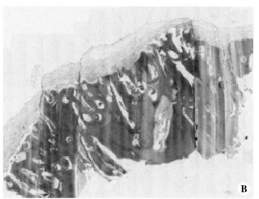

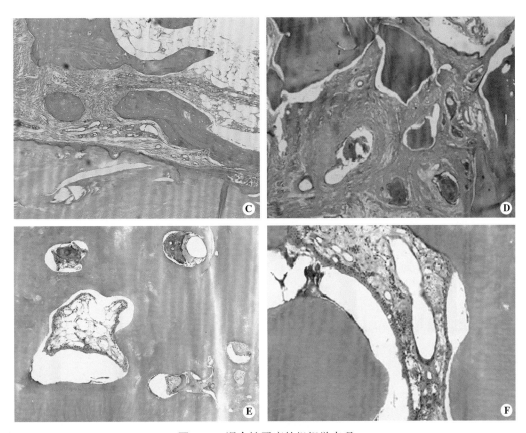

图 3-16 混合性牙瘤的组织学表现

A. 低倍镜下牙体组织排列紊乱；B. 牙瘤外周存在软组织包膜；C. 可见片状红染的牙本质组织；D. 红染的牙本质样组织，团块之间或内部有大小不等的椭圆形或不规则腔隙，腔隙内为釉质脱矿后遗留的空白区；E、F. 混杂排列的带嗜碱性线的牙骨质样组织、牙髓和牙本质

（二）组合性牙瘤

1. 临床表现

（1）患者发病年龄 6 个月至 73 岁，多为儿童、青少年，平均年龄 17～20 岁，无明显性别差异。

（2）下颌骨比上颌骨多见，常见于颌骨切牙 - 尖牙区。外周型罕见。

（3）肿瘤生长缓慢，多无症状。

（4）常可通过拍曲面断层片先确诊，曲面断层片显示形态各异、数目不一的牙样物堆积在一起（图 3-17），邻牙错位。

2. 病理特征

（1）肉眼观：送检材料为多枚牙齿样物，部分区域可见软组织包膜。包膜内见许多牙齿样物，大小不一、形状各异，数目由数个至数十个。体积可由米粒大到接近正常牙齿大（图 3-18）。

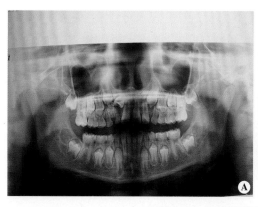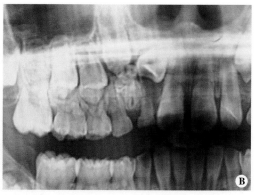

图 3-17 组合性牙瘤的曲面断层片表现

病变位于右侧上颌前磨牙，牙齿阻生，牙根侧方见形态不规则的高密度影，可见形态各异、数目不一的牙样物堆积在一起

（2）镜下观：组合性牙瘤形状与正常牙齿不同，但牙齿硬组织的排列和正常牙齿相似。可见各种不同切面的牙齿样结构，并分散于纤维结缔组织中。肿瘤分化相对较成熟，牙釉质、牙本质、牙骨质和牙髓的排列方式如同正常牙。由于脱钙，牙表面的成熟釉质帽常消失不见，但仍可见数量不等的釉基质。另外可见数量不等的牙骨质样物、牙乳头组织、牙源性上皮混杂排列（图 3-19）。

3. 免疫组化　肿瘤上皮条索、星网状细胞 CK7、CK14 阳性。

4. 鉴别诊断

（1）发育期的混合性牙瘤与成釉细胞纤维牙瘤或成釉细胞纤维牙本质瘤相鉴别。牙瘤患者多为儿童，肿块界限清楚、球形，多位于未萌出牙表面，有相应牙缺失。成釉细胞纤维瘤患者多为儿童和青少年，病变呈多房透射影，不伴阻射影，呈进行性生长，无自限性。

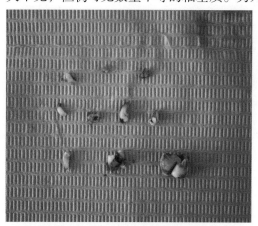

图 3-18 组合性牙瘤的大体特征

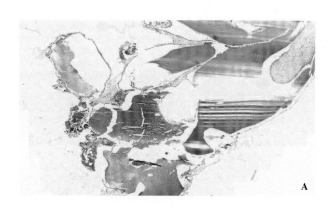

A

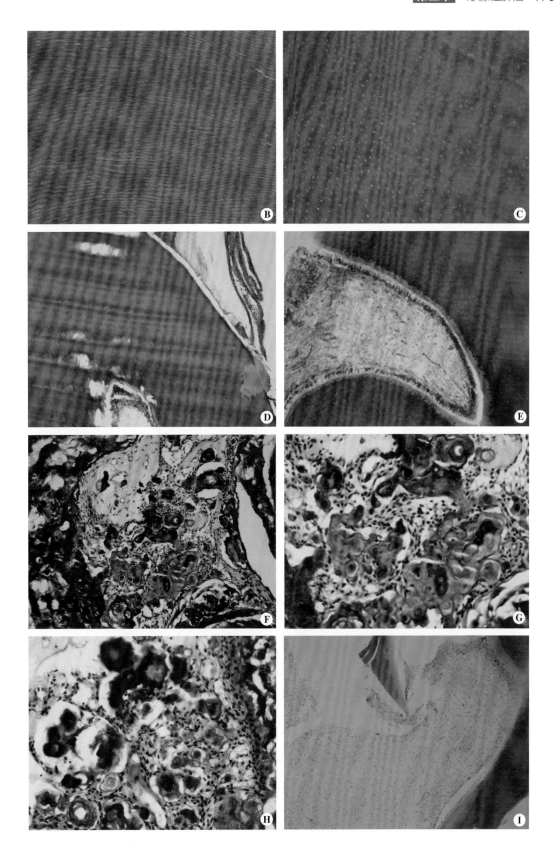

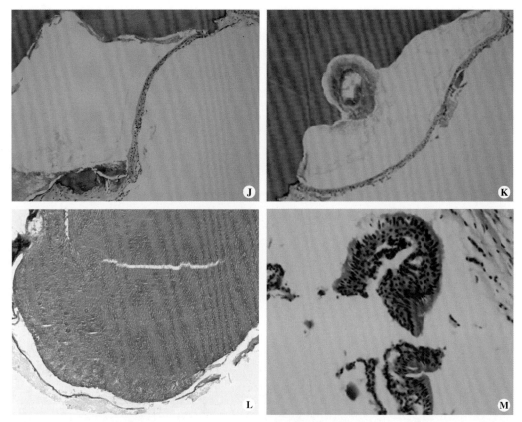

图 3-19　组合性牙瘤的组织学特征
A. 镜下肿瘤由分化相对较成熟的牙样结构组成，牙釉质、牙本质、骨质和牙髓的排列方式如同正常牙，可见较薄的软组织包膜；B、C. 牙釉质；D、E. 发育良好的牙本质；F～H. 牙骨质样小体；I. 发育良好的牙本质和牙髓；J～L. 软组织包膜内见牙源性上皮条索，似缩余釉上皮；M. 高倍镜下部分呈高柱状细胞排列，似成釉细胞

（2）混合性牙瘤：要与其他钙化显著的颌骨病损相鉴别。

5. 治疗与预后　肿瘤下方的阻生恒牙多可保留，如不伴阻生牙，病变小、无症状，可暂不手术。

四、牙本质生成性影细胞瘤

牙本质生成性影细胞瘤（dentinogenic ghost cell tumor）是一种十分少见的良性牙源性肿瘤和含影细胞的病变，目前报道不足 50 例。组织学上纤维结缔组织间质中可见良性牙源性上皮成分、影细胞和发育不良的牙本质。有限的病例数提示肿瘤具有局部侵袭性、术后易复发的特点。颌骨内的病变起源于缩余釉上皮，骨外病变起源于牙龈中的牙板上皮剩余。

1. 临床表现

（1）病例多为骨内型，少数为外周型。

（2）病变位于颌骨的承压区，骨内病变表现为颌骨局部膨隆，患者通常无自觉症状，部分伴有牙痛。

（3）大部分病例影像学表现为单房或多房的密度减低影，边界不清或侵犯邻近组织。

2. 病理特征

（1）肉眼特征：肿块灰白，质实，可伴有散在钙化，有时可见多个小囊腔。

（2）组织学特征：肿瘤由增殖的牙源性上皮巢和成釉细胞瘤样上皮团块、影细胞及发育不良的牙本质样物质构成。肿瘤呈侵袭性生长（图 3-20A、B）。

（3）牙源性上皮成分呈片状、岛状分布在成熟的结缔组织间质中。岛内可见小的囊性成分（图 3-20C ～ F）。

（4）突出的特点是上皮细胞可转变为影细胞，影细胞多少不一，可散在分布，也可聚集成簇、成片；影细胞体积较大，细胞呈圆形或卵圆形，细胞界限清楚，胞质粉染，胞核消失只见核影，影细胞可伴有钙化（图 3-20G、H）。

（5）可形成少量发育不良的牙本质，牙本质样物质被染成浅粉红色，多无小管，内含少量细胞或影细胞。影细胞突入结缔组织，可引起异物巨细胞反应（图 3-20I）。

（6）外周型牙本质生成性影细胞瘤增生的肿瘤上皮可以和表面黏膜鳞状上皮相连续或不连续。

3. 免疫组化　肿瘤上皮 CK-pan、CK8、CK14、CK19 阳性。

4. 鉴别诊断

（1）牙源性钙化囊肿：有时结缔组织内有少量的牙源性上皮增生，易误诊为牙本质生成性影细胞瘤，两者的鉴别需要有充分的临床、影像学资料。组织学上牙本质生成性影细胞瘤要有相当量的非囊性牙源性上皮岛存在于纤维结缔组织中。

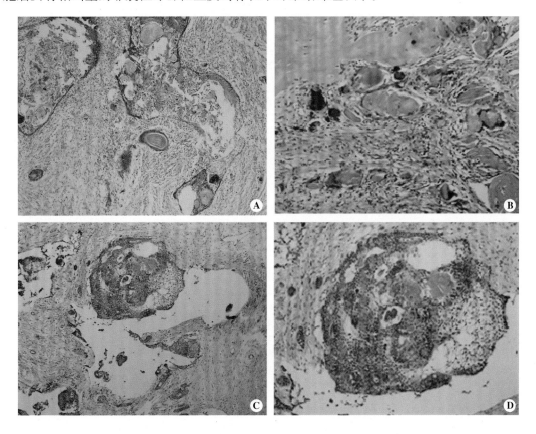

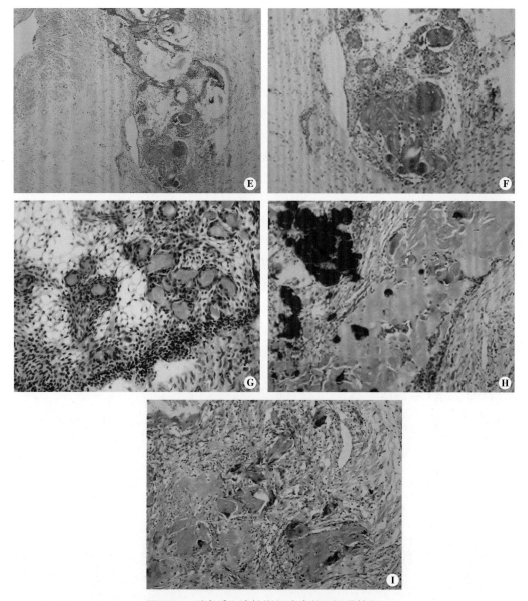

图 3-20 牙本质生成性影细胞瘤的组织学特征

A、B. 肿瘤由增殖的牙源性上皮巢和成釉细胞瘤样上皮团块构成，可见影细胞和发育不良的牙本质样物质；C ~ F. 在成熟的结缔组织间质中可见片状、岛状似成釉细胞瘤的牙源性上皮成分；G、H. 影细胞散在或聚集成簇或成片，圆形或卵圆形，细胞界限清楚，胞质红染，胞核消失而不着色，伴不同程度的钙化；I. 影细胞突入结缔组织，可引起异物巨细胞反应

（2）牙源性影细胞癌：瘤细胞具有组织学和细胞学上的异型性，应结合病史并多取材，以便找到良性成分（如牙源性钙化囊肿或牙本质生成性影细胞瘤）。

（3）成釉细胞瘤：不存在大量的影细胞，也无发育不良的牙本质。

5.治疗与预后 可手术切除，部分患者可复发。

第五节 良性外胚间充质性肿瘤

一、牙源性纤维瘤

牙源性纤维瘤（odontogenic fibroma）是一种含相对静止牙源性上皮的纤维瘤，其中可见发育不良的牙本质、牙骨质样钙化物。与其他牙源性肿瘤不同，其外周型比中央型多见。根据肿瘤含上皮成分的多少，将其分为上皮缺乏型和上皮丰富型两种牙源性纤维瘤。

1. 临床表现

（1）发病年龄分布广，儿童和青少年多见，女性比男性多发（2∶1）。

（2）病变可表现为（颌骨）中央型和外周型。上、下颌骨发病无差异，其中上颌主要多发于前牙区，下颌以磨牙区多见。外周型病变中前牙区比磨牙区牙龈更多见。

（3）临床症状：无特异性，常表现为无痛性、渐进性颌骨膨大，伴发感染时出现疼痛。早期不伴有牙齿移位，后期因牙槽骨吸收，邻近牙齿松动、移位及牙根吸收，似牙源性良性肿瘤如颌骨囊肿、成釉细胞瘤、牙源性黏液瘤等；外周型患者一般无自觉症状，突出表现为牙龈渐进性肿大肿块，有蒂或无蒂，有时伴有疼痛、出血、溃疡和颌骨受累。

（4）X线表现：中央型多表现为单房或多房性的低密度影像，伴邻近牙齿的移位，很少有根部的吸收。外周型多表现为软组织中无包膜的包块（图3-21）。

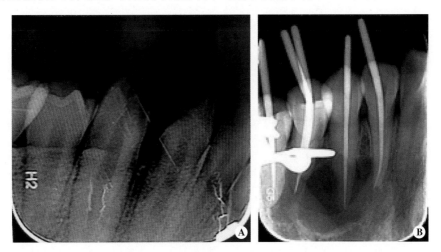

图3-21 外周型牙源性纤维瘤的X线表现
下颌前磨牙区单房低密度影，伴牙槽骨吸收

2. 病理特征

（1）中央型：病变界限清楚、有包膜。肿瘤由细胞丰富的纤维结缔组织构成，有中等量的成纤维细胞及束状、旋涡状或交织成网状排列的胶原。在致密的纤维组织背景中，乏细胞型可见少量牙源性上皮，纤维较细，常伴黏液样变（图 3-22A、B）；富细胞型含较多牙源性上皮岛或条索，有包膜或分界明显，还可出现发育不良的牙本质、牙骨质样钙化物（图 3-22C ～ F）。这些牙源性上皮相对静止，细胞体积小、立方状，胞质少、透亮，胞核深染，排列紧密，似牙周膜中的上皮剩余（图 3-22G、H）。

（2）外周型：病变无包膜，肿瘤纤维结缔组织中存在散在牙源性上皮及上皮－间质诱导而成的发育不良的牙本质、牙骨质样钙化物（图 3-23）。

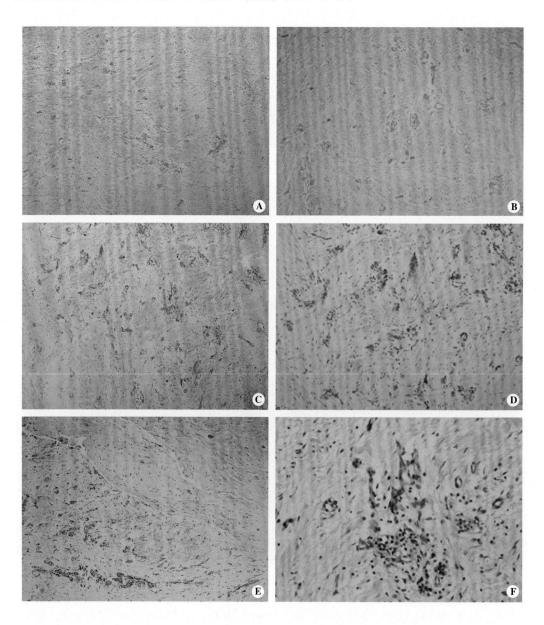

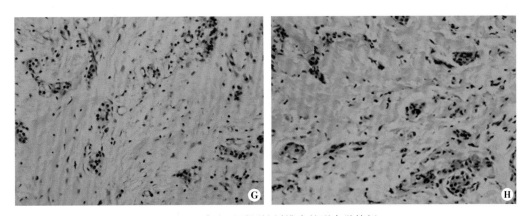

图 3-22 中央型牙源性纤维瘤的形态学特征

A、B. 乏细胞型：似牙滤泡，致密的纤维组织中可见散在、形态不一的牙源性上皮；C ～ F. 富细胞型：细胞丰富的纤维结缔组织中含较多牙源性上皮岛或条索；G、H. 细胞体积小、立方状，胞质少而透亮，胞核深染，排列紧密，似牙周膜中的上皮剩余

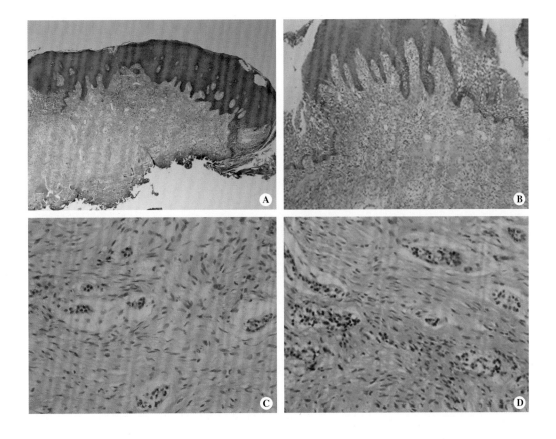

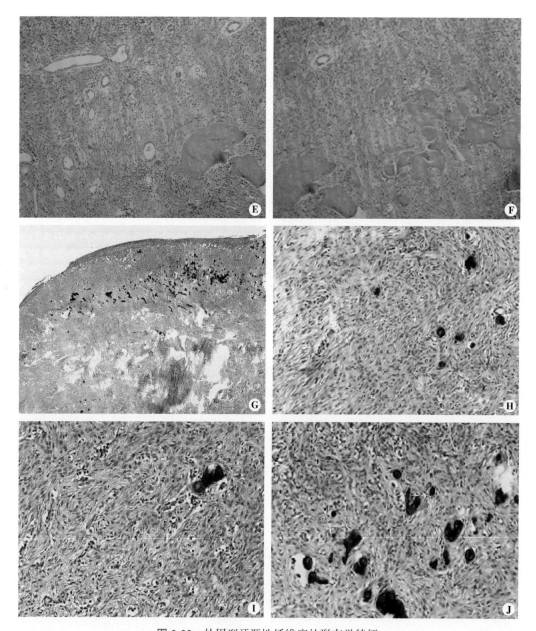

图 3-23　外周型牙源性纤维瘤的形态学特征

A～D.肿瘤纤维结缔组织中存在散在牙源性上皮；E、F.上皮－间质诱导而成的发育不良的牙本质；G～J.牙骨质样钙化物，
周围纤维结缔组织中见较多牙源性上皮

3. 免疫组化　牙源性上皮表达高分子量和低分子量角蛋白、p40（图 3-24）。

4. 鉴别诊断

（1）牙滤泡增生：增生的牙滤泡在形态上有时和牙源性纤维瘤难以区分，镜下牙滤泡由疏松或致密的纤维结缔组织构成，其中含或不含牙源性上皮岛。但两者的病变大小、部位、X线特征是鉴别的依据。增生的牙滤泡通常包绕一个未萌出牙的牙冠。X线表现似含牙囊肿。

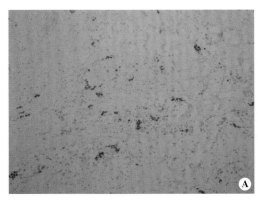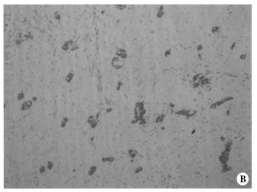

图 3-24 牙源性纤维瘤的免疫组化特征

A. 乏细胞型：牙源性上皮表达 p40；B. 富细胞型：牙源性上皮表达 CK-pan

（2）牙源性黏液瘤 / 黏液纤维瘤：黏液瘤和黏液纤维瘤均含有大量的黏液基质，呈侵袭性生长，X 线表现呈特异性火焰状或蜂窝状；而牙源性纤维瘤呈膨胀性生长，X 线表现多为单房或多房性低密度影像。

（3）牙源性龈上皮错构瘤：是一种特殊的牙龈病变，组织学表现为在成熟的纤维组织中见牙源性上皮岛和条索，直径不超过 1cm，需与外周型牙源性纤维瘤相鉴别。

5. 治疗与预后 治疗采用摘除术和刮治术，极少复发。

二、牙源性黏液瘤 / 黏液纤维瘤

牙源性黏液瘤（odontogenic myxoma）是发生于颌骨的具有侵袭性的良性间叶源性肿瘤，组织学上与牙源性间叶组织相似，有时可见牙源性上皮剩余。肿瘤中含较多胶原纤维时称为牙源性黏液纤维瘤（odontogenic myxofibroma）。

1. 临床表现

（1）牙源性黏液瘤较常见，仅次于牙源性角化囊肿、牙瘤、成釉细胞瘤，居牙源性肿瘤第四位。

（2）患者发病年龄分布广，平均发病年龄 28 岁，女性略多见。

（3）下颌较上颌多见（2：1），磨牙及双尖牙区为好发部位。

（4）临床表现多为缓慢、侵袭性生长的肿物。早期无自觉症状，随肿瘤增大，出现颌骨膨胀、面部畸形。肿瘤侵犯牙槽突可使牙齿松动、移位或脱落。肿瘤可破坏颌骨组织，向周围软组织生长。发生于上颌的肿瘤可使鼻腔、上颌窦、眼眶受累，出现鼻塞、眼球突出等。肿瘤压迫下牙槽神经可引起下唇麻木。

（5）CT 表现为单房、多房性蜂窝状透射影，以多房性多见（图 3-25）。其间有粗细不等的骨隔。病变处所在牙齿常伴发推压移位，有时可见牙根吸收，偶可见埋伏牙。CT 表现似成釉细胞瘤、巨细胞病变甚至骨肉瘤，因此术前依据 CT 表现难以明确诊断，必须依赖于术中冰冻病理诊断。

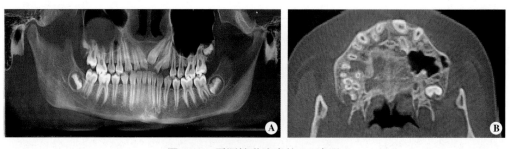

图 3-25　牙源性黏液瘤的 CT 表现

左侧上颌磨牙区单房性透射影，伴牙根吸收

2. 病理特征

（1）肉眼观：肿瘤界限不清，无包膜或包膜不完整，切面呈灰白色、质脆（以黏液成分为主）或质实（胶原成分较多时）、半透明胶冻状。

（2）镜下观

1）肿瘤无包膜，星形和梭形细胞散布在大量的蓝色黏液纤维基质中。

2）星形和梭形细胞有长的胞质突起相互吻合，胞核呈圆形或卵圆形。

3）间质含黏液（含酸性黏多糖，主要为透明质酸，阿尔辛蓝染色强阳性）和纤维成分的比例不一，有时可见少量散在的上皮条索，当有中等量的胶原成分时，称为黏液纤维瘤（图 3-26）。

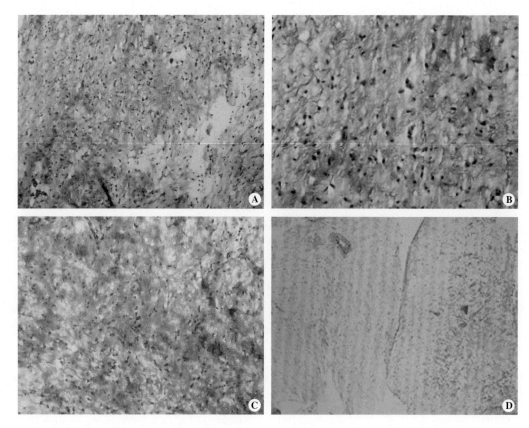

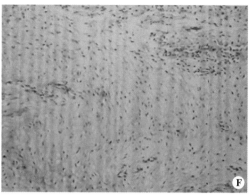

图 3-26　牙源性黏液瘤的组织学特征

A ～ C. 肿瘤由疏松排列的梭形或星形细胞构成，细胞间有淡蓝色黏液基质；D. 肿瘤中可见少量牙源性上皮岛；E、F. 间质含少量胶原纤维成分

3. 免疫组化　牙源性上皮成分 CK-pan、CK19 阳性，黏液成分中的圆形、多角形细胞 Vim 阳性，部分细胞 SMA 阳性，提示存在肌成纤维细胞成分。

4. 鉴别诊断　主要与牙滤泡增生鉴别，增生的牙滤泡为黏液样，病变局限于未萌出牙的牙冠周围，厚约数毫米，有较多的胶原纤维和牙源性上皮，与牙源性黏液瘤不同。因此，密切联系临床与 CT 表现对牙源性黏液瘤的正确诊断非常重要。此外，还要与颌骨发生的其他具有黏液样变的软组织肿瘤相鉴别。

5. 治疗与预后　小的肿瘤采用刮治术，较大的肿瘤需完整切除，整体预后较好。

三、成牙骨质细胞瘤

成牙骨质细胞瘤（cementoblastoma）是真性牙骨质源性肿瘤，少见，年轻人多发，磨牙区或前磨牙区多见，常与第一磨牙牙根相连。肿瘤是由牙骨质样物质沉积于牙根表面而形成的。

1. 临床表现

（1）成牙骨质细胞瘤少见，只占全部牙源性肿瘤的 1% ～ 6%，迄今为止只有 100 多例报道。

（2）发病年龄 8 ～ 44 岁，大多数病例年龄＜ 30 岁。男性比女性多见。

（3）下颌骨和上颌骨发病比例为 3 ∶ 1，绝大多数病例发生于磨牙和前磨牙区，半数病例累及第一恒磨牙，极少累及乳牙。

（4）肿瘤生长缓慢，患者有局部锐痛、咀嚼痛和颌骨膨隆等表现。

（5）特征性 X 线表现：肿瘤表现为与牙根相连的圆形或不规则形高密度团块影，周围包绕一窄的透光区。肿瘤可与磨牙牙根相融合伴牙根吸收（图 3-27）。

2. 病理特征

（1）大体特征：送检标本常为摘除的肿瘤与所累及的磨牙，肿瘤包绕牙根，质硬如骨，表面呈细颗粒状，有一层软组织附着。

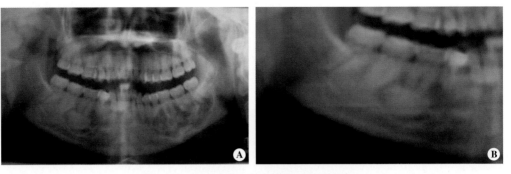

图 3-27　成牙骨质细胞瘤的曲面断层片表现
右侧下颌第一磨牙区见界限清楚的与牙根融合的阻射团块影

（2）组织学特征：形态变异较大，肿瘤实质由牙骨质样物质组成，似牙骨质的形成过程。

1）在中央区域，矿化显著，可见细胞性牙骨质呈片状、小梁状排列，在肿瘤较成熟区域含有许多强嗜碱性反折线，有的可见呈圆形、卵圆形矿化小体及牙骨质样小体（图 3-28A ～ C）。

2）在边缘区和活动性生长区，肿瘤分化相对不成熟，可见未钙化的、嗜酸性牙骨质样组织呈放射状排列，周围见成排的成牙骨质细胞，细胞丰富，细胞体积大，胞核深染（图 3-28D、E）。

3）肿瘤间质为富于血管的疏松纤维结缔组织（图 3-28F），肿瘤周围有包膜。

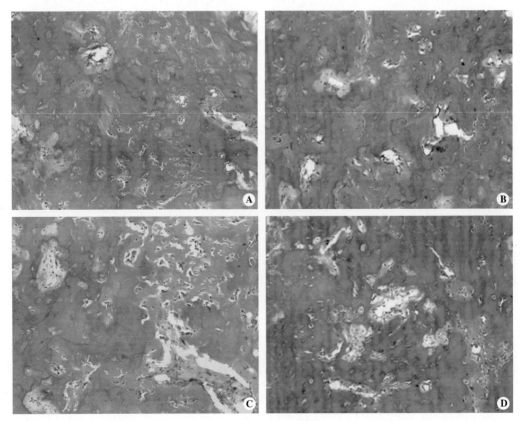

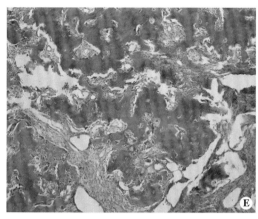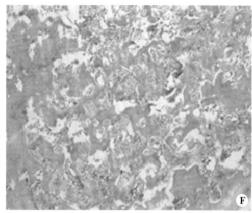

图 3-28 成牙骨质细胞瘤的组织学特征

A ～ C. 肿瘤中央区，呈片状排列，似有细胞性牙骨质，含许多强嗜碱性反折线；D、E. 肿瘤边缘区，分化相对不成熟，可见未钙化的、嗜酸性牙骨质样组织呈放射状排列，周围见成排的成牙骨质细胞；F. 肿瘤间质为富于血管的疏松纤维结缔组织

3. 免疫组化 成牙骨质细胞和结缔组织基质骨形成蛋白（BMP）阳性，而钙化的牙骨质样组织阴性。

4. 鉴别诊断

（1）骨母细胞瘤：成牙骨质细胞瘤生长活跃区的成牙骨质细胞似颌骨骨母细胞瘤的成骨细胞。二者的 X 线表现不同：成牙骨质细胞瘤是与牙根相连的圆形或不规则形高密度团块影；骨母细胞瘤位于髓腔内，呈圆形透射影，伴钙化时才出现阻射影。

（2）牙骨质 – 骨化纤维瘤：组织学表现为富于细胞的纤维结缔组织中散在数量不一的嗜碱性圆形或不规则形牙骨质样物，与分化成熟区域的成牙骨质细胞瘤相似。但牙骨质 –骨化纤维瘤 X 线表现为单房或多房性透射影，伴牙骨质样组织的形成时会出现阻射斑块；成牙骨质细胞瘤表现为与牙根相连的圆形或不规则形阻射团块影。

（3）骨肉瘤：肿瘤性成骨细胞常出现核分裂象、核异型，成牙骨质细胞瘤中瘤细胞无核分裂象、核异型。

5. 治疗与预后 拔除肿瘤累及的牙齿并将肿瘤一并刮除，预后好、不易复发。

四、牙骨质 – 骨化纤维瘤

牙骨质 – 骨化纤维瘤（cemento-ossifying fibroma）是一种牙源性的骨纤维增生性病变。骨纤维增生性病变包括纤维结构不良（纤维异常增殖症）、骨化性纤维瘤（其特殊类型为牙骨质 – 骨化纤维瘤）、牙骨质 – 骨纤维结构不良，共同组织学特征是病变内既有各种骨的成分，也有纤维结缔组织成分，前者为后者的衍生物。诊断需结合临床和影像学，有时最终根据形态学也无法明确诊断，*HRPT2* 基因突变是其主要的分子遗传学改变。本病如果发生于青少年，称为青少年牙骨质 – 骨化纤维瘤（juvenile cemento-ossifying fibroma）。根据病理表现不同，又分为青少年小梁状牙骨质 – 骨化纤维瘤（juvenile trabecular cemento-ossifying fibroma，JTOF）和青少年沙瘤样牙骨质 – 骨化纤维瘤（juvenile psammomatoid cemento-ossifying fibroma，JPOF），同时二者的病变部位也有所不同。

1. 临床表现

（1）本病好发于女性，男女比例 1：5，中青年多见，主要见于下颌，以前磨牙 – 磨牙区多见，亦有同时发生于上、下颌者。

（2）肿瘤生长缓慢，表现为无痛性颌骨膨胀，导致面部畸形、牙齿松动和移位。JTOF 好发于上颌骨，引起鼻塞和鼻出血，JPOF 好发于鼻骨、眼眶、上颌窦，引起鼻塞、涕血、眼球突出移位、视觉异常。

（3）X 线表现为肿瘤位于骨皮质内，病变界限清楚，呈膨胀性改变，骨质吸收破坏，早期呈边界清楚的密度减低区，骨质多时为致密硬化的磨玻璃影。多数病例为密度减低 – 密度增高混合影像（图 3-29），病变中央常透亮，周边有骨壳形成，有时可伴发动脉瘤样骨囊肿。

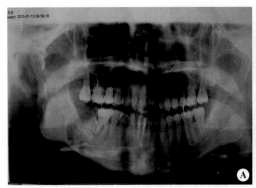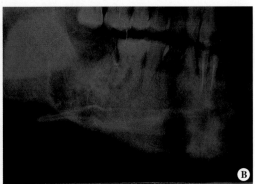

图 3-29　牙骨质 – 骨化纤维瘤的 X 线表现

肿瘤位于下颌骨磨牙区，呈密度减低 – 密度增高混合影像

2. 病理特征

（1）肉眼观：肿瘤包膜完整，外有菲薄、完整的骨壳样组织包绕，切面实性灰白色、编织状，有沙砾感。

（2）镜下观

1）肿瘤的背景为成纤维细胞增生的纤维组织，其中见不成熟的骨样基质、编织骨、板层骨，骨小梁周边见成骨细胞围绕（图 3-30A ～ C）。

2）不同的病例中成纤维细胞和胶原纤维比例不等。

3）结缔组织中可见无细胞的嗜碱性类牙骨质沉积物，圆形或卵圆形，周界光滑，似牙骨质小体（图 3-30D ～ G）。

4）肿瘤周围有骨壳样组织包绕（图 3-30H）。

5）根据病理表现不同又分为以下两个亚型。

Ⅰ. JTOF：发病年龄小，8.5 ～ 12 岁，好发于上颌，纤细幼稚的骨小梁呈条索状，周围见或不见成骨细胞，这些骨小梁相互吻合成网状，间质富于细胞，细胞丰富区域可见核分裂象和多核巨细胞，易误诊为巨细胞肉芽肿。

Ⅱ. JPOF：平均发病年龄 20 岁，主要发生于鼻腔、鼻窦的骨壁，在病变中央可见密集的圆形沙砾体和骨样基质，病变周围可见不典型的骨小梁，间质相对较少，可伴有囊性变和动脉瘤样囊肿。肿瘤与周围组织交界处可见反应性骨增生、正常骨和黏膜三个区带。

3. 鉴别诊断

（1）骨纤维异常增殖症：影像学呈磨玻璃样改变，边界不清，形态学上骨小梁周围常没有成骨细胞。

（2）沙砾体型脑膜瘤：免疫组化表达 EMA 和 S-100。

（3）牙源性纤维瘤：肿瘤可见大量纤维组织成分和少量牙骨质小体，常见牙源性上皮。

（4）成牙骨质细胞瘤：形态学示牙骨质样物质呈片状排列，嗜碱性反折线明显，牙骨质小梁周边可见较多的成牙骨质细胞。

4. 治疗与预后 牙骨质 – 骨化纤维瘤为良性肿瘤，治疗应完整切除甚至颌骨部分或全部切除，部分患者可复发。

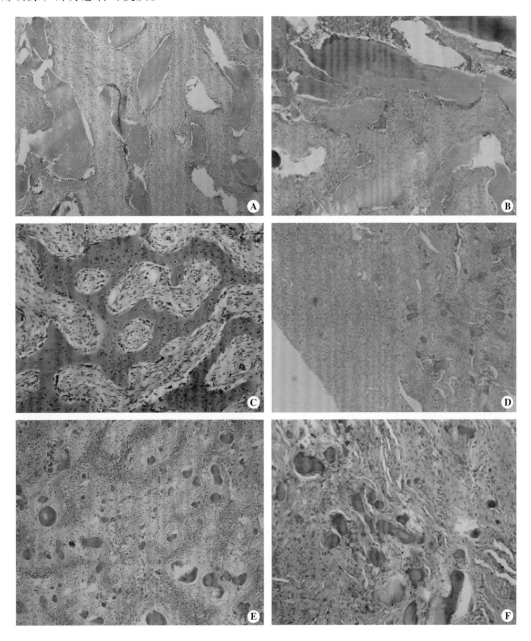

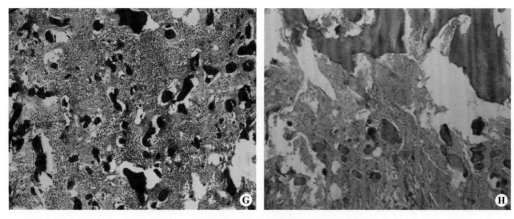

图 3-30　牙骨质 – 骨化纤维瘤的组织学特征

A、B. 肿瘤的背景为成纤维细胞增生的纤维组织，其中见不成熟的骨样基质、编织骨、板层骨；C. 骨小梁相互连接成网，周围见成排的成骨细胞；D～G. 结缔组织中见许多牙骨质样小体；H. 肿瘤周围可见骨皮质包绕

第六节　牙源性恶性肿瘤——牙源性癌

牙源性癌可以是原发于成釉细胞瘤的恶变、其他牙源性肿瘤的恶性型（如牙源性影细胞癌），也可以是直接发生于牙源性上皮剩余、牙源性囊肿衬里上皮的恶变。此外，颌骨内的癌还可以是口腔黏膜癌、上颌窦黏膜癌累及颌骨所致，少部分是恶性肿瘤的颌骨转移。牙源性癌少见，只占所有牙源性肿瘤的约 1.6%。

一、成釉细胞癌

（一）原发型成釉细胞癌

原发型成釉细胞癌（ameloblastic carcinoma primary-type）是颌骨少见的一种原发性牙源性恶性肿瘤。肿瘤原发恶性，具有成釉细胞瘤的组织学特点，如细胞巢周边见栅栏状排列的高柱状细胞，胞核极性倒置，又表现出恶性细胞学特征，如细胞多形性、核分裂象增多、胞核深染。1/3 患者可发生肺转移，颈淋巴结转移少见。

1. 临床表现

（1）原发型成釉细胞癌常发生于下颌骨后牙区，侵犯牙，伴间歇性疼痛，可使牙齿松动或脱落（图 3-31）。若拔牙则会出现创口不愈，易出血，伴有臭味及牙槽窝周围牙龈溃疡，类似牙龈癌的表现。

（2）CT 表现多为磨牙区不规则骨质破坏，硬骨板破坏，颌骨下缘骨皮质呈虫蚀样，有骨膜反应。

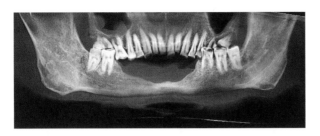

图 3-31　原发型成釉细胞癌治疗后的 CT 表现
下颌前牙区单房性透射影伴多枚牙齿脱落

2. 组织学特征

（1）肿瘤具有成釉细胞瘤的组织学特点，同时也具有恶性细胞学特性。

（2）组织学类型似成釉细胞瘤的滤泡型、丛状型，细胞巢周边见栅栏状排列的高柱状细胞，胞核极性倒置，上皮巢中央星网状细胞减少或消失（图 3-32A～F）。

（3）恶性细胞学特征：细胞丰富、分化较差，呈梭形、多形性，胞核深染，核分裂象增多，可见基底样细胞和梭形细胞，局部见坏死，有血管、神经和骨皮质侵犯。间质为中等细胞密度的胶原纤维，部分肿瘤可见玻璃样基质及牙骨质、牙本质样物质（图 3-32G～L）。

3. 鉴别诊断

（1）成釉细胞瘤：与成釉细胞癌的鉴别诊断主要从组织学变化、临床情况和生物学行为三方面进行。成釉细胞瘤平均发病年龄 32 岁，颌骨内生长缓慢；成釉细胞癌平均发病年龄 57 岁，生长速度快，常有骨皮质穿孔、疼痛或感觉异常。组织学鉴别要点：成釉细胞癌细胞具有非典型性，细胞增殖活性高，有神经和血管周围侵袭。

（2）非典型性成釉细胞瘤：基底细胞增殖活跃，核分裂象增加，但其他恶性组织学（如核异型和神经、血管周围浸润）证据不足。

（3）外周型成釉细胞癌与牙龈鳞状细胞癌相鉴别：前者具备成釉细胞瘤的某些特征，部分细胞巢周边见栅栏状排列的高柱状细胞，胞核极性倒置，而鳞状细胞癌无此特征。

4. 治疗与预后　治疗以彻底手术切除为主。可转移，预后较差。

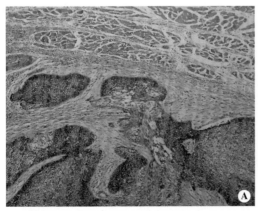

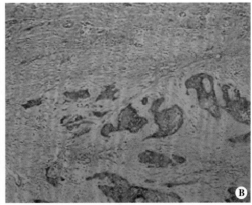

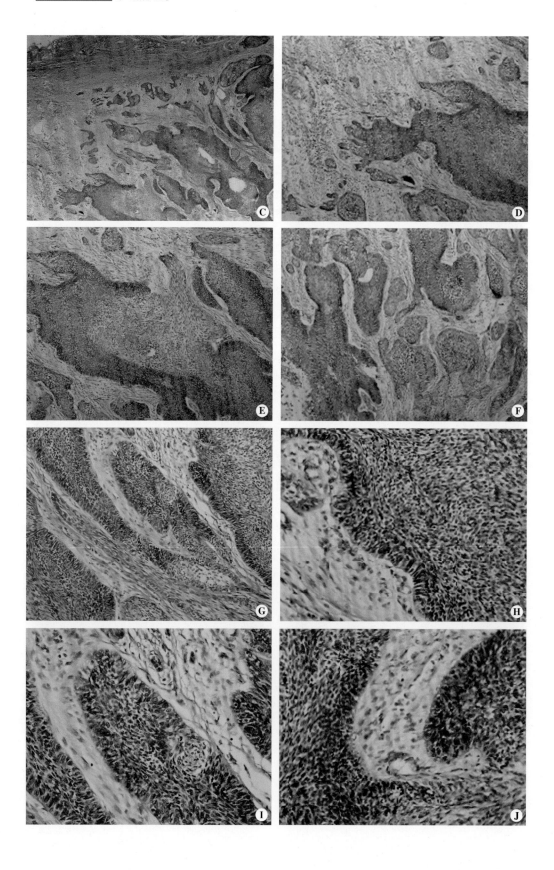

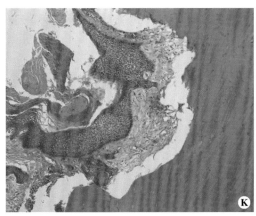
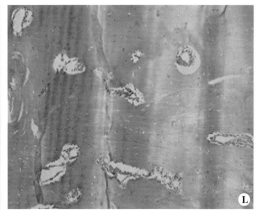

图 3-32 原发型成釉细胞癌的组织学特征

A ～ F. 肿瘤具有成釉细胞瘤的组织学特点，似滤泡型，呈侵袭性生长；G ～ J. 部分细胞巢周边见栅栏状排列的高柱状细胞，
胞核极性倒置，肿瘤细胞具有恶性特征，上皮巢中央无星网状细胞，可见基底样细胞、梭形细胞；K、L. 肿瘤侵犯骨皮质

（二）继发型（去分化）成釉细胞癌

继发型（去分化）成釉细胞癌（ameloblastic carcinoma secondary-type/dedifferentiated）是
指骨内型或外周型良性成釉细胞瘤恶变而来的成釉细胞癌。患者有多次局部复发和（或）
放疗史，大多发生于老年人。X 线表现为从典型的成釉细胞瘤特点发展为快速骨破坏，穿
透骨皮质并侵犯邻近软组织。组织学上具有良性成釉细胞瘤和原发型成釉细胞癌的特点。

二、非特指型原发性骨内癌

非特指型原发性骨内癌（primary intraosseous carcinoma，not otherwise specified）指原
发于颌骨内、不能分类的癌，可能来源于牙源性上皮、牙源性囊肿或其他良性牙源性肿瘤。
它是一种排除性诊断，需排除特殊类型的牙源性癌、上颌窦和鼻黏膜发生的癌。少见，多
见于中老年人，好发于上颌前部和下颌后部，患者无明显症状，在 CT 检查时偶然发现，
有时可表现颌骨内弥漫性透射影伴牙齿松动、移位和缺失，牙根吸收不明显，后期肿瘤可
穿破骨皮质（图 3-33）。肿瘤的组织学特征多为无角化的高中分化鳞状细胞癌，癌细胞排列

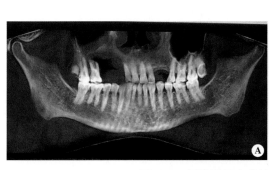
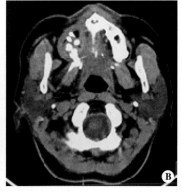

图 3-33 原发性骨内癌的 CT 表现

上颌骨弥漫性透射影伴多枚牙齿脱落

成团和丛状巢，癌巢周边细胞呈栅栏状排列。发生于牙源性囊肿的骨内癌可同时存在鳞状细胞癌和囊肿两种成分（图3-34），病变中存在牙源性囊肿内衬上皮是颌骨原发的有力证据。

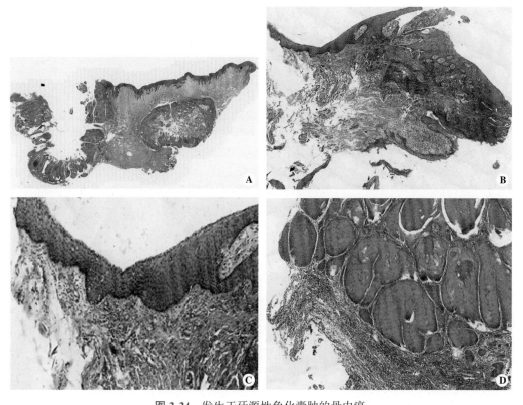

图3-34　发生于牙源性角化囊肿的骨内癌
A.癌变区；B.牙源性角化囊肿区，内衬上皮增生（低倍）；C.牙源性角化囊肿区（高倍）；D.癌变区鳞状细胞癌，癌细胞排列成团和丛状巢样（高倍）

三、硬化性牙源性癌

硬化性牙源性癌（sclerosing odontogenic carcinoma）由Koultas于2008年首次报道，是2017版头颈部肿瘤WHO分类牙源性癌中首次新增的病种。目前国内外对该疾病只有零星报道。这是一种临床罕见的原发性骨内癌，具有独特的病理学特征，肿瘤由散在分布的上皮条索或上皮团及大量硬化的玻璃样变纤维结缔组织构成，浸润性生长是其重要的病理特征。瘤细胞胞质呈淡嗜酸性染色，部分胞质透明，瘤细胞轻度异型，核分裂象和坏死少见。部分区域纤维增生明显，需通过免疫组化检测CK5/6、CK14、p63、CK19、CK7才能辨识出上皮成分。肿瘤呈低度恶性经过，常浸润横纹肌和神经，但无远处转移。诊断时应除外转移癌、富细胞型牙源性纤维瘤及牙源性透明细胞癌。治疗效果目前均较为满意。手术是该肿瘤的首选治疗手段。

四、牙源性透明细胞癌

牙源性透明细胞癌（clear cell odontogenic carcinoma）是由透明细胞和基底样细胞组成的一种少见的低中度恶性牙源性癌。肿瘤呈侵袭性生长，常穿破骨皮质向软组织浸润，30% 的病例可发生局部复发或远处转移。最近分子遗传学研究证实多数病例存在 *EWSR1-ATF1* 或 *CREB1* 融合基因，可进行荧光原位杂交（FISH）检测辅助诊断。

1. 临床表现

（1）牙源性透明细胞癌较为少见，约占牙源性肿瘤 0.2%，40 ~ 60 岁中年女性多见，男女比例为 1 : 1.6。

（2）肿瘤几乎均位于骨内，下颌骨病例数明显多于上颌骨（3 : 1），前、后牙区均可发生，以下颌升支和体部最多见。

（3）病程长短不一，数月至数年，部分肿瘤生长较快，主诉为颌骨肿胀疼痛（与肿瘤累及神经有关），累及邻近牙槽骨和牙龈，引起牙齿松动、移位和牙龈溃疡。

（4）影像学表现为边界清楚或不清楚的放射透射影，单房或多房，伴牙根吸收、颌骨骨质破坏，磁共振成像（MRI）可显示肿瘤对周围软组织的侵袭破坏。

2. 病理特征

（1）肿瘤无包膜，浸润骨组织，切面实性、中等硬度、白色、灰粉色，有或无坏死，通常大于 5cm。

（2）镜下特征

1）肿瘤由透明细胞和基底样细胞组成，瘤细胞排列成片块状、巢状、条索状。在不同的病例中两种细胞所占比例不同。多数病例瘤细胞的异型性不明显，核分裂象少见，少数病例可见较多核分裂象。细胞排列密集，无星网状层分化。肿瘤中无腺样结构，无钙化物沉积（图 3-35A ~ C）。

2）透明细胞，呈多边形，胞质丰富透明，细胞界限清楚，胞核偏位或居中、大而深染。基底样细胞，呈立方形，胞质少、弱嗜酸性，两种细胞相互移行，可同时存在于同一个上皮岛内。部分肿瘤细胞核极性倒置，可见上皮下间质的诱导现象甚至形成牙本质样物质，提示其为牙源性（图 3-35D ~ F）。

3）肿瘤性上皮岛由窄的间质分割围绕，为多少不等的成熟结缔组织和玻璃样间质（图 3-35G、H）。

4）肿瘤常侵犯骨皮质和周围软组织（图 3-35I、J），少数病例可见肿瘤坏死、神经和血管侵犯。

3. 免疫组化 肿瘤细胞 EMA、CK-pan、CK19 等上皮标志物阳性。

4. 鉴别诊断

（1）含透明细胞的涎腺肿瘤：透明细胞型黏液表皮样癌，肿瘤以透明细胞为主，但肿瘤中还存在黏液细胞、表皮样细胞；透明细胞型腺泡细胞癌，肿瘤中还可见较多浆液性腺泡细胞，溶菌酶、淀粉酶阳性；透明细胞型肌上皮瘤，瘤细胞表达 S-100 及 actin。

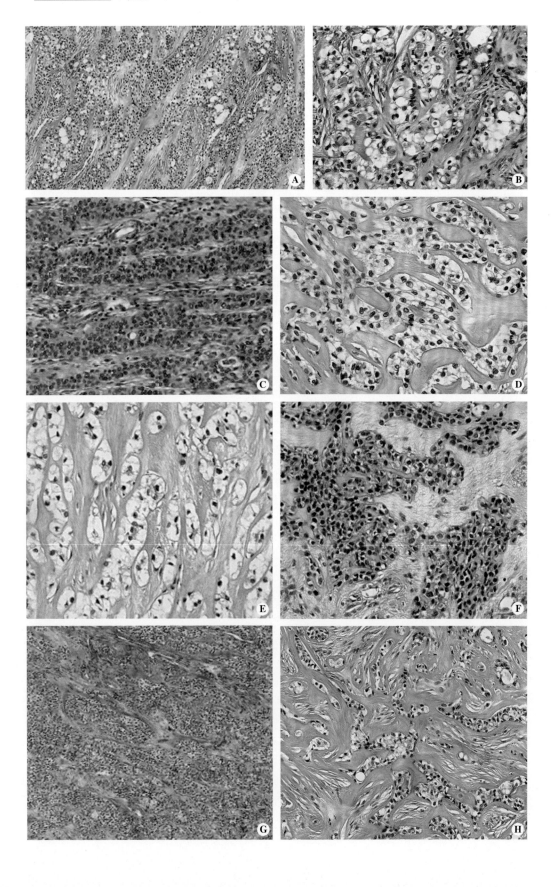

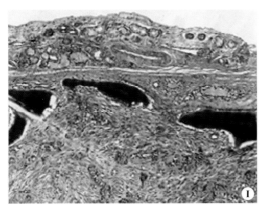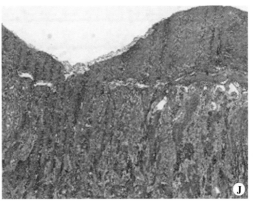

图 3-35 牙源性透明细胞癌的组织学特征

A. 低倍镜观肿瘤由透明细胞和基底样细胞组成，瘤细胞异型性不明显，两种细胞相互移行，共存于同一个上皮岛内；B. 瘤细胞排列成片块状、巢状；C. 瘤细胞排列成条索状；D、E. 透明细胞、瘤细胞之间见上皮 – 间质诱导现象；F. 基底样细胞；G. 肿瘤性上皮岛由窄的间质分割围绕；H. 间质为成熟结缔组织和玻璃样间质；I. 肿瘤侵犯上颌窦；J. 肿瘤侵犯牙龈黏膜

（2）牙源性肿瘤：部分牙源性钙化上皮瘤、成釉细胞瘤中也可出现透明细胞。前者有钙化物，而牙源性透明细胞癌无钙化物，成釉细胞瘤主要区域为典型的成釉细胞瘤图像，透明细胞只占小部分。

（3）转移性肿瘤：应做正电子发射断层成像（PET）/CT 全身检查排除肾、肝、前列腺、甲状腺等部位来源的透明细胞肿瘤。

5. 治疗与预后 牙源性透明细胞癌为低度恶性肿瘤，治疗以手术扩大切除为主，可进行辅助放疗。

五、牙源性影细胞癌

牙源性影细胞癌（odontogenic ghost cell carcinoma）是牙本质生成性影细胞瘤的恶性型，肿瘤具有牙源性钙化囊肿或牙本质生成性影细胞瘤特征，同时又具有恶性细胞学特征。它可以由先存的良性病变恶变而来，也可原发恶性。

1. 临床表现

（1）牙源性影细胞癌占牙源性肿瘤的 0.23%，发病年龄为 13 ～ 70 岁，平均发病年龄 42 岁，男性多见，上颌骨好发。

（2）肿瘤大小不一，直径多大于 5cm。

（3）颌骨膨大为常见症状，上颌肿瘤最终可侵犯上颌窦和鼻腔。

（4）X 线表现为界限不清的透射影，其中可见不规则阻射物质，少数见完全放射阻射，部分病例见牙根移位、吸收。肿瘤可致唇颊侧骨板破坏。

2. 病理特征

（1）肉眼观：肿瘤呈实性，分切时有沙砾感，部分病例伴囊性变（当肿瘤来源于牙源性钙化囊肿时）。

（2）镜下观：肿瘤具有牙源性钙化囊肿或牙本质生成性影细胞瘤的某些特征，如肿瘤上皮岛具有排列规则的基底细胞，含数量不等的影细胞和中央的星网状细胞，但肿瘤细胞核具有异型性，核分裂象多见，有时可见肿瘤坏死及周围组织侵犯。可见发育不良的牙本质。良性和恶性两种成分混杂存在或分界相对清楚。

3. 免疫组化　肿瘤细胞强表达高分子量角蛋白，弱表达低分子量角蛋白。Ki-67 增殖指数高于良性。

4. 鉴别诊断　主要与牙源性钙化囊肿或牙本质生成性影细胞瘤相鉴别，牙源性影细胞癌除了有牙源性钙化囊肿或牙本质生成性影细胞瘤的特征外，肿瘤细胞还具有核异型性，核分裂象多见，可见肿瘤坏死、周围组织侵犯。

5. 治疗与预后　牙源性影细胞癌为侵袭性肿瘤，需进行较广泛的根治性切除及术后放疗。肿瘤复发、转移常见。

第七节　牙源性恶性肿瘤——牙源性癌肉瘤

牙源性癌肉瘤（odontogenic carcinosarcoma）是颌骨的恶性混合性牙源性肿瘤。其组织学结构与成釉细胞纤维瘤相似，但其上皮和间质细胞成分均发生恶性转化。本病罕见，目前只有 10 余例的文献报道，主要与肉瘤样成釉细胞癌和牙源性肉瘤相鉴别。由于这型肿瘤同时具有癌和肉瘤成分，应属于高度恶性肿瘤，因此其治疗与低分化癌基本一致。

第八节　牙源性恶性肿瘤——牙源性肉瘤

一、成釉细胞纤维肉瘤

成釉细胞纤维肉瘤（ameloblastic fibrosarcoma）是由良性上皮成分和恶性间叶成分混合组成的一种低度恶性牙源性肉瘤，无牙本质或牙釉质等硬组织形成。目前只有 60 多例报道，多数病例为原发，少数由成釉细胞纤维瘤或成釉细胞纤维牙瘤复发恶变而来。肿瘤呈侵袭性生长，易复发，但转移罕见。

二、成釉细胞纤维牙肉瘤

成釉细胞纤维牙肉瘤（ameloblastic fibro-odontosarcoma）是同时具有成釉细胞纤维肉瘤的组织学特点及发育不良的牙本质和（或）釉质/釉质样及牙本质样物质的肿瘤。肿瘤中牙源性上皮虽然不是恶性成分，但对诱导牙本质形成和釉基质形成具有一定的作用。成釉细胞纤维牙肉瘤被认为是低度恶性肿瘤，术后易复发，但极少发生转移。

（贾永峰　任彦妮）

参 考 文 献

李铁军，2011. 颌骨肿瘤实例图谱即临床病理精要 [M]. 北京：人民军医出版社 .

李铁军，2011. 口腔病理诊断 [M]. 北京：人民卫生出版社 .

刘红刚，高岩，2013. 世界卫生组织肿瘤分类：头颈部肿瘤病理学与遗传学 [M]. 北京：人民卫生出版社 .

苏屹坤，王婧，张桐菲，等，2019. 4181 例牙源性肿瘤及囊肿临床病理分析 [J]. 中华口腔医学杂志，58（8）：
546-552.

于世凤，2019. 口腔组织病理学 [M]. 第 7 版 . 北京：人民卫生出版社 .

Abrahams JM，McClure SA，2016. Pediatric odontogenic tumors[J]. Oral Maxillofac Surg Clin North Am，
28（1）：45-58.

Abreu PM，Valle IB，Damasceno TCD，et al，2020. Human papillomavirus E6/E7 mRNA detection by *in situ*
hybridization in oral cavity squamous cell carcinoma[J]. Arch Oral Biol，116：104746.

Argyris PP，Malz C，Taleb R，et al，2018. Benign and malignant odontogenic neoplasms of the jaws show
a concordant nondiscriminatory p63/p40 positive immunophenotype[J]. Oral Surg Oral Med Oral Pathol Oral
Radiol，126（6）：506-512.

Baral R，Bajracharya D，Ojha B，et al，2020. Calcifying epithelial odontogenic tumor：a case report[J].
JNMA J Nepal Med Assoc，58（223）：174-177.

Bianco BCF，Sperandio FF，Hanemann JAC，et al，2019. New WHO odontogenic tumor classification：
impact on prevalence in a population[J]. J Appl Oral Sci，28：e20190067.

Bilodeau EA，Collins BM，2017. Odontogenic cysts and neoplasms[J]. Surg Pathol Clin，10（1）：177-222.

Bologna-Molina R，Mikami T，Pereira-Prado V，et al，2017. Primordial odontogenic tumor：an
immunohistochemical profile[J]. Med Oral Patol Oral Cir Bucal，22（3）：e314-e323.

Capote-Moreno A，Brabyn P，Muñoz-Guerra MF，et al，2020. Oral squamous cell carcinoma：
epidemiological study and risk factor assessment based on a 39-year series[J]. Int J Oral Maxillofac Surg，
49（12）：1525-1534.

Chrcanovic BR，Gomez RS，2018. Glandular odontogenic cyst：an updated analysis of 169 cases reported in
the literature[J]. Oral Dis，24（5）：717-724.

Cousin T，Bobek S，Oda D，2017. Glandular odontogenic cyst associated with ameloblastoma：case report
and review of the literature[J]. J Clin Exp Dent，9（6）：e832-e836.

D'souza S，Addepalli V，2018. Preventive measures in oral cancer：an overview[J]. Biomed Pharmacother，
107：72-80.

El-Naggar AK，Chan JKC，Grandis JR，et al，2017.WHO classification of head and neck tumours[M].
Lyon：International Agency for Research on Cancer.

Hadj Saïd M，Ordioni U，Benat G，et al，2017. Clear cell odontogenic carcinoma. a review[J]. J Stomatol
Oral Maxillofac Surg，118（6）：363-370.

Kammer PV，Mello FW，Rivero ERC，2020. Comparative analysis between developmental and inflammatory
odontogenic cysts：retrospective study and literature review[J]. Oral Maxillofac Surg，24（1）：73-84.

Lim D，Tan CC，Tilakaratne WM，et al，2022. Sclerosing odontogenic carcinoma—review of all published
cases：is it a justifiable addition as a malignancy[J]. Braz J Otorhinolaryngol，88（1）：118-129.

Mariano FV，Gondak RO，Scarini JF，et al，2020. Odontogenic carcinoma with dentinoid in long-term
follow-up with 2 recurrences[J]. Int J Surg Pathol，28（2）：181-187.

Mehngi R，Rajendra K，Bhagwat P，et al，2018. Clinical and histopathological analysis of odontogenic
tumors in institution—a 10 years retrospective study[J]. J Contemp Dent Pract，19（10）：1288-1292.

Morice A，Neiva C，Fabre M，et al，2020. Conservative management is effective in unicystic ameloblastoma occurring from the neonatal period：a case report and a literature review[J]. Oral Surg Oral Med Oral Pathol Oral Radiol，129（5）：e234-e242.

Moura BS, Cavalcante MA, Hespanhol W, 2016. Keratocystic odontogenic tumor[J]. Rev Col Bras Cir, 43（6）: 466-471.

Niu X，Huang B，Yang J，et al，2021. Odontogenic carcinosarcoma with dentinoid：a rare case report[J]. J Int Med Res，49（9）：3000605211045555.

Pereira T，Shetty S，2016. Mixed odontogenic tumor. [J]. Indian J Pathol Microbiol，59（2）：256，257.

Pogrel MA，2013. The keratocystic odontogenic tumor[J]. Oral Maxillofac Surg Clin North Am，25（1）：21-30.

Ruddocks LA，Fitzpatrick SG，Bhattacharyya I，et al，2021. Calcifying epithelial odontogenic tumor：a case series spanning 25 years and review of the literature[J]. Oral Surg Oral Med Oral Pathol Oral Radiol，131（6）: 684-693.

Sam SS，Fitzpatrick SG，Bhattacharyya I，et al，2022. Adenomatoid odontogenic tumor：a series of 28 cases from a biopsy service[J]. Quintessence Int，53（3）：260-269.

Sarode SC，Sarode GS，Sengupta N，et al，2020. Biological behavior of oral squamous cell carcinoma in the background of novel corona virus infection[J]. Oral Oncol，110：104781.

Siriwardena BSMS，Tennakoon TMPB，Hunter KD，et al，2018. Unicystic ameloblastoma：analysis of 370 cases in a single center in Sri Lanka[J]. J Oral Pathol Med，47（7）：706-709.

Siwach P，Joy T，Tupkari J，et al，2017. Controversies in odontogenic tumours：review[J].Sultan Qaboos Univ Med J，17（3）：e268-e276.

Sun Q，Lee JS，Kim O，et al，2019. Primordial odontogenic tumor：a case report and literature review[J]. Diagn Pathol，14（1）：92.

Todorovic E，Berthelet E，O'Connor R，et al，2019. Sclerosing odontogenic carcinoma with local recurrence：case report and review of literature[J]. Head Neck Pathol，13（3）：371-377.

Upadhyaya JD，Banasser A，Cohen DM，et al，2021. Squamous odontogenic tumor：review of the literature and report of a new case[J]. J Oral Maxillofac Surg，79（1）：164-176.

Yang R，Liu Z，Peng C，et al，2017. Maxillary ameloblastoma：factors associated with risk of recurrence[J]. Head Neck，39（5）：996-1000.

第一节 概　述

囊肿是一种由纤维结缔组织包绕内容物的病理性囊腔。大多数囊肿的纤维结缔组织囊壁近囊腔处被覆衬里上皮，也有少数囊肿没有上皮衬里，则称为假性囊肿。

发生于口腔和口腔周围部位的囊肿，同发生于人体其他部位的囊肿相似，表现为衬里上皮的病理性囊腔。囊腔内含有液体、角化物、黏液或其他产物，可累及周围的骨组织和软组织。

口腔颌面部好发囊肿，最好发的部位是颌骨，这与其复杂的胚胎发育特点及特殊的解剖学结构有关。颌骨好发囊肿的原因如下：

（1）众多有潜在增殖能力的上皮剩余，其来源于牙齿发育过程中和发育中面突表面的外胚层上皮及退化不全的鼻腭管。

（2）存在通过龈沟和牙周韧带或牙齿根管的、对上皮有刺激性炎症的潜在通道。

按发生部位将口腔颌面部囊肿分为颌骨囊肿和软组织囊肿，其中颌骨囊肿按其组织来源分为牙源性囊肿和非牙源性囊肿两类（表4-1），牙源性囊肿的组织学发生详见表4-2。

明确这些囊肿确切的特点非常重要，因为它们的生物学行为和临床表现都有很大的不同。

由于不同的囊肿在形态学上有相似之处，所以要明确诊断需结合临床资料。

（1）病变发生的确切部位，如发生于颌骨内，还需结合影像学表现及与牙齿的关系。

（2）在某些病例中，囊肿非常靠近某些牙的牙根，则需测试相邻牙的活力，某些特定的囊肿或囊肿样病变与无活力的牙齿有关，其他一些囊性、反应性或增生性病变也会位于根尖或根尖区，但相邻牙的活力正常。

（3）颌骨囊肿典型的X线表现为界限清楚的透射区。

（4）口腔内的X线根尖片和咬合片可提供最精确的信息，如检查颌骨后部还需加拍侧斜位片。全景片能同时评估上颌骨和下颌骨的情况，但不能很好地提供细节。CT对于观察骨组织的破坏情况及对相邻组织的侵犯情况很有价值，标准的头颅片没有太大的诊断价值。

（5）穿刺也有助于鉴别囊肿和其他影像学上有相似表现的病变。颌骨囊肿性病变穿刺时易穿吸到典型的棕色液体。穿吸物为奶酪样常提示有角化物存在，如为血液则提示可能为动脉瘤样骨囊肿或动静脉畸形或颌骨中央型血管瘤。

（6）囊肿的临床表现与其大小有很大关系。早期病变小，一般无明显临床症状，通常在常规的临床检查和影像学检查时才被发现。随着囊肿增大，出现骨皮质膨胀，最终出现捻发音并伴随牙齿或修复体的移位。

（7）如出现囊肿破裂、囊液排出，会导致感染、脓肿和窦道形成，常伴有疼痛、肿胀。

表 4-1　口腔颌面部囊肿分类

牙源性囊肿	非牙源性囊肿	软组织囊肿
发育性	鼻腭管囊肿	皮样囊肿和表皮样囊肿
含牙囊肿	鼻唇囊肿	畸胎样囊肿
牙源性角化囊肿	球状上颌囊肿	甲状舌管囊肿
发育性根侧囊肿	下颌正中囊肿	鳃裂囊肿
婴儿龈囊肿		口腔淋巴上皮囊肿
成人龈囊肿		黏液囊肿
腺牙源性囊肿		舌下囊肿
牙源性钙化囊肿		
正角化牙源性囊肿		
炎症性		
根尖囊肿		
炎症性根侧囊肿		

表 4-2　牙源性囊肿的组织学发生

名称	组织学发生
发育性根侧囊肿	牙板上皮剩余、Malassez 上皮剩余或缩余釉上皮
婴儿龈囊肿	牙板上皮剩余
牙源性角化囊肿	牙板上皮剩余或 Serres 上皮剩余
含牙囊肿	缩余釉上皮
成人龈囊肿	牙板上皮剩余
腺牙源性囊肿	来源不明
根尖囊肿	Malassez 上皮剩余
炎症性根侧囊肿	Malassez 上皮剩余
牙源性钙化囊肿	来源不明
正角化牙源性囊肿	来源不明

第二节　牙源性囊肿

牙源性囊肿是一组发生于牙齿形成器官的上皮或上皮剩余的囊肿。一般分为发育性囊肿和炎症性囊肿两类。发育性牙源性囊肿与牙齿发育和（或）萌出过程的某些异常相关，炎症性牙源性囊肿与牙体组织的炎症性病变相关。

牙源性囊肿来源于构成牙体组织的某些成分。胚胎发育第 6 周，口腔上皮开始向下方的结缔组织增殖，形成蕾状期，位于牙板末端的上皮细胞继续增殖内陷进入帽状期和钟状期，此时由外釉上皮层、内釉上皮层和两者之间的星网状层组成成釉器，成釉器下方的间叶组织形成牙乳头。牙乳头继续发育为含血管和神经的成熟纤维结缔组织，直至变成完全成熟的牙髓组织。到钟状期，内釉上皮和星网状层之间有中间层细胞，内釉上皮细胞逐渐分化为高柱状的成釉细胞，并诱导牙乳头外层细胞分化为成牙本质细胞，随后成牙本质细胞形成牙本质有机基质，牙本质发生矿化后，成釉细胞开始分泌牙釉质基质，很快牙釉质矿化。这种相互诱导作用持续进行，牙冠形成，成釉器转化为几层扁平的柱状细胞，并形成缩余釉上皮。相应的结缔组织形成牙滤泡的壁，包绕牙冠，其内常含牙源性上皮巢或上皮条索，这些上皮成分有时可见于牙源性囊肿的囊壁内。由于间充质的侵入，钟状期末牙板发生断裂，逐渐退化和消失，成釉器和口腔上皮分离。有时未能正常退化的牙板上皮在颌骨中或牙龈中形成上皮岛或上皮团，称为 Serres 上皮剩余。内釉上皮与外釉上皮在颈环处细胞增生呈双层，即上皮根鞘，诱导根部牙本质形成。当根部牙本质形成时，上皮根鞘断裂，与牙表面失去联系，并持续存在于牙周韧带中，称为牙周上皮剩余，即 Malassez 上皮剩余。牙周韧带来源于牙滤泡，与牙根表面的牙骨质形成有关，在其发育完成后，牙周韧带包绕牙骨质，固定牙根在牙槽窝中。

绝大多数牙源性囊肿的生物学行为是良性的，但极少数牙源性囊肿可发生恶变，因此要对每个病例仔细进行组织学检查。

一、含牙囊肿

含牙囊肿（dentigerous cyst）又称滤泡囊肿，是指囊壁包绕未萌出牙的牙冠且附着在牙颈部釉质牙骨质界处的一种囊肿。

一般认为含牙囊肿是牙冠形成后，在缩余釉上皮与牙面之间潴留液体而形成的。

1. 临床表现

（1）任何年龄均可发生，多见于 11～39 岁，男性多见。

（2）除少数病例外，含牙囊肿仅发生于恒牙，因为含牙囊肿常与阻生牙或未萌出牙有关。偶尔可发生于乳牙或额外牙。

（3）含牙囊肿可发生于任何牙位，下颌第三磨牙区最为常见，其余依次为上颌尖牙、上颌第三磨牙和下颌前磨牙区。

（4）含牙囊肿在牙瘤、多生牙、异位的第三磨牙也偶可发生。

（5）囊肿生长缓慢，早期无自觉症状。当囊肿形成较大时可导致颌骨膨隆或面部不对称，还可引起牙齿移位和邻近牙的牙根吸收。

（6）X 线片显示为边界清楚的圆形透射区，内可含一个未萌出牙的牙冠（图 4-1）。透射影常为单房性，少数较大的病变也可呈多房性改变，一些病例出现多房阴影，实为透射阴影内存在骨小梁。未萌出牙常常移位，有时还可见牙根吸收。囊肿大小不等，最小者仅表现为牙滤泡间隙的轻度扩张，而位于下颌第三磨牙区的大的含牙囊肿，向上可累及下颌骨升支，向前可累及下颌骨体部，位于上颌尖牙区者可延伸到上颌窦内甚至眶底。

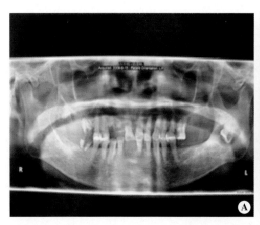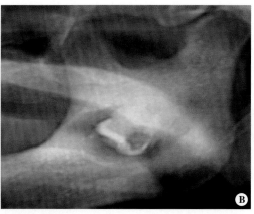

图 4-1　含牙囊肿的 X 线表现

左侧下颌骨有一个边界清楚的圆形透射区，内含一个未萌出牙的牙冠

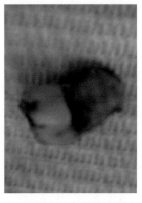

2. 病理特征

（1）肉眼观：含牙囊肿包绕牙冠并附着于牙齿的釉质牙骨质界处（图 4-2），囊腔面有时可见一处或多处结节状增厚区，囊液多呈黄色。

（2）镜下观：纤维结缔组织囊壁内衬上皮类似缩余釉上皮，由 2～5 层立方或扁平的非角化细胞组成，上皮与纤维结缔组织交界处较为平坦，并无上皮钉突。纤维结缔组织囊壁内含丰富的黏多糖和糖蛋白，呈弱嗜碱性染色的黏液样，囊壁内无明显炎症（图 4-3A～F）。当囊肿继发感染时，囊壁内见较多

图 4-2　含牙囊肿的肉眼观

囊壁较薄，包绕牙冠

炎症细胞浸润，囊壁胶原纤维化，内衬上皮增生，并形成上皮钉突，出现更多鳞状化生的特征（图 4-3G～L）。囊壁内有时可见到牙源性上皮岛或上皮条索（图 4-3M）。衬里上皮有时可出现角化，局部区域可见数量不等的黏液细胞（图 4-3N～Q），有时可见纤毛柱状上皮（图 4-3R～V），少数情况下还可见小巢的皮脂腺细胞。

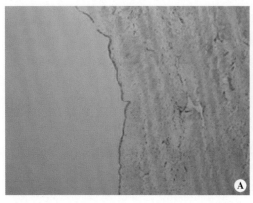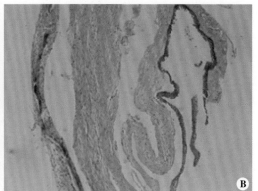

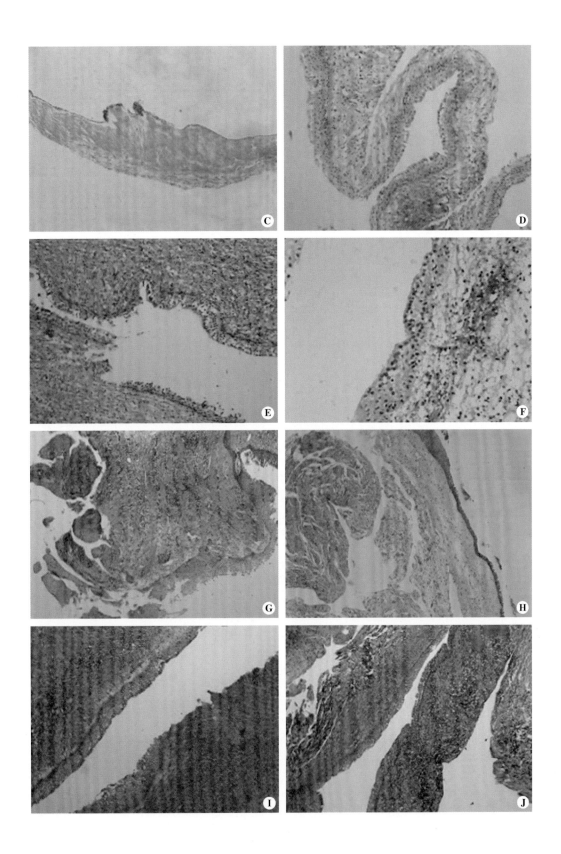

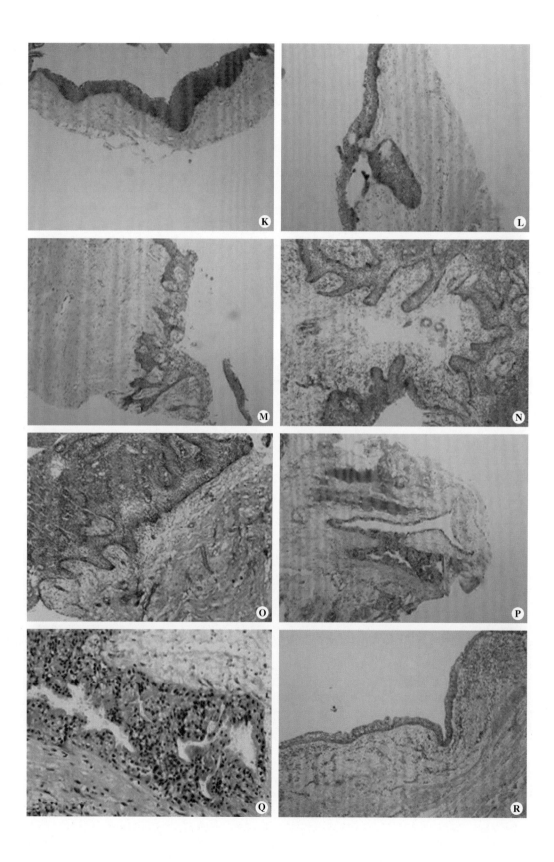

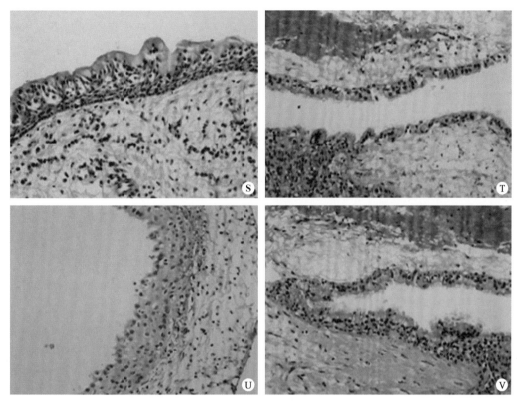

图 4-3 含牙囊肿的形态学特征

A～C. 低倍镜示衬里上皮与缩余釉上皮类似，较薄；D～F. 高倍镜示内衬上皮由 2～5 层立方细胞组成，没有上皮钉突，囊壁为疏松结缔组织；G～L. 继发感染时，囊壁胶原纤维化，衬里上皮出现不同程度的增生，并形成上皮钉突，出现更多鳞状化生的特征；M. 疏松纤维结缔组织囊壁中有牙源性上皮岛；N～Q. 内衬上皮局部区域可见黏液细胞；R～U. 局部可见纤毛柱状上皮；V. 内衬纤毛上皮增生显著

3. 鉴别诊断

（1）牙源性肿瘤：牙源性腺样瘤、单囊型成釉细胞瘤在 X 线表现上与含牙囊肿类似，主要通过形态学改变进行鉴别。

（2）根尖囊肿：当含牙囊肿合并感染时可能与根尖囊肿难以鉴别，主要依据病史进行鉴别。

（3）黏液表皮样癌：尽管很少发生于颌骨内，但形态学与含牙囊肿有相似的表现，两者均可见黏液细胞，但含牙囊肿无实性肿瘤性增殖，也没有组织学恶性表现。

4. 治疗与预后 治疗以手术切除为主，很少复发。

二、牙源性角化囊肿

牙源性角化囊肿（odontogenic keratocyst）是一种发生在颌骨内的具有潜在侵袭性生长行为的牙源性囊肿，单囊或多囊，衬里上皮为不全角化的复层鳞状上皮。本病由 Philipsen

于 1956 年最先描述，并命名为牙源性角化囊肿。由于牙源性角化囊肿特殊的生长方式，同时术后复发倾向较高，有时还合并痣样基底细胞癌综合征，近年来有学者认为这种颌骨囊肿可能属于囊性良性肿瘤。因此在 2005 年 WHO 牙源性肿瘤的组织学分类中，把牙源性角化囊肿归到牙源性良性上皮性肿瘤中，将其命名为牙源性角化囊性瘤（keratocystic odontogenic tumor）。但在 2017 年新版 WHO 分类中考虑其病变性质，又将其命名恢复为牙源性角化囊肿。

关于牙源性角化囊肿的发生，大部分学者认为来自牙板上皮剩余或 Serres 上皮剩余，少部分学者则认为来自口腔黏膜上皮。

1. 临床表现

（1）牙源性角化囊肿是常见的颌骨囊肿。

（2）10 ～ 29 岁和 40 ～ 50 岁是本病的两个发病高峰年龄段。

（3）男性比女性多见。

（4）下颌骨好发，尤其是磨牙区和升支部，上颌骨多发生于第一磨牙后区。

（5）病变以单发者多见，多发者占 10% 左右，多发者部分患者伴有痣样基底细胞癌综合征。

（6）痣样基底细胞癌综合征最早由 Gorlin 和 Goltz 描述，又称为肋骨分叉 – 基底细胞痣 – 颌骨囊肿综合征或戈林（Gorlin）综合征。痣样基底细胞癌综合征主要临床表现：①皮肤多发性基底细胞癌。②颌骨多发性牙源性角化囊肿。③骨骼异常，包括肋骨分叉和脊椎骨异常等。④特征性面部表现，如额部和颞顶部隆起，眼眶过宽和轻度下颌前凸。⑤钙磷代谢的异常，表现为脑膜钙化和服用甲状旁腺激素之后缺乏磷酸盐尿的排出。痣样基底细胞癌综合征患者较为年轻，常有家族史，具有常染色体显性遗传的特点。65% ～ 75% 的痣样基底细胞癌综合征患者发生颌骨多发囊肿。研究表明痣样基底细胞癌综合征与果蝇体节极性基因的人类同系物基因（PTCH）突变相关，该基因突变的不同类型（如点突变、无义突变等）及表达异常可能是导致综合征发生各种发育异常和不同肿瘤的原因。

（7）牙源性角化囊肿主要沿颌骨前后方向生长，其特殊的生长方式使囊肿体积较大时仍不会造成明显的颌骨膨隆，因此多数患者临床上无症状，病变常常是在 X 线检查时无意中发现。患者出现的症状主要是颌骨膨隆，当囊肿伴有炎症时，局部出现肿胀及疼痛，伴瘘管形成时可见脓液流出，有时还会引起神经麻木、病理性骨折等症状。

（8）X 线表现呈单房或多房性透射影，边界清楚，边缘可见扇形切迹（图 4-4）。一般而言，牙源性角化囊肿的 X 线表现缺乏特异性，表现形式多样化，和成釉细胞瘤、发育性根侧囊肿、含牙囊肿等病变的 X 线表现有相似性。因而对牙源性角化囊肿的诊断主要依据形态学改变。

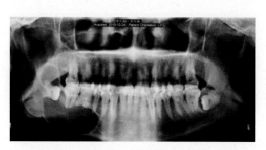

图 4-4 牙源性角化囊肿的 X 线表现

右下颌骨见单房性透射影，界限清楚，边缘呈现扇形切迹

2. 病理特征

（1）肉眼见囊肿的囊腔内常有黄白色发亮的片状物质，有时见稀薄的淡黄色或血性囊液，囊壁较薄。

（2）牙源性角化囊肿组织学改变独特，不同于X线表现形式多样。

（3）牙源性角化囊肿独特的组织学

1）内衬上皮为5～8层细胞的复层鳞状上皮，上皮与纤维结缔组织交界处平坦，一般不见上皮钉突形成，有时内衬上皮和其下方的纤维结缔组织囊壁会分离，形成上皮下裂隙（图4-5A～D）。

2）上皮表层多为不全角化，表面为皱褶状或波浪状（图4-5E～G）。

3）棘细胞层与表面角化层的移行过渡较突然，棘细胞常见细胞水肿，棘细胞层较薄（图4-5H、I）。

4）基底层细胞呈柱状或立方状，界限清楚，排列成栅栏状，细胞核染色深并远离基底膜（图4-5H、I）。

5）纤维结缔组织囊壁薄，一般无炎症细胞浸润，当合并感染时，囊壁增生变厚伴大量炎症细胞浸润，上皮不规则增生，表层角化消失，基底细胞缺乏典型的栅栏状排列，可见上皮钉突形成，纤维结缔组织囊壁内可见胆固醇结晶沉积及异物巨细胞反应（图4-5J～M）。当这些改变累及大部分衬里上皮时，不要轻易诊断为牙源性角化囊肿，除非在其他区域观察到典型的组织学表现。

6）纤维结缔组织囊壁内有时见到牙源性上皮岛和（或）小的子囊（图4-5N～P）。

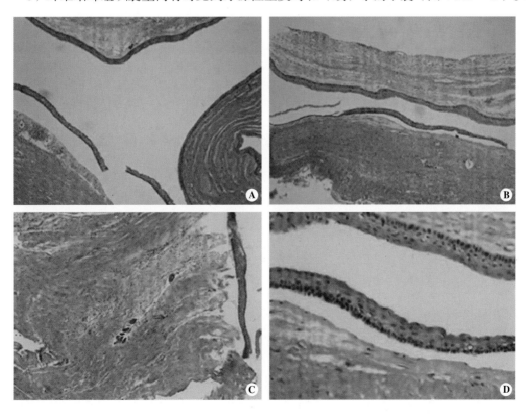

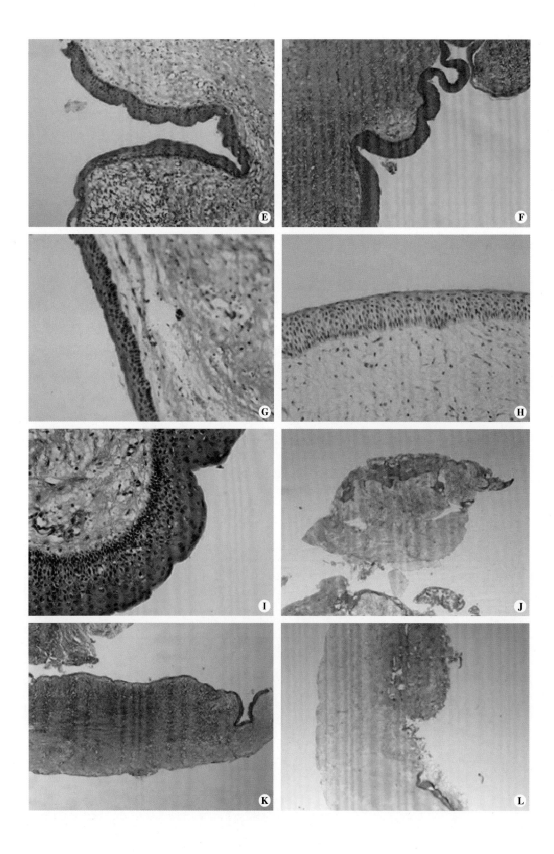

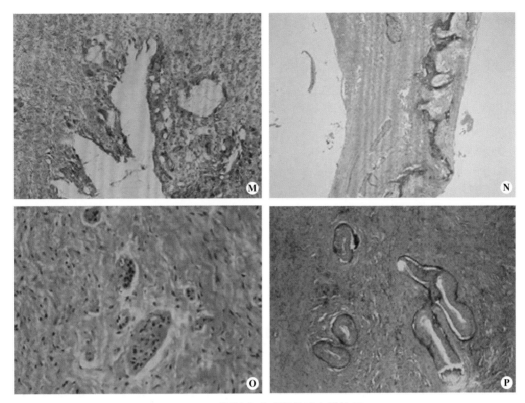

图 4-5 牙源性角化囊肿的形态学特征

A～D. 内衬上皮为 5～8 层细胞的复层鳞状上皮，上皮与纤维结缔组织交界处平坦，无上皮钉突形成，部分内衬上皮和其下方的纤维结缔组织囊壁分离，可见上皮下裂隙形成；E～G. 上皮表面不全角化，呈波浪状；H、I. 棘细胞层与表面角化层的过渡突然，棘细胞层薄，常见细胞水肿，基底层细胞呈柱状，界限清楚，排列成栅栏状，细胞核染色深并远离基底膜；J～M. 合并感染时，囊壁增生变厚伴大量炎症细胞浸润，衬里上皮不规则增生，角化消失，基底细胞典型的栅栏状排列消失，壁内见胆固醇结晶沉积伴异物巨细胞反应；N、O. 纤维结缔组织囊壁内见多个牙源性上皮岛；P. 纤维结缔组织囊壁内见多个子囊

3. 鉴别诊断 含牙囊肿衬里上皮薄，无角化层，类似于缩余釉上皮。

4. 治疗与预后 治疗多采用刮除术，易复发。

三、发育性根侧囊肿

发育性根侧囊肿（lateral periodontal cyst）是一种少见的牙源性发育性囊肿，与炎症无关，囊肿沿着活髓牙牙根侧面生长或者位于牙根之间。

发育性根侧囊肿可能来自牙板上皮剩余、Malassez 上皮剩余或缩余釉上皮。

1. 临床表现

（1）任何年龄均可见，平均患病年龄约 50 岁。

（2）约 70% 发生于下颌骨，以尖牙和前磨牙区最多见，发生于上颌骨者也常发生于这些区域。

（3）临床在常规 X 线检查时无意中发现，症状不明显，出现疼痛、触痛、骨皮质膨胀、牙根移位等症状少见。与囊肿相关牙的牙髓活力测试反应无异常。X 线检查显示沿着牙根侧面可见单囊、边界清楚的透射阴影，病变直径多小于 1cm，呈圆形或卵圆形，常可见硬化性边缘。有时病变可表现为多房性，大体呈葡萄状，此时称为葡萄状牙源性囊肿（botryoid odontogenic cyst）。

2. 病理特征

（1）衬里上皮为由 1～5 层细胞组成的无角化的鳞状或立方状上皮，胞核较小，呈固缩状（图 4-6A、B）。

（2）上皮细胞透明、呈梭形或卵圆形，局灶性上皮增厚，常形成上皮斑（图 4-6C、D）。上皮斑可向囊腔内或囊壁生长（图 4-6E）。

（3）纤维结缔组织囊壁为成熟的胶原纤维，无明显炎症，偶尔可伴玻璃样变性，囊壁内有时可见牙源性上皮岛或上皮条索。

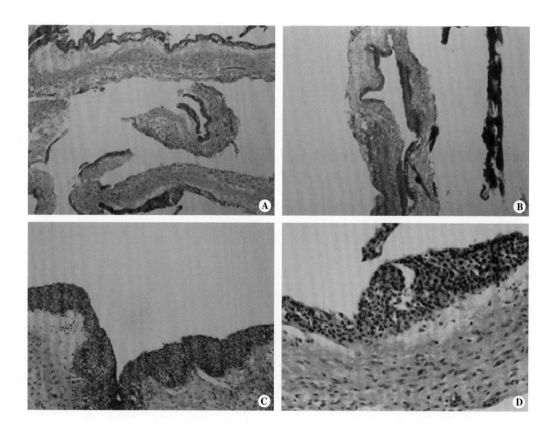

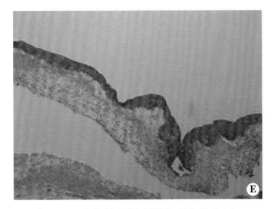

图 4-6　发育性根侧囊肿的形态学特征

A、B. 内衬上皮较薄，局灶性上皮增厚；C、D. 上皮细胞透明、呈卵圆形，局灶性上皮增厚形成上皮斑；E. 上皮斑向囊腔内生长

3. 鉴别诊断　需要和位于根侧的根尖囊肿、成人龈囊肿和根侧的牙源性角化囊肿进行鉴别。

（1）根侧的根尖囊肿：属于炎症性囊肿，为牙髓炎症导致，和囊肿相关牙为死髓牙，形态学上根尖囊肿内衬上皮较厚，纤维结缔组织囊壁内见较多炎症细胞浸润。

（2）成人龈囊肿：是发生在牙龈软组织中的发育性囊肿。

（3）根侧的牙源性角化囊肿：衬里鳞状上皮不全角化，表面呈波浪状。

4. 治疗与预后　手术摘除后一般无复发倾向，葡萄状牙源性囊肿摘除不全可复发。

四、婴儿龈囊肿

婴儿龈囊肿（gingival cyst of infant）又称为新生儿牙板囊肿，是发生于婴儿牙槽黏膜内的小而表浅的囊肿，来自牙龈内断裂的牙板上皮剩余，其内充满角化物，角化物脱落形成囊肿。

1. 临床表现

（1）本病主要见于新生儿及出生后 1～2 个月婴儿。

（2）上颌牙槽多见。

（3）临床表现为牙槽黏膜见数量不等的白色或淡黄色结节，直径一般小于 3mm。

（4）婴儿龈囊肿为一种常见病变，约有一半的婴儿会发生，囊肿破裂后会自发消失，所以很少进行活检。

2. 病理特征

（1）牙龈黏膜固有层内见多个小囊肿，衬里上皮为薄的不全角化的复层鳞状上皮，基底层细胞呈扁平状。

（2）囊腔内见角化物，其内炎症细胞偶见，有时可见囊肿和表面黏膜上皮相连。

3. 治疗与预后　婴儿龈囊肿不需要特殊治疗，可自发消失。

五、成人龈囊肿

成人龈囊肿（gingival cyst of adult）是一种少见的发生在牙龈软组织内的发育性囊肿。

成人龈囊肿来自牙板上皮剩余。

1. 临床表现

（1）任何年龄均可发生，40 岁以上者多见，无明显性别差异。

（2）囊肿总是发生在颊侧的牙槽黏膜或牙龈黏膜内。

（3）临床表现为小的、屋顶状的软组织肿胀，位于牙乳头或其上下方。

（4）囊肿直径常小于 1cm，呈淡蓝或蓝灰色，囊肿可引起下方骨皮质的表浅吸收。

2. 病理特征

（1）囊肿内衬上皮通常较薄，细胞扁平，类似于缩余釉上皮，有时衬里上皮太薄，易被误认为扩张的血管内皮细胞层。

（2）部分上皮细胞呈透明状，局灶增生可形成所谓的上皮斑。

（3）有时内衬上皮较厚，为非角化的复层鳞状上皮，没有上皮钉突形成。

（4）上皮与结缔组织交界处常分离，囊壁为致密结缔组织，囊壁内常无慢性炎症细胞浸润，可见小的内含丰富糖原的透明细胞巢，可能是残留的牙板上皮。

3. 鉴别诊断　成人龈囊肿与发育性根侧囊肿发生部位不同，发育性根侧囊肿在牙槽骨内发生，成人龈囊肿在牙龈软组织内发生。成人龈囊肿仅可致牙槽骨表面出现局灶的压迫性骨吸收，不会侵犯骨组织。二者的鉴别需靠术中所见，如术中发现骨皮质仅有表面性的破坏，且病变与牙周组织无关，则考虑为成人龈囊肿，相反，如病变与牙周组织有关，则发育性根侧囊肿可能性大。

4. 治疗与预后　成人龈囊肿的治疗采用局部外科切除，未见复发。

六、腺牙源性囊肿

腺牙源性囊肿（glandular odontogenic cyst）又名牙源性产黏液囊肿，是一种发生在颌骨内的呈侵袭性生长的罕见的牙源性囊肿。腺牙源性囊肿局部可表现出腺上皮的特征，提示牙源性上皮可能具有多向分化能力。免疫组化角蛋白染色显示腺牙源性囊肿的衬里上皮既可表达腺上皮，又可表达鳞状上皮，提示其起源于牙源性，而不是腺体组织。

1. 临床表现

（1）发病年龄分布较广泛，常见于中年人，无明显性别差异。

（2）75% 的病例发生于下颌骨，特别好发于前牙区，病变常越过中线，上颌骨病变几乎都位于前牙区。

（3）小囊肿无明显临床症状，大囊肿常导致颌骨膨胀，有时会出现疼痛或感觉异常。

（4）X 线片上，腺牙源性囊肿表现为单囊或多囊性透射阴影（图 4-7），有些病例原发时表现为单囊性，复发时表现为多囊性。囊肿大小不等，大的囊肿双侧大部分颌骨均可受累。病变边界清楚，周围有致密性骨线包绕，而侵袭性强的囊肿边界不清。

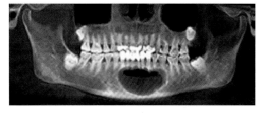

图 4-7　腺牙源性囊肿的 X 线表现

下颌骨内见单房、边界清楚的透射区

2. 病理特征

（1）囊肿内衬上皮部分是复层鳞状上皮，部分内衬上皮的表层细胞呈立方状或柱状，胞质嗜酸性，还可见纤毛，无上皮钉突形成，表面上皮常不平坦，有时呈钉突状或乳头状（图 4-8A ～ J）。

（2）衬里上皮内经常可见黏液池，周围衬有嗜酸性立方状细胞，黏液细胞可有可无，有时可见富含糖原的透明细胞。局部区域衬里上皮可增厚形成球状或旋涡状结构，似上皮斑（图 4-8K ～ P）。

（3）衬里上皮与纤维结缔组织界面常平坦，纤维组织囊壁内无明显炎症细胞浸润。

3. 免疫组化　衬里上皮的浅层细胞可表达 CK7、CK8/18（图 4-9），衬里上皮的基底细胞或基底上层细胞表达 CK14。

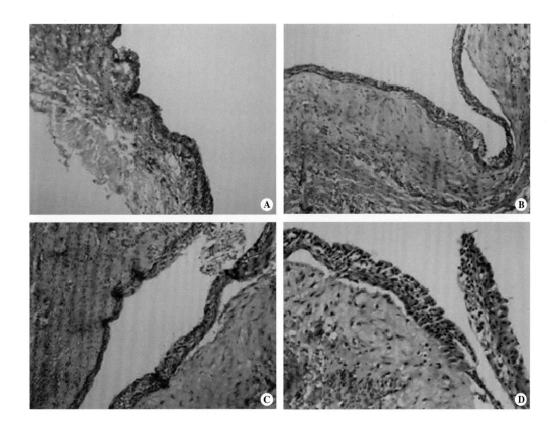

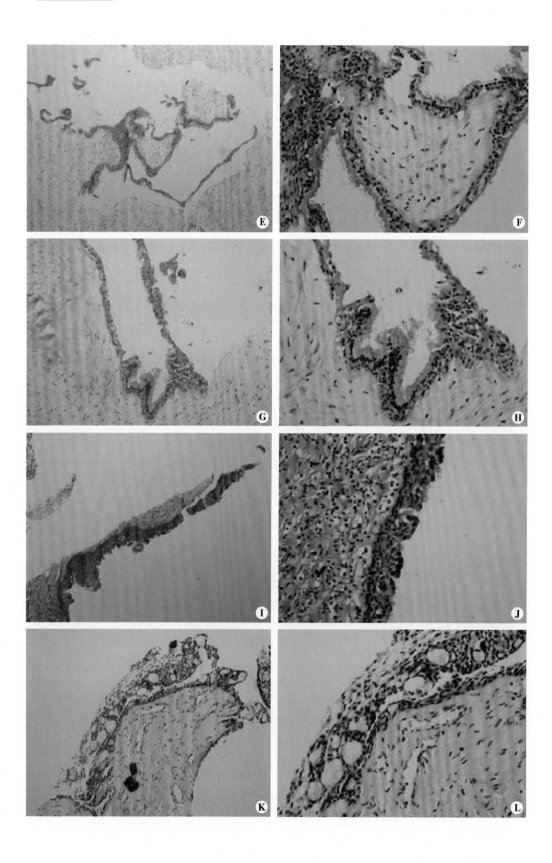

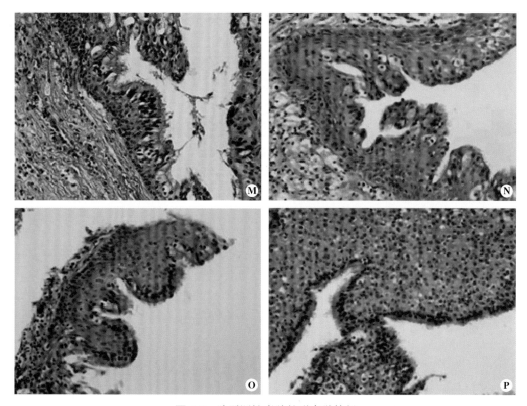

图 4-8 腺牙源性囊肿的形态学特征

A ～ D. 囊肿内衬上皮部分是复层鳞状上皮，部分内衬上皮的表层细胞呈嗜酸性立方状，无上皮钉突形成，纤维组织囊壁内无明显炎症细胞浸润；E ～ J. 内衬上皮的表层为纤毛柱状细胞或立方状细胞，表面上皮局灶不平坦、呈乳头状；K、L. 衬里上皮内见黏液池，其周围为立方状细胞，囊壁伴钙化；M ～ P. 局部区域衬里上皮可增厚形成球状或旋涡状结构，似上皮斑，并见透明细胞

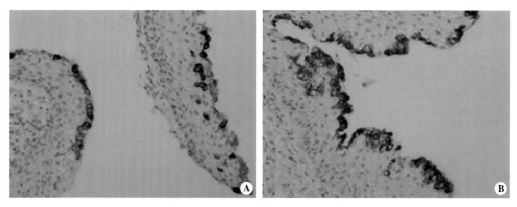

图 4-9 腺牙源性囊肿的免疫组化特征

衬里上皮的浅层细胞表达 CK8

4. 鉴别诊断

（1）发育性根侧囊肿：两者形态学上均可形成相似的上皮斑，有学者提出腺牙源性囊肿也许是发育性根侧囊肿的变异型。腺牙源性囊肿的形态学表现更多样，病变侵袭性生长常导致颌骨膨隆、破坏，复发率较高。发育性根侧囊肿的形态学表现单一，复发率极低，

属于相对静止的病变。

（2）低度恶性的中心性黏液表皮样癌：两者在形态学上都具有鳞状上皮、柱状或立方上皮和产黏液细胞，呈乳头状突入囊腔，并有含黏液的腔隙或腺样结构。两者的主要区别在于上皮的增殖程度不同，腺牙源性囊肿主要为囊性病变，衬里上皮厚薄不一，虽有旋涡状上皮斑样增殖，但没有实性肿瘤性增殖，也没有恶性组织学表现，这是与黏液表皮样癌的鉴别点。

5. 治疗与预后　治疗多采用囊肿刮治术，有一定的复发倾向。

七、牙源性钙化囊肿

牙源性钙化囊肿（calcifying odontogenic cyst）是一种含类似成釉细胞瘤的上皮成分和影细胞的囊肿。其在 1962 年作为一种独立的颌骨囊肿，由 Gorlin 等提出，因此又称为 Gorlin 囊肿。其组织病理分型复杂，且一直存在争论，Praetorius（1981）根据牙源性钙化囊肿衬里上皮增殖活性和生长方式，将牙源性钙化囊肿分为囊性型和肿瘤型 2 种类型。随后 2005 年 WHO 分类中把牙源性钙化囊肿的囊性型改名为牙源性钙化囊性瘤（cystic calcifying odontogenic tumor）。2017 年 WHO 分类中将牙源性钙化囊性瘤剔除出牙源性肿瘤的分类，再次恢复牙源性钙化囊肿的名称，将其归类于发育性牙源性囊肿中（表 4-3）。

表 4-3　牙源性钙化囊肿的分类演变

时间	牙源性钙化囊肿的分类
1962 年	Gorlin 囊肿
1981 年	囊性型（单纯囊肿型、囊肿伴牙瘤型、囊肿伴成釉细胞瘤增生型）
	肿瘤型
1992 年	囊性型
	牙本质生成性影细胞瘤
	牙源性影细胞癌
2005 年	牙源性钙化囊性瘤
	牙本质生成性影细胞瘤
	牙源性影细胞癌
2017 年	牙源性钙化囊肿
	牙本质生成性影细胞瘤
	牙源性影细胞癌

1. 临床表现

（1）牙源性钙化囊肿大多发生在颌骨内，少数可发生在颌骨外的软组织中，发病平均年龄约 30 岁，性别差异不大。上、下颌骨均可发生，以切牙 – 尖牙区多见。

（2）多数患者临床表现为颌骨肿胀，少数患者无症状，在 X 线检查时无意中发现。外周性病变表现为牙龈、牙槽上质地实或较软的、界限清楚的隆起。

（3）X 线表现：中心性病变可见单房或多房、边界清楚的透射区，其内可有小而不规则的钙化体（图 4-10），有时可伴有牙瘤发生。部分病例中，阴影大部分被钙化物占据，类似于"混合型牙瘤"改变。少数病例伴有未萌出牙，伴邻牙移位、牙根吸收。外周性病变可见骨表面有吸收，可伴牙瘤形成。

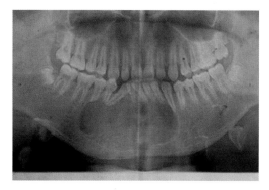

图 4-10　牙源性钙化囊肿的 X 线表现

下颌骨内见单房、边界清楚的透射区

2. 病理特征

（1）肉眼观：病变呈囊性，囊壁厚薄不均、呈灰红或灰黄色，囊内有时见黄色或血性液体。囊内壁不光滑，可见有白色颗粒状物附着，触之有沙砾感，部分病例囊内含有牙齿样物。有些病例可见较多的牙硬组织成分。

（2）镜下观：纤维组织囊壁内衬上皮浅层细胞由类似于成釉器星网状层的疏松排列的星形细胞构成，基底细胞排列整齐、呈柱状或立方状，细胞核远离基底膜。在内衬上皮和纤维结缔组织囊壁内可见影细胞灶（图 4-11A ～ C），影细胞边界清楚、呈圆形或卵圆形，胞质红染，由于胞核消失且不着色，显示为核的影子。影细胞数量不等，单个或成簇分布，可伴有程度不等的钙化（图 4-11D ～ M）。有些影细胞可呈透明样变。有的纤维组织囊壁内可见上皮条索、团块或子囊。病变组织中除上述表现外还可出现牙本质或牙骨质，并可见牙瘤样结构。部分区域有时可见多核巨细胞反应（图 4-11N）。

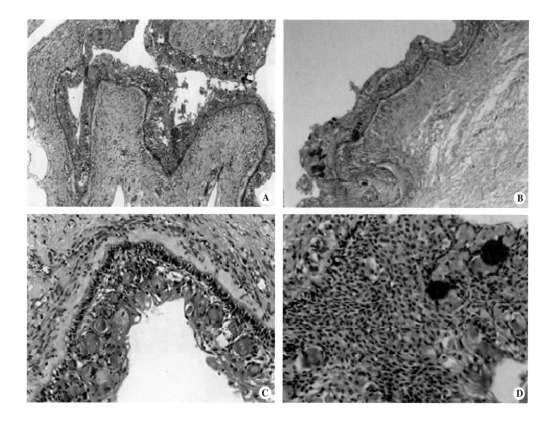

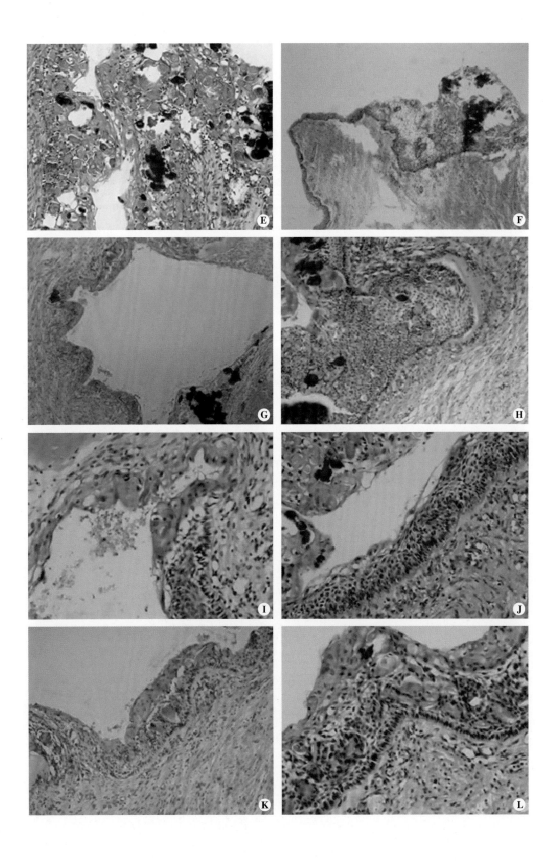

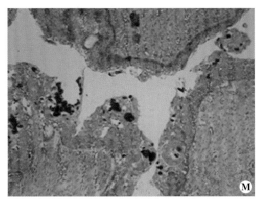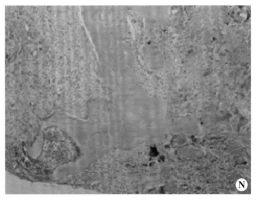

图 4-11　牙源性钙化囊肿的形态学特征

A～C.纤维组织囊壁内衬上皮呈成釉细胞瘤样上皮，上皮与结缔组织交界处平坦，没有上皮钉突形成，上皮内见影细胞灶；D、E.影细胞单个或成簇位于上皮内，为边界清楚的淡嗜伊红的大细胞，中央无细胞核；F.影细胞较多的区域上皮比其他区域厚；G、H.影细胞多位于上皮的表层，可发生钙化；I～M.上皮基底层的细胞转化为影细胞时，上皮和其下方结缔组织无显著分界；N.可见异物巨细胞反应，上皮衬里旁见无小管的牙本质样组织

3. 免疫组化　肿瘤上皮 CK-pan、CK14、CK19 阳性，影细胞中 CK-pan 阴性或阳性。

4. 鉴别诊断　需要与牙本质生成性影细胞瘤、单囊型成釉细胞瘤、牙源性钙化上皮瘤等进行鉴别。牙源性钙化囊肿的病变中成釉细胞瘤样上皮衬里和影细胞灶是其特征性病变。牙本质生成性影细胞瘤呈侵袭性生长，在纤维结缔组织间质中见成釉细胞瘤样上皮、影细胞和发育不良的牙本质成分。因此，对囊肿性病变要进行充分取材，壁厚处尤为重要，以免误诊或漏诊。

5. 治疗与预后　治疗采用囊肿刮除术，少有复发。

八、正角化牙源性囊肿

正角化牙源性囊肿（orthokeratinized odontogenic cyst）是牙源性角化囊肿的一种正角化变异型，现作为一种独立疾病，是以过度正角化的复层鳞状上皮为衬里上皮的牙源性囊肿。

1. 临床表现

（1）任何年龄均可发生，好发年龄 20 ～ 40 岁。

（2）正角化牙源性囊肿多见于下颌骨。

（3）临床表现为颌骨无痛性膨大。

（4）X 线表现呈单房或多房性透射影，边界清楚（图 4-12）。

2. 病理特征　囊肿衬里上皮为较薄的过度正角化的复层鳞状上皮，表面角化、呈厚的分层状，而不是波浪状或皱褶样，角化层下方见颗粒细胞层，基底层细胞呈扁平或立方状，胞核不深染，缺乏栅栏状排列的特征

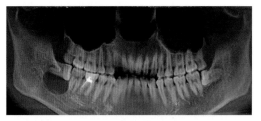

图 4-12　正角化牙源性囊肿的 X 线表现
下颌骨内见单房性透射影

（图 4-13 ）。

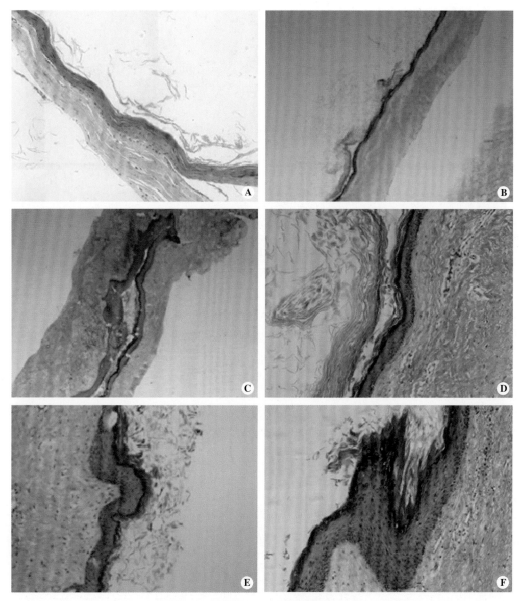

图 4-13　正角化牙源性囊肿的形态学特征

A ～ E. 衬里上皮较薄，为表面过度正角化的复层鳞状上皮，角化表面呈较厚的分层状；F. 角化层下方见颗粒细胞层，基底层
细胞呈立方状，胞核不深染，缺乏栅栏状排列的特征

3. 鉴别诊断　需要与牙源性角化囊肿进行鉴别。正角化牙源性囊肿表面角化、呈厚的
分层状，不同于牙源性角化囊肿的波浪状或皱褶样，且基底层细胞呈扁平或立方状，胞核
不深染，没有栅栏状排列的特征。

4. 治疗与预后　治疗采用囊肿刮除术，很少复发。

九、根尖囊肿

根尖囊肿（radicular cyst）属于炎症性囊肿，是最常见的牙源性囊肿。其是牙髓炎症的继发病变，通常会经历龋病、牙髓炎、牙髓坏死和根尖周炎症，上皮性根尖周肉芽肿液化、坏死形成囊肿。因此，临床上根尖囊肿常形成在死髓牙的根尖部。

1. 临床表现

（1）根尖囊肿是最常见的颌骨囊肿。

（2）好发年龄20～50岁，尽管龋病好发于10岁前儿童，但儿童发生根尖囊肿者少见。

（3）本病好发生于上颌骨，上颌切牙和单尖牙较为多见。

（4）同一患者可见多发性的根尖囊肿。

（5）大多数根尖囊肿患者无明显临床症状，常在X线检查时发现，有的患者在咀嚼食物时出现轻度疼痛，对临床检查的叩诊敏感。

（6）X线表现：根尖区见大小不一、呈圆形或卵圆形、单囊性、界限清楚的透射区，有时其周围可见一窄的阻射线形成（图4-14）。病程长的囊肿，相关牙的牙根可见不同程度的吸收，相邻牙也可见牙根吸收。多根牙的根尖同时发生病变者不多见，可相互融合形成单一囊腔。

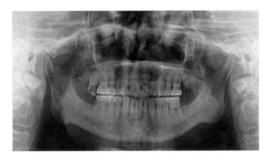

图4-14　根尖囊肿的X线表现
在上颌前牙区见单囊性、呈卵圆形、界限清楚的透射区，
相关牙经过治疗

（7）囊肿通常较小，直径0.5～1.5cm，少数超过5cm。

2. 病理特征

（1）肉眼观：囊肿附着在患牙根尖部，囊肿大小不等，囊壁薄厚不一，当囊肿较小时可连同残根或患牙一起被完整摘除。由于囊肿多已破裂，送检材料多为破散的囊壁样组织。

（2）镜下观：纤维结缔组织囊壁薄厚不一，衬里上皮为无角化的复层鳞状上皮（图4-15A～C），由于炎症刺激，上皮钉突不规则增生延长，相互融合交织成网（图4-15D～G），上皮内细胞间水肿较显著，可见以中性粒细胞为主的炎症细胞浸润，浸润密集处还可致上皮的连续性中断（图4-15H、I）。

（3）纤维结缔组织囊壁内见淋巴细胞和浆细胞浸润，也混杂有中性粒细胞和泡沫状巨噬细胞（图4-15J、K）。囊壁内常见含铁血黄素沉积。在制片过程中胆固醇晶体被有机溶剂溶解而形成胆固醇裂隙，裂隙周围常伴多核巨细胞反应（图4-15L～P）。有时在穿刺抽吸的囊液中见闪闪发亮的物质，此为通过衬里上皮进入囊腔的胆固醇晶体。

（4）有时在内衬上皮和纤维结缔组织囊壁内可见均质嗜伊红小体，呈弓形线状或环状，称为透明小体（Rushton body）（图4-15Q～T）。其仅在牙源性囊肿中可见到，因此认为透明小体可能是上皮细胞分泌的产物，或者可能是某种角蛋白。

（5）在靠近衬里上皮的囊壁中，纤维结缔组织内常见较多的毛细血管。囊壁内有时可见钙化灶，外周常见反应性新骨形成。

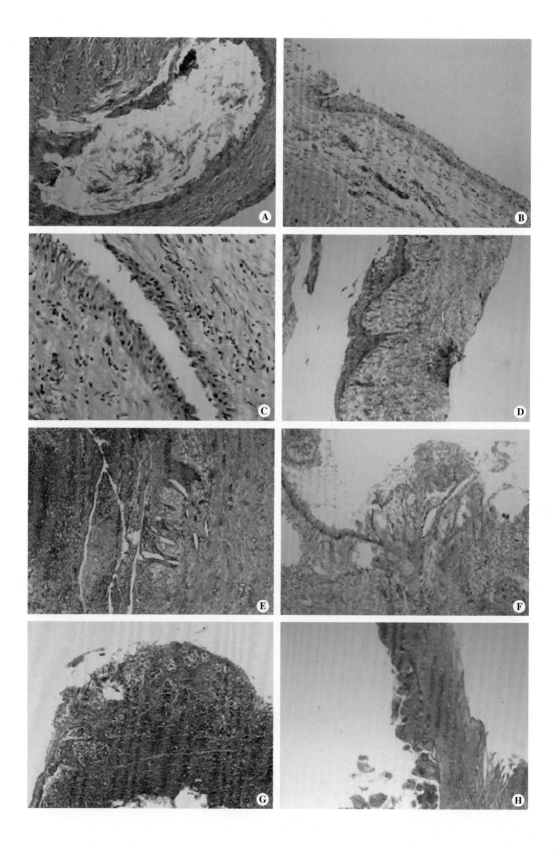

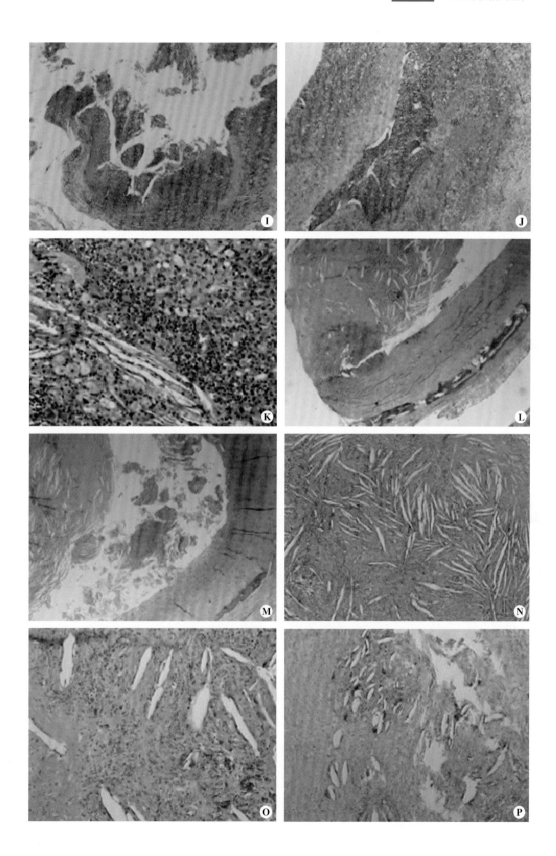

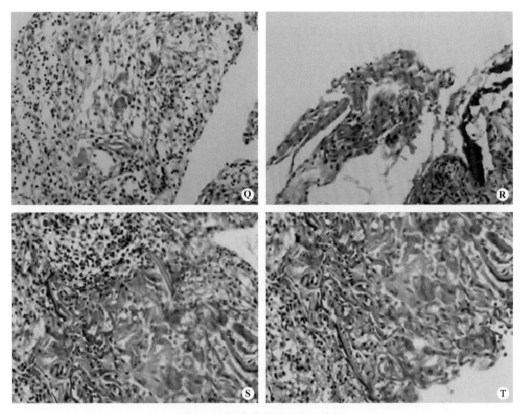

图 4-15 根尖囊肿的形态学特征

A～C.纤维结缔组织囊壁薄厚不一，衬里上皮为无角化的复层鳞状上皮；D～G.炎症刺激下见上皮钉突不规则增生下延，可相互融合交织成网；H、I.在炎性浸润致密区上皮连续性中断；J、K.纤维结缔组织囊壁中见淋巴细胞、浆细胞和泡沫状巨噬细胞浸润；L～O.纤维组织囊壁内见含铁血黄素沉积和胆固醇裂隙；P.在胆固醇裂隙周围见多核巨细胞；Q～T.纤维结缔组织囊壁中见均质嗜伊红染色透明小体，呈弓形线状或环状

3.鉴别诊断 含牙囊肿合并炎症时，需要与根尖囊肿鉴别，根尖囊肿常与死髓牙相伴随，而含牙囊肿为囊腔内含一个未萌出牙的牙冠。

4.治疗与预后 治疗时多将囊肿和患牙一起切除，少有复发。

十、残余囊肿

残余囊肿（residual cyst）是指牙齿经过根管治疗或牙齿拔除后残留在颌骨内的根尖囊肿，与根尖囊肿有相同的组织学表现。残余囊肿通常被认为是只拔除了患牙而未将根尖囊肿一起切除导致，但实际上残余囊肿更常见于根管治疗术后未能彻底消除感染灶，根尖区的感染组织还会导致囊肿形成。

1.临床表现

（1）残余囊肿多见于男性，好发生于上颌骨，囊肿几乎不变地发生于颊侧的牙龈或牙槽黏膜内。

（2）囊肿通常无明显症状，患者常通过 X 线检查意外发现，继发感染时出现疼痛或肿胀，与根尖囊肿一样，残余囊肿很少引起颌骨膨胀。

（3）X 线表现为一界限清晰的透射阴影。大多数囊肿较小，直径 1 ~ 3cm，无明显临床症状的囊肿周围可见明显的骨密质线，继发感染时可见不同程度的骨皮质反应。

2. 病理特征 同根尖囊肿（图 4-16）。

3. 鉴别诊断 当 X 线表现为较大透射阴影时，残余囊肿需要与牙源性角化囊肿、单囊型成釉细胞瘤、单纯性骨囊肿进行鉴别。

4. 治疗与预后 治疗采用单纯囊肿摘除术，很少复发。

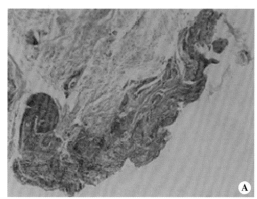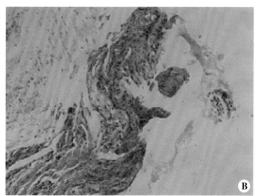

图 4-16 残余囊肿的形态学特征
炎症性纤维结缔组织囊壁内衬无角化的复层鳞状上皮

十一、炎症性根侧囊肿

炎症性根侧囊肿（inflammatory collateral cyst）常见两种类型：牙旁囊肿和下颌颊侧根分叉囊肿。

（一）牙旁囊肿

1. 临床表现

（1）发生于下颌第三磨牙的颊侧或远中颊侧。

（2）牙旁囊肿常和反复发作的冠周炎相关，伴随牙是活髓牙。

（3）病变常波及根尖分叉区，检查时见大多数受累牙由釉突延伸到根尖分叉处，提示囊肿的形成可能和炎症刺激引起该处的结合上皮增生有关。

2. 病理特征

（1）纤维结缔组织囊壁内衬无角化、厚薄不等的复层鳞状上皮。

（2）纤维结缔组织囊壁内见炎症细胞浸润，部分囊壁中见胆固醇裂隙和多核巨细胞。

3. 治疗与预后 治疗采用摘除术，很少复发。

（二）下颌颊侧根分叉囊肿

下颌颊侧根分叉囊肿好发于有活力的下颌第一或第二磨牙的颊侧。最常见的临床症状为疼痛、肿胀和牙周袋溢脓。除在咬合片上颊侧通常出现明显的骨膜炎外，下颌感染性颊囊肿的 X 线表现与牙旁囊肿相同，治疗时将囊肿和受累牙一并摘除。

第三节　非牙源性囊肿

一、鼻腭管囊肿

鼻腭管囊肿（nasopalatine duct cyst）是最常见的非牙源性囊肿。鼻腭管囊肿表现为切牙管囊肿和龈乳头囊肿，约占非牙源性囊肿的 73%，其中切牙管囊肿发生在颌骨内，龈乳头囊肿发生在切牙乳头的软组织内。

（一）切牙管囊肿

切牙管囊肿（incisive canal cyst）可能来源于切牙管内的鼻腭导管上皮剩余，一些因素如创伤、感染、炎症性或黏液性阻塞使上皮剩余形成囊肿，或继发于切牙管自发性囊性变。

1. 临床表现

（1）切牙管囊肿约占非牙源性囊肿的 1/2，好发年龄 31 ～ 60 岁，男性多见。

（2）切牙管囊肿患者在临床上大部分没有明显症状，常在 X 线检查或戴义齿时无意中发现。小囊肿表现为上颌中切牙稍后方出现肿胀，而大囊肿可出现腭中部和唇部肿胀。如继发感染则会出现疼痛，少数病例疼痛可放射至鼻梁和眼眶，有些患者有长期出现这些症状的病史，可能与疾病间歇性发作有关。偶尔可伴有瘘管或窦道形成，患者有咸味感或味觉改变，牙齿移位、骨质膨胀、腭部麻木等症状少见。

（3）在口内的根尖片上，切牙管囊肿表现为上颌骨前部中线或附近一边界清楚的透射阴影，典型者呈卵圆形或圆形，周围包绕致密骨线（图 4-17）。病变可导致上颌中切牙牙根分离，根尖吸收者少见，大囊肿可引起牙根规则吸收。切牙管囊肿的直径为 0.6 ～ 6cm，大多数囊肿直径为 1 ～ 2.5cm。小的切牙管囊肿在 X 线片上必须与正常的切牙管相鉴别，后者直径很少超过 0.6cm，而且没有软组织或骨组织膨胀。

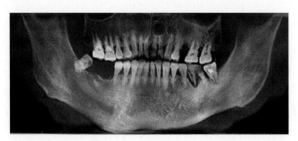

图 4-17　切牙管囊肿的 X 线表现
上颌骨前部中线见一边界清楚的透射阴影，呈圆形，周围包绕致密骨线

2. 病理特征

（1）切牙管囊肿的内衬上皮形式多样，可以内衬假复层柱状上皮、复层鳞状上皮、单

层立方上皮、单层柱状上皮。

（2）通常在同一囊肿内同时可见多种上皮，约3/4的囊肿为复层鳞状上皮（图4-18A、B），1/3～3/4的囊肿为假复层柱状上皮（图4-18C、D），柱状上皮还可见纤毛细胞和黏液细胞。

（3）切牙管囊肿特征性病变为纤维结缔组织囊壁内含有较大的血管和神经束（图4-18E、F），有时可见黏液性组织和脂肪组织，偶尔可见透明软骨巢。

（4）囊壁内可见数量不等的慢性炎症细胞浸润（图4-18G、H）。

3. 鉴别诊断 需要和发生在中切牙的根尖囊肿相鉴别，主要鉴别点是根尖囊肿累及的是死髓牙。另外，在上颌咬合片上可发现切牙管囊肿实际上位于腭部，而不是根尖部。

4. 治疗与预后 切牙管囊肿通常采用摘除术，大囊肿可先行开窗术，很少复发。

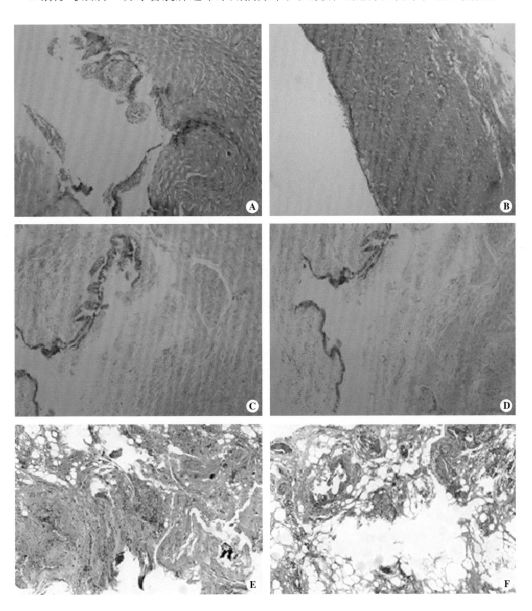

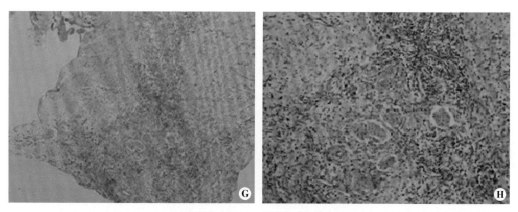

图 4-18　鼻腭管囊肿的形态学特征

A、B. 衬里上皮是非角化复层鳞状上皮；C、D. 衬里上皮是假复层纤毛柱状上皮；E、F. 纤维结缔组织囊壁内见较大的血管和
神经束；G、H. 纤维结缔组织囊壁内见散在慢性炎症细胞浸润

（二）龈乳头囊肿

龈乳头囊肿（cyst of gingival papilla）是鼻腭管囊肿的少见类型。几乎所有患者都表现为腭乳头隆起，由于局限于软组织内，X 线表现不明显。除了囊壁内有更多的软骨组织，组织学表现同切牙管囊肿。治疗采用囊肿摘除术。

二、鼻唇囊肿

鼻唇囊肿（nasolabial cyst）又称鼻牙槽囊肿，是在牙槽突表面近鼻孔基部软组织内发生的一种少见囊肿。由于与鼻泪管具有相似的位置和组织学表现，目前认为其来源于胚胎发育时期的鼻泪管残余或移位。

1. 临床表现

（1）鼻唇囊肿好发年龄为 30～49 岁，女性发病多于男性。

（2）病变多为单侧，极少为双侧发生。

（3）临床表现为上唇上方、鼻翼旁鼻唇沟处软组织肿胀，导致鼻底抬高，大囊肿常伴鼻翼隆起，鼻唇沟变浅甚至消失，鼻腔阻塞。触之质软、有波动感，或呈面团状，有时相应的口腔前庭沟黏膜侧也会出现膨隆。疼痛不常见，除非继发感染。囊肿可自发破裂，内容物排入口腔或鼻腔。

（4）影像学上，鼻唇囊肿主要局限于软组织内，X 线表现不明显，偶尔下方骨质可见压迫性吸收。

2. 病理特征　纤维结缔组织囊壁多呈皱褶样，内衬上皮常为无纤毛的假复层柱状上皮（图 4-19A～C），上皮内含杯状细胞和黏液细胞，偶尔内衬上皮见复层鳞状上皮或立方上皮（图 4-19D）。

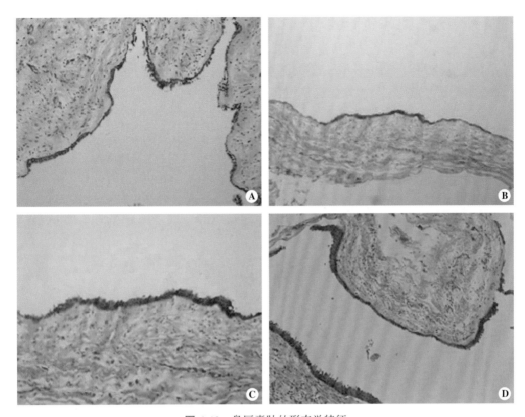

图 4-19 鼻唇囊肿的形态学特征

A～C.皱褶样囊壁内衬上皮为无纤毛的假复层柱状上皮；D.皱褶样囊壁部分区域内衬复层鳞状上皮

3.鉴别诊断

（1）尖牙区牙槽脓肿：可穿破骨组织导致面颊沟肿胀，疼痛明显，相关牙无牙髓活力，X线表现为根尖区明显的透射阴影。

（2）皮样或表皮样囊肿：囊壁衬里上皮为角化的复层鳞状上皮，而鼻唇囊肿皱褶样囊壁内衬上皮为无纤毛的假复层柱状上皮。

4.治疗与预后 治疗通常采用摘除术，预后好，很少复发。

三、球状上颌囊肿

球状上颌囊肿（globulomaxillary cyst）是上颌侧切牙和单尖牙牙根之间发生的一种少见囊肿。X线表现为一个呈梨形、边界清楚的透射区，并导致相邻牙的牙根移位。

球状上颌囊肿并非一种独立的囊肿，只是一个临床诊断术语，它可能是发生在该部位的牙源性囊肿，如根尖囊肿、发育性根侧囊肿、牙源性角化囊肿等。

组织学上球状上颌囊肿的内衬上皮多数为复层鳞状上皮和（或）纤毛柱状上皮。在组织学上不能诊断为其他囊肿时方可结合部位进行诊断。

四、下颌正中囊肿

下颌正中囊肿（median palatal cyst）是发生在下颌中线联合处的一种极少见的囊肿。X 线表现为位于下颌中切牙之间的边界清楚的透射阴影。

多数学者认为下颌正中囊肿是额外牙牙蕾或牙板上皮剩余发生的一种始基囊肿。组织学改变可表现为其他囊肿的形态学特点。

球状上颌囊肿和下颌正中囊肿可能代表的病变种类很广，所有其临床特点、组织学特点及治疗方案需根据实际上所代表病变的性质而定。

第四节　口腔、面颈部软组织囊肿

一、皮样囊肿和表皮样囊肿

颌面部发生的皮样囊肿和表皮样囊肿（dermoid cyst or epidermoid cyst）最常见于口底，两者均内衬复层鳞状上皮，前者纤维结缔组织囊壁内含有皮肤附属器结构，后者囊壁内没有皮肤附属器结构。

组织学来源可能为胚胎发育时的上皮剩余，或外伤上皮植入。口底的囊肿被认为来源于第一和第二对鳃弓融合时残留的上皮。

1. 临床表现

（1）发病率极低，婴幼儿常见，性别差异不大。

（2）病变位于口底中线，偶尔位于口底侧方或其他部位。囊肿较大时可同时占据下颌舌骨肌的外侧和口腔侧。有些囊肿也会发生于舌中线或颌下三角。

（3）口内的皮样和表皮样囊肿表面光滑，通常表现为橡皮样或面团样肿物，受压后常出现凹陷并维持一段时间，无明显波动感，囊肿可大可小，直径从几毫米到十几厘米。囊肿通常生长缓慢，无明显疼痛，但有些会突然增大。发生于颏舌骨肌上方的囊肿可导致舌下区肿胀，抬高舌体，引起进食、语言甚至呼吸困难。颏舌骨肌下方的囊肿有时会引起颏下区肿胀，出现"双下巴"现象。

2. 病理特征

（1）肉眼观：囊肿表面光滑，切面囊腔内为灰白色豆腐渣样物，囊壁较薄。

（2）镜下观

1）纤维结缔组织囊壁内衬角化的复层鳞状上皮，颗粒层明显。

2）纤维结缔组织囊壁内缺乏皮肤附属器结构，称为表皮样囊肿（图 4-20A ～ D）；纤维结缔组织囊壁内可见一种或多种皮肤附属器，如毛发、皮脂腺、汗腺等结构，称为皮样囊肿（图 4-20E、F）。

3）囊腔内见层状角化物，角化物质破入周围纤维组织内，可见多核巨细胞反应、炎症细胞浸润及胆固醇裂隙。

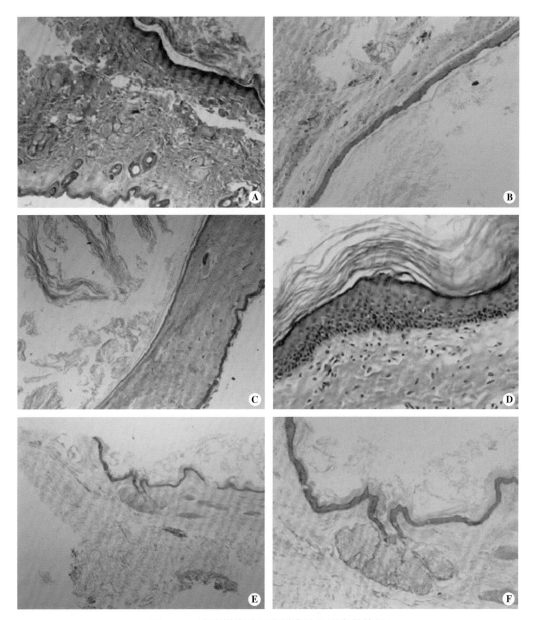

图 4-20 表皮样囊肿和皮样囊肿的形态学特征

A、B.唇表皮样囊肿，过度正角化的复层鳞状上皮，纤维组织囊壁内不含皮肤附属器，囊腔内见层状角化物；C、D.颊表皮样囊肿，囊腔内充满层状角化物，囊壁内缺乏皮肤附属器结构；E、F.唇皮样囊肿，内衬复层鳞状上皮，表面过度正角化，囊腔内有角化物，纤维组织囊壁内含皮肤附属器结构

3. 鉴别诊断 口底与舌部发生的皮样和表皮样囊肿需要与下列病变进行鉴别，如舌下腺脂肪瘤、颏下区囊性水瘤、涎腺阻塞、脓肿或蜂窝织炎、异位甲状腺组织、颌下腺或舌下腺的脉管瘤、鳃裂囊肿、甲状舌管囊肿等。获取完整病史、临床影像学资料对明确诊断很有帮助。

4. 治疗与预后 治疗方法为手术摘除囊肿。手术切除后复发少见，恶变为鳞状细胞癌罕见。

二、畸胎样囊肿

畸胎样囊肿（teratoid cyst）罕见，属于发育性囊肿，又名异位口腔胃肠囊肿（heterotopic oral gastrointestinal cyst）。

组织学来源可能为异位的原始胃胚胎残余，这些残余受到刺激可增生分化形成多种胚叶成分，从而形成畸胎样囊肿。畸胎样囊肿最常发生于舌体，其次为口底部。

1. 临床表现

（1）病变几乎都发生于婴幼儿和少年，男性占多数。

（2）囊肿表现为固定或质软、可压缩的、光滑或息肉状的肿块，几乎所有的囊肿都被舌体或口底组织完全包裹。

（3）临床常无特殊症状，囊肿较大时可引起吞咽困难、语言困难或呼吸困难等症状。

2. 病理特征

（1）囊肿的衬里上皮常见复层鳞状上皮和胃肠道黏膜上皮。

（2）特征性病变是见到类似胃体和胃底黏膜，即含有主细胞和壁细胞的胃黏膜上皮，有些病例可见到肠黏膜上皮和阑尾黏膜上皮。

3. 治疗与预后　治疗方法为手术完整切除，预后良好。

三、甲状舌管囊肿

甲状舌管囊肿（thyroglossal tract cyst）是甲状舌导管在发育过程中没有完全消失，残留的上皮所发生的囊肿。

胚胎发育第4周，原始咽、口底、咽腹侧内胚层细胞增殖内陷形成一袋状突出物——甲状腺始基，位于发育中舌的奇结节和联合突之间，即后来变成舌盲孔的位置。甲状腺始基逐渐下降到顶部，表现为双叶状，位于发育中舌骨的前方，到胚胎发育第7周时到达甲状软骨下方特定的位置。甲状腺始基下降的过程中形成甲状舌管，之后甲状舌管尾端形成甲状腺，而甲状舌管在胚胎发育第10周时消失。甲状舌管如果没有完全消失，则残留的上皮在其下降途径中就会形成甲状舌管囊肿。

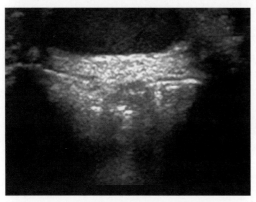

图 4-21　甲状舌管囊肿的 B 超表现

显示囊肿位于甲状舌骨区

1. 临床表现

（1）任何年龄均可发生，最常见于20岁前的年轻人，男性多于女性。

（2）甲状舌管囊肿从舌盲孔到甲状腺之间的任何部位均可见，最常见于甲状舌骨区，囊肿常位于颈部中线或近中线处（图4-21）。发生于甲状软骨区域的囊肿通常由于甲状软骨前端锐利而位于中线侧方。大多数患者表现为有波动感的无痛肿块，并随吞咽上下移动，表面皮肤也可出现窦道或瘘管，可有或无排出物。

2. 病理特征

（1）囊肿表面光滑，直径多为 2～3cm，囊内为清亮的黏液样物，当合并感染时呈脓性或黏液脓性物。

（2）纤维结缔组织囊壁衬里上皮为呼吸道假复层纤毛柱状上皮，也可以是复层鳞状上皮（图 4-22A、B），常为两种上皮同时存在且有移行（图 4-22C～E），靠近口腔处的囊肿衬里上皮多为复层鳞状上皮（图 4-22F），靠近咽喉下方的囊肿多为纤毛柱状上皮衬里。少数病例纤维结缔组织囊壁内见甲状腺或黏液腺组织，而缺失这些组织也不能除外甲状舌管囊肿的诊断（图 4-22G～J）。

（3）囊壁可伴不同程度的急、慢性炎症，可见纤维化及淋巴滤泡形成（图 4-22K、L）。

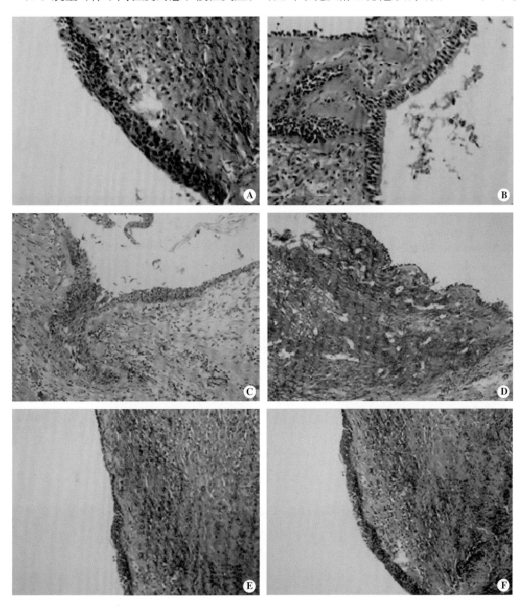

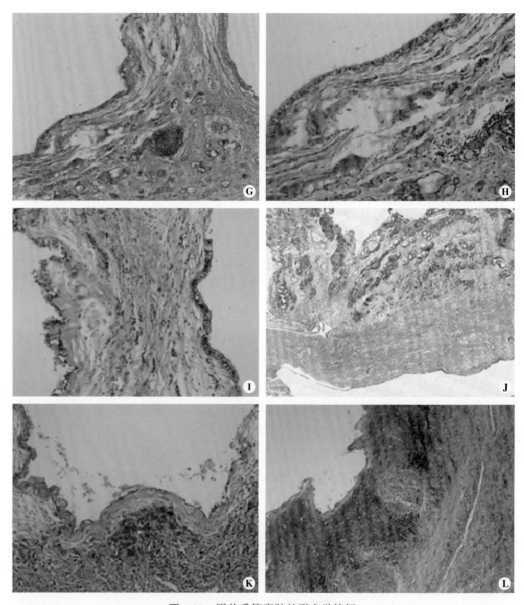

图 4-22　甲状舌管囊肿的形态学特征

A. 囊肿衬里上皮为较薄的复层鳞状上皮；B. 囊肿衬里上皮为呼吸道纤毛柱状上皮；C～E. 内衬上皮为过渡形态；F. 靠近口腔处的囊肿衬里上皮为复层鳞状上皮；G～J. 靠近咽喉下方的囊肿为纤毛柱状上皮衬里，纤维结缔组织囊壁内见甲状腺滤泡上皮；K、L. 囊壁可伴不同程度的急、慢性炎症，纤维化及淋巴滤泡形成

3. 鉴别诊断　异位甲状腺常位于舌根部，术前应常规进行甲状腺扫描以排除异位甲状腺。如果患者在正常位置可触及甲状腺且实验室检查甲状腺功能无异常，则无须进行甲状腺扫描。

4. 治疗与预后　治疗主要采用手术完整切除囊肿，预后好。

四、鳃裂囊肿

鳃裂囊肿（branchial cleft cyst）又称为颈部淋巴上皮囊肿（cervical lymphoepithelial cyst），是一种发生于颈侧部的发育性囊肿，关于其组织学发生，经典理论认为鳃裂囊肿发生于胚胎的鳃弓区域，来源于鳃裂残余组织；也有学者认为可能和胚胎时期陷入颈淋巴结内的涎腺上皮囊性变有关。大约95%的鳃裂囊肿为第二鳃裂来源，5%分别来源于第一、第三和第四鳃裂。

鳃弓的发育始于妊娠第4周，由附近的内、外胚层同时发生内陷形成，每对鳃弓外侧被鳃沟、内侧被咽囊所隔开。六对鳃弓从头侧到尾侧依次为第一到第六鳃弓，在胚胎发育过程中通常前四对比较明显，而第五、六对鳃弓退化或消失。鳃弓的任何组成部分一旦发育或退化异常，就会导致各种异常情况，最常见发生囊肿、窦道和瘘管。这些病变最常发生在颈部沿着胸锁乳突肌前缘，也可发生在腮腺、外耳道附近。

1. 临床表现

（1）鳃裂囊肿通常在颈上部近下颌角处，胸锁乳突肌上1/3前缘发生。

（2）大约95%的鳃裂囊肿为第二鳃裂来源，囊肿发生部位相当于肩胛舌骨肌水平以上和下颌角以下；剩余5%来源于第一、第三和第四鳃裂，其中第一鳃裂来源者囊肿位于下颌角以上和腮腺，第三和第四鳃裂来源者囊肿则位于颈根区。

（3）2/3的鳃裂囊肿位于左颈部，1/3位于右颈部。

（4）囊肿常单侧发生，少数情况双侧颈部也可同时发生。

（5）鳃裂囊肿常发生于儿童和年轻人。

（6）囊肿较软，常有波动感，直径1～10cm，继发感染者有时可出现疼痛，少数囊肿在表面皮肤形成瘘管。

（7）鳃裂囊肿生长到一定的体积，不会随着头部的运动或吞咽而移动。

2. 病理特征

（1）鳃裂囊肿衬里上皮多数是角化或非角化复层鳞状上皮（图4-23A、B），少数囊肿衬里上皮是呼吸道假复层柱状上皮。

（2）纤维结缔组织囊壁内见大量淋巴组织浸润并有淋巴滤泡形成。

（3）第一鳃裂来源的囊肿其囊壁内缺乏淋巴组织浸润，形态学类似表皮样囊肿。

（4）鳃裂囊肿极少数可癌变（即鳃裂癌），绝大多数恶变为鳞状细胞癌（图4-23C～F），免疫组化染色CK5/6阳性（图4-23G），极少数恶变为黏液表皮样癌。

1）颈侧部发生囊肿性病变的疾病种类较多，如神经鞘瘤伴坏死囊性变、淋巴管瘤、坏死性肉芽肿性淋巴结炎、头颈部的转移性鳞状细胞癌伴囊性变，需要与鳃裂癌进行鉴别，因此鳃裂癌的诊断需要在术后进行全面仔细的形态学检查后才能明确，是一种排除性的病理诊断。

2）Khafif等在1989年修订完善了鳃裂癌的诊断标准：①发生部位在颈侧上部，与鳃裂囊肿一致；②组织学表现和起源的鳃裂囊肿一致；③肿瘤存在于囊肿衬里上皮；④观察到囊肿内衬上皮从正常鳞状上皮逐渐过渡到癌的过程；⑤临床检查排除患者有原发恶性肿瘤。

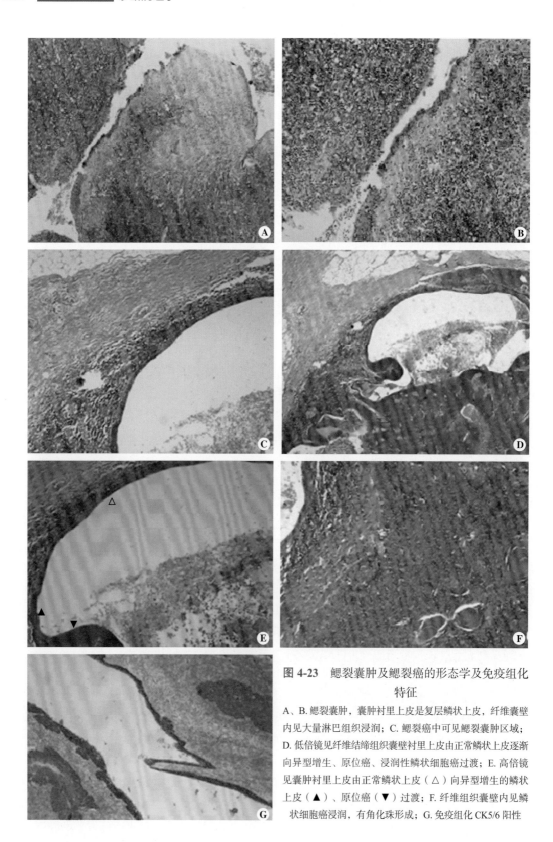

图 4-23　鳃裂囊肿及鳃裂癌的形态学及免疫组化特征

A、B. 鳃裂囊肿，囊肿衬里上皮是复层鳞状上皮，纤维囊壁内见大量淋巴组织浸润；C. 鳃裂癌中可见鳃裂囊肿区域；D. 低倍镜见纤维结缔组织囊壁衬里上皮由正常鳞状上皮逐渐向异型增生、原位癌、浸润性鳞状细胞癌过渡；E. 高倍镜见囊肿衬里上皮由正常鳞状上皮（△）向异型增生的鳞状上皮（▲）、原位癌（▼）过渡；F. 纤维组织囊壁内见鳞状细胞癌浸润，有角化珠形成；G. 免疫组化 CK5/6 阳性

3. 治疗与预后 治疗常采用手术切除，术后几乎不复发。

五、口腔淋巴上皮囊肿

口腔淋巴上皮囊肿（oral lymphoepithelial cyst）是一种少见的口腔囊肿，发生在口腔淋巴组织内，光镜下表现与鳃裂囊肿相似，但在体积上小很多。其可能是胚胎发育过程中涎腺或表面黏膜上皮被淋巴组织包围而成；也可能起自舌下腺或小涎腺的排泄管，相关的淋巴组织是继发感染的反应所致。

口咽部淋巴组织丰富，是组成咽淋巴环（Waldeyer 环）的主要部分。口腔淋巴组织与表面的黏膜上皮关系密切。当表面上皮内陷到扁桃体组织内形成扁桃体隐窝，其中充满角蛋白碎片，此时扁桃体隐窝如被阻塞，就会在表面黏膜下的淋巴组织内产生一个充满角质蛋白的囊肿。

1. 临床表现

（1）任何年龄均可发生，年轻人最常见，男性多见。

（2）最好发的部位为口底，其次为舌腹、舌后缘，也可发生于腭扁桃体和软腭，所有发生的部位都存在正常的淋巴组织。

（3）临床表现为黏膜下见直径常＜1cm 的肿块，很少超过 1.5cm。触诊时感觉囊肿坚实或柔软，表面黏膜光滑，无破溃，囊肿白色或黄白色，囊腔内含奶酪样角化物。囊肿通常无症状，偶尔感觉肿胀或有排泄物排出。

2. 病理特征

（1）镜下囊肿内衬上皮是复层鳞状上皮，常为不全角化，囊腔内见较多脱落的上皮细胞（图 4-24A、B）。

（2）少数衬里上皮内可见黏液细胞。偶尔囊肿与表面黏膜相连（图 4-24C）。

（3）口腔淋巴上皮囊肿最显著的特征是囊壁存在淋巴组织，多数淋巴组织包绕囊壁，但有时仅在囊壁的部分区域可见（图 4-24D ～ F）。经常可见生发中心。

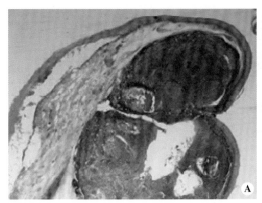
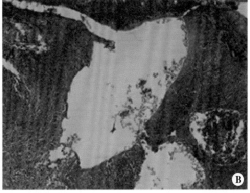

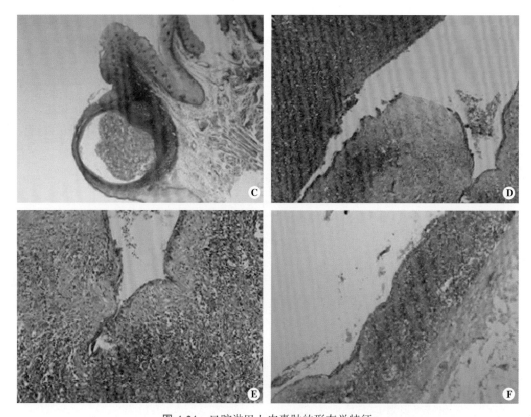

图 4-24　口腔淋巴上皮囊肿的形态学特征

A、B. 囊肿衬里上皮是复层鳞状上皮，表层不全角化，囊腔内见上皮细胞，囊壁内有大量淋巴组织浸润，可见生发中心；
C. 囊肿与表面黏膜相连；D～F. 有时只在囊壁的部分区域可见淋巴组织

3. 治疗与预后　治疗采用手术摘除囊肿，术后极少复发。

第五节　非发育性囊肿

一、黏液囊肿

　　广义的黏液囊肿（mucocele）是黏液外渗性囊肿（mucous extravasation cyst）和黏液潴留性囊肿（mucous retention cyst）的统称。黏液外渗性囊肿是小涎腺导管破裂导致黏液外溢到周围软组织中形成的。黏液潴留性囊肿是小涎腺导管阻塞导致唾液潴留而形成的。二者在临床表现和组织病理学上不同。通常所说的黏液囊肿实际上是指黏液外渗性囊肿，同涎腺其他囊肿不同，黏液外渗性囊肿缺乏上皮衬里，所以是假性囊肿。

（一）黏液外渗性囊肿

　　机械性损伤使小涎腺导管破裂，黏液外溢到周围软组织中。尽管很多患者不知有创伤史，但黏液泄漏通常是局部创伤所致。

1. 临床表现

（1）黏液外渗性囊肿可发生于任何年龄，儿童和年轻人多见，无显著性别差异。

（2）下唇为最好发部位，约80%的病例发生于下唇，且发生于中线侧方，颊黏膜、口底、舌、腭部也可发生，但上唇少见。

（3）通常表现为黏膜上圆顶状的肿胀，大小不等。

（4）浅在性黏液囊肿病变位置表浅，呈淡蓝色透明的肿块，深在性黏液囊肿病变位置较深，病变表面黏膜颜色正常。

（5）典型的病变有波动感，但有时触诊时可感到病变比较固定。

（6）病变持续的时间通常为几周。

（7）多数患者有复发肿胀和间歇性破裂的病史。

（8）通常无其他明显临床症状，偶尔伴有疼痛和烧灼感。

2. 病理特征　黏液外渗性囊肿镜下表现为泄漏的黏液被反应性肉芽组织包绕，边界清楚，未见内衬上皮（图4-25A～C），炎症细胞通常为大量的泡沫样组织细胞（图4-25D），有时可见破裂的涎腺导管，周围小涎腺常出现腺泡萎缩、导管扩张，呈慢性非特异性炎症。

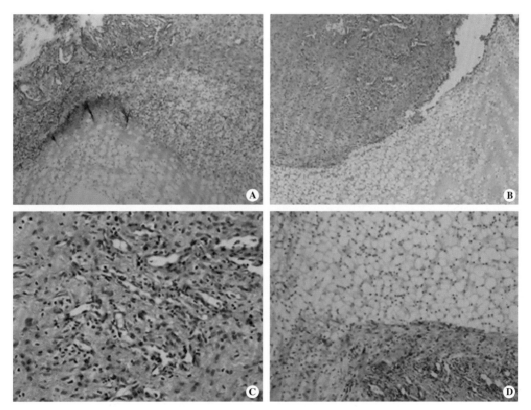

图 4-25　黏液外渗性囊肿的形态学特征

A、B. 外渗黏液被反应性肉芽组织包绕，未见内衬上皮；C. 反应性肉芽组织；D. 大量泡沫样组织细胞

3. 治疗与预后　一些黏液外渗性囊肿存在时间短，自发破裂并愈合，但大多数可长期存在，黏液外渗性囊肿的治疗方案为手术切除。为减少复发的可能性，手术时需将邻近的腺体组织一起切除。手术切除标本必须进行组织病理学检查以排除涎腺肿瘤。浅在性黏液

囊肿易复发。

（二）黏液潴留性囊肿

黏液潴留性囊肿比较少见，是来源于涎腺的有衬里上皮的囊腔，是一种真性囊肿。其病因尚不明确。涎腺导管的囊肿样扩张可能继发于导管内阻塞（如结石、黏液），导致导管内压力增高，尽管有学者称之为黏液潴留性囊肿，但这类病变可能仅仅是涎腺导管的囊性扩张，而不是真正的囊肿。

1. 临床表现

（1）黏液潴留性囊肿常见于成人，50 岁以上者多见，无性别差异。

（2）唇、口底和颊黏膜为好发部位。

（3）临床表现为有波动感的肿块，通常生长缓慢，根据病变位置的深度可呈粉色、蓝色或灰色。与黏液外渗性囊肿截然相反的是，黏液潴留性囊肿患者先前很少有创伤史。

2. 病理特征

（1）囊肿呈单房或多房，大小不等，直径多为 5 ～ 15mm。

（2）镜下囊肿呈单囊性或多囊性，内衬以假复层柱状上皮、双层立方状或柱状上皮细胞，有时衬里上皮中可见嗜酸性上皮细胞（图 4-26）。

3. 免疫组化　黏液潴留性囊肿导管上皮细胞表达低分子量角蛋白（如 CK7、CK8/18，但 CK20 除外），基底细胞表达 CK5/6、CK14、p63（图 4-27）。

4. 治疗与预后　治疗采用囊肿连同周围腺体手术切除，浅在性黏液囊肿易复发。

二、舌下囊肿

舌下囊肿（ranula）特指一种发生在口底的黏液囊肿，又称蛤蟆肿。舌下囊肿分为两种类型：简单型、深部型或潜突型。舌下囊肿的黏液多来源于舌下腺，少数来源于下颌下腺。舌下囊肿属于临床名称，形态学上既可以是黏液外渗性囊肿，也可以是黏液潴留性囊肿，大多数舌下囊肿为没有衬里上皮的黏液外渗性囊肿。

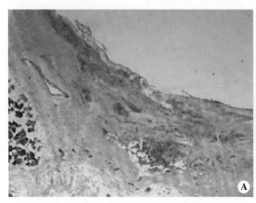
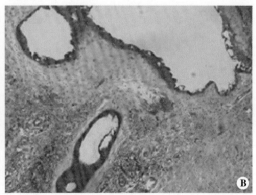

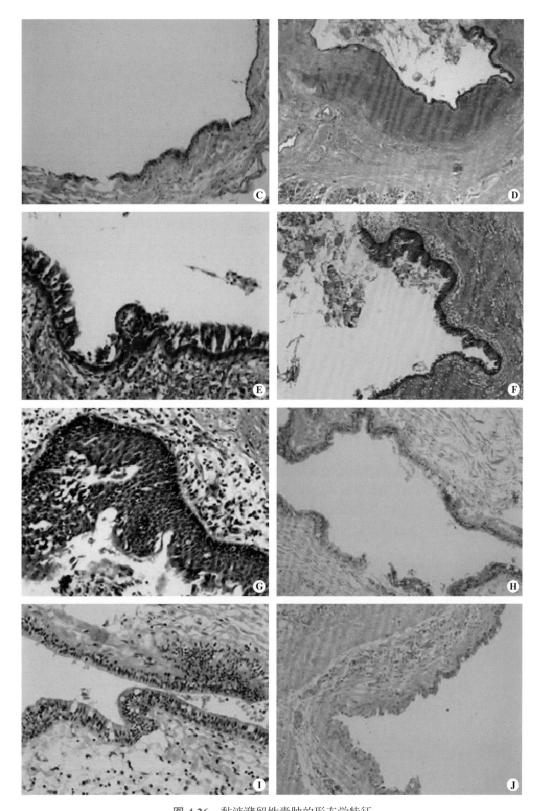

图 4-26　黏液潴留性囊肿的形态学特征

A～D.病变为单囊或多囊，并见衬里上皮；E.囊肿衬以假复层纤毛柱状上皮细胞；F、G.囊肿衬以假复层纤毛柱状上皮细胞，局灶上皮伴鳞化；H、I.假复层纤毛柱状上皮衬里，其内见黏液细胞；J.内衬上皮为嗜酸性上皮细胞

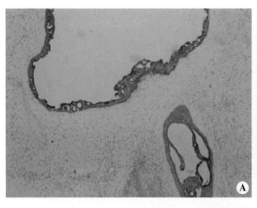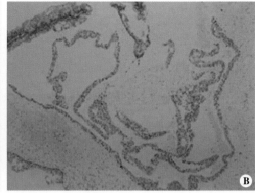

图 4-27 黏液潴留性囊肿的免疫组化特征

A. 衬里上皮浅层细胞表达 CK7；B. 衬里上皮基底细胞表达 p63

（一）简单型

此型较常见，发生于下颌舌骨肌以上的舌下区，位置较表浅。

1. 临床表现

（1）任何年龄人群均可发生，多见于儿童和年轻人，无显著性别差异。

（2）此型发生在下颌舌骨肌上方。

（3）口底区淡蓝色肿块，有波动感，通常无症状，生长缓慢。

（4）与口底中线发生的表皮样囊肿不同，舌下囊肿通常位于口底中线一侧。

（5）舌下囊肿通常大于口腔其他部位的黏液囊肿，大的囊肿可充满口底并抬高舌体，影响发音和咀嚼。

2. 病理特征 镜下囊肿呈单囊性或多囊性，其内充满黏液样物或无定形物。黏液组织被肉芽组织包围，可见典型的泡沫样组织细胞，无衬里上皮（图 4-28）。

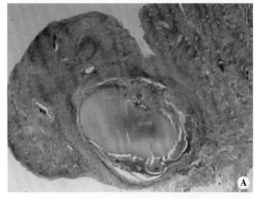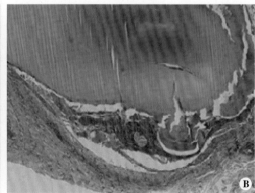

图 4-28 舌下囊肿的形态学特征

病变为黏液外渗性囊肿，呈单囊改变，内充满黏液样物质，无衬里上皮

3. 治疗与预后 偶尔舌下囊肿可自发性破裂，释放出浓的黏稠液体，尽管最初会愈合，但通常会复发。有效的治疗是将囊肿连同腺体一起切除，术前行开窗术通过减压使囊肿减小。

1. 临床表现

（1）动脉瘤样骨囊肿常见于 30 岁以下，以 10 ~ 19 岁最多见，无明显性别差异。

（2）长骨及椎骨多见，颌骨发生者多见于下颌骨，以下颌角、磨牙区和升支受累为多，发生于上颌骨的病变通常侵犯相邻的上颌窦，导致鼻腔阻塞、出血，眼球突出、复视少见。

（3）患者出现颌骨膨隆，局部有疼痛感，病变生长较快，短期内体积明显增大，出现面部不对称，偶尔发生错殆，受累牙齿松动、移位或吸收。

（4）X 线表现为囊性透射影，病变周围为薄层骨皮质边缘，透射阴影边界可清楚或模糊，范围大小不等。病变骨的轮廓通常被描述为呈气球状膨胀。少数情况下，透射阴影内可见小的阻射灶，可能为小的反应性骨小梁。当病变累及上下颌骨的牙槽嵴时，相应牙齿可出现移位，可伴或不伴发根管外吸收。

（5）术中典型的病例可见完整的骨膜和一层薄的壳状骨覆盖在病变表面。可见骨皮质穿透，但侵犯至相邻的软组织未见报道，翻开骨膜和壳状骨时，常见深色的静脉涌出，也可见静脉样出血，术中所见与浸在血中的海绵非常相像。

2. 病理特征

（1）肉眼观：囊腔为多房性、大小不等，囊腔内充有血液，呈蜂窝状或海绵状外观。

（2）镜下观：见大小不等的腔隙，其内充满红细胞，腔隙面未见上皮衬里或内皮细胞，腔内有时可见血栓形成或发生机化。

（3）腔隙周围为较幼稚的纤维结缔组织囊壁，囊壁中富含毛细血管和成纤维细胞，其中常可见散在的多核巨细胞、类骨质或反应性新生骨。

（4）部分病变周围可见骨化纤维瘤、巨细胞肉芽肿、纤维结构不良等病变，故认为是这些原发病变诱发了动脉瘤样骨囊肿。

3. 治疗与预后 治疗方案一般采用囊肿摘除术或刮除术，少数可有复发。

（云　芬　谢长宽）

参 考 文 献

李江，2013. 口腔颌面肿瘤病理学 [M]. 上海：中国出版集团公司 & 世界图书出版公司 .

李铁军，2011. 口腔病理诊断 [M]. 北京：人民卫生出版社 .

刘红刚，高岩，2013. 世界卫生组织肿瘤分类：头颈部肿瘤病理学与遗传学 [M]. 北京：人民卫生出版社 .

于世凤，2019. 口腔组织病理学 [M]. 第 7 版 . 北京：人民卫生出版社 .

Bilodeau EA，Collins BM，2017. Odontogenic cysts and neoplasms[J]. Surg Pathol Clin，10（1）：177-222.

de Arruda JAA，Monteiro JLGC，Abreu LG，et al，2018. Calcifying odontogenic cyst, dentinogenic ghost cell tumor, and ghost cell odontogenic carcinoma：a systematic review[J]. J Oral Pathol Med，47（8）：721-730.

de Souza Vieira G，de Pinho Montovani P，Rozza-de-Menezes RE，et al，2021. Comparative analysis between dentinogenic ghost cell tumor and ghost cell odontogenic carcinoma：a systematic review[J]. Head Neck Pathol，15（4）：1265-1283.

El-Naggar AK，Chan JKC，Grandis JR，et al，2017. WHO classification of head and neck tumours[M]. Lyon：International Agency for Research on Cancer.

Franklin JRB，Vieira EL，Brito LNS，et al，2021. Epidemiological evaluation of jaw cysts according to the new WHO classification：a 30-year retrospective analysis[J]. Braz Oral Res，35：e129.

Hakeem A，Fitzpatrick SG，Gonsalves CA，et al，2020. p16^{INK4a} as a proliferation marker unrelated to HPV expression in odontogenic cysts and tumors[J]. J Oral Pathol Med，49（1）：72-81.

Hsu HJ，Chen YK，Wang WC，et al，2019. Peripheral calcifying odontogenic cyst with multinucleated giant cell formation[J]. J Dent Sci，14（2）：211-212.

Ide F，Kikuchi K，Miyazaki Y，et al，2015. The early history of odontogenic ghost cell lesions：from Thoma to Gorlin[J]. Head Neck Pathol，9（1）：74-8.

Kammer PV，Mello FW，Rivero ERC，2020. Comparative analysis between developmental and inflammatory odontogenic cysts：retrospective study and literature review[J]. Oral Maxillofac Surg，24（1）：73-84.

Lee JY，2020. Dentigerous cyst associated with a supernumerary tooth[J].Ear Nose Throat J，99（1）：32-33.

Manohar B，Baidya D，Shetty N，et al，2017. Calcifying epithelial odontogenic cyst[J]. J Exp Ther Oncol，12（2）：151-156.

Martins-Chaves RR，Granucci M，Gomez RS，et al，2021. Glandular odontogenic cyst-a case series[J]. J Oral Maxillofac Surg，79（5）：1062-1068.

McKinney SL，Lukes SM，2021. Dentigerous cyst in a young child：a case report[J]. Can J Dent Hyg，55（3）：177-181.

Mello FW，Melo G，Kammer PV，et al，2019. Prevalence of odontogenic cysts and tumors associated with impacted third molars：a systematic review and meta-analysis[J]. J Craniomaxillofac Surg，47（6）：996-1002.

Nel C，Robinson L，Roza ALOC，Vargas PA，et al，2021. Calcifying odontogenic cysts：a 20-year retrospective clinical and radiological review[J]. Dentomaxillofac Radiol，50（6）：20200586.

Nel C，Robinson L，van Heerden WFP，2021. Ghost cell odontogenic carcinoma arising in the background of a calcifying odontogenic cyst[J]. Oral Radiol，37（3）：537-542.

Portes J，Cunha KSG，da Silva LE，et al，2020. Computerized evaluation of the immunoexpression of Ki-67 protein in odontogenic keratocyst and dentigerous cyst[J]. Head Neck Pathol，14（3）：598-605.

Poudel P，Srii R，Chaurasia N，et al，2020. Glandular odontogenic cyst—report of a rare case[J]. Clin Case Rep，8（2）：351-354.

Rajendra Santosh AB，2020. Odontogenic cysts[J]. Dent Clin North Am，64（1）：105-119.

Rioux-Forker D，Deziel AC，Williams LS，et al，2019. Odontogenic cysts and tumors[J]. Ann Plast Surg，82（4）：469-477.

Rumayor A，Carlos R，Kirsch HM，et al，2015. Ghost cells in pilomatrixoma，craniopharyngioma，and calcifying cystic odontogenic tumor：histological，immunohistochemical，and ultrastructural study[J]. J Oral Pathol Med，44（4）：284-290.

Soluk-Tekkeşin M，Wright JM，2018. The World Health Organization Classification of odontogenic lesions：a summary of the changes of the 2017（4th ed）[J]. Turk Patoloji Derg，34（1）.

Su YK，Wang J，Zhang TF，et al，2019. Odontogenic tumors and odontogenic cysts：a clinical and pathological analysis of 4181 cases[J]. Zhonghua Kou Qiang Yi Xue Za Zhi，54（8）：546-552.

Thompson LD，2018. Dentigerous cyst[J]. Ear Nose Throat J，97（3）：57.

Urs AB，Kumar P，Augustine J，2017. Glandular odontogenic cyst：series of five cases[J]. J Oral Maxillofac Pathol，21（2）：239-243.

Uzun T，Bozkurt M，Duran BC，et al，2020. Glandular Odontogenic Cyst[J]. J Coll Physicians Surg Pak，30（1）：104-105.

第五章

口腔颌面部软组织肿瘤及瘤样病变

第一节 概 述

软组织主要包括纤维、肌肉、脂肪、脉管和周围神经组织，还包括间皮和滑膜等。由于含有支持组织，内脏器官也可发生与软组织相似的间叶性肿瘤。软组织绝大部分由胚胎的中胚层衍化而来，少部分是由神经外胚层衍化的。除少数几种肿瘤可能与环境因素、遗传因素、放射辐射、病毒感染、免疫缺陷有关外，大多数软组织肿瘤病因不明。

2020 版软组织和骨肿瘤 WHO 分类（第 5 版）把软组织肿瘤分为脂肪细胞肿瘤、成纤维细胞 / 肌成纤维细胞性肿瘤、所谓的纤维组织细胞性肿瘤、脉管肿瘤、周细胞性（血管周细胞性）肿瘤、平滑肌肿瘤、骨骼肌肿瘤、胃肠道间质瘤、软骨 - 骨性肿瘤、周围神经鞘膜肿瘤、未确定分化的肿瘤及软组织和骨未分化小圆细胞肉瘤十二大类，新一版肿瘤分类的最大特点是更加关注分子分类。在口腔颌面部，上述这些软组织肿瘤几乎均可发生。

软组织肿瘤的组织学分类复杂，不同肿瘤之间的组织学多有重叠，不同类型肿瘤的治疗方法和预后也有较大差异，这就给软组织肿瘤的临床病理诊断带来很大挑战。故病理学诊断中除常规应用苏木精 - 伊红（HE）染色外，还经常要用到免疫组化染色、特殊染色和分子遗传学检测技术等手段辅助诊断。需要注意的是，这些辅助诊断方法只是对组织形态学评估的补充，并不能替代形态学诊断。根据肿瘤生物学行为的不同，软组织肿瘤可分为良性、恶性和（或）中间性。

（1）良性病变：包括良性软组织肿瘤和瘤样病变，最常见，肿瘤位于浅表部位，经局部切除后一般不会复发，极少数可发生远处转移（如皮肤富于细胞性纤维组织细胞瘤和子宫平滑肌瘤可转移至肺）。

（2）中间性肿瘤：生物学行为属于交界性，又可分为局部侵袭型和偶有转移型。局部侵袭型是指肿瘤在局部呈侵袭性、浸润性生长，相对容易复发，常见的有侵袭性纤维瘤病等；偶有转移型是指肿瘤不仅可以侵袭性生长，偶尔还会发生区域淋巴结或远隔脏器转移（转移率一般＜2%），可见于隆突性皮肤纤维肉瘤及血管瘤样纤维组织细胞瘤等。

（3）恶性肿瘤：是指肿瘤不仅可以在局部发生侵袭性和破坏性生长，还可发生远处转移（转移率20%～100%）。不同组织学类型和分级的肿瘤，其发生转移的时间不同（如滑膜肉瘤转移早，低度恶性纤维黏液样肉瘤转移晚）。

本章在全身软组织肿瘤病理诊断的基础上，主要介绍口腔及头颈部常见软组织肿瘤和瘤样病变。

第二节　口腔颌面部软组织瘤样病变

一、纤维上皮息肉

纤维上皮息肉（fibro-epithelial polyp）也称为纤维瘤，是一种较为常见的瘤样病变，多由轻微损伤引起，其病变本质是一种修复性组织的过度增生。

1. 临床表现

（1）发病人群以成人多见。

（2）全身体表各处均可发生，口腔黏膜的纤维上皮息肉多发生于颊部，尤其是沿咬合线处，此外还有唇、舌等部位。

2. 病理特征

（1）临床表现多为带蒂或不带蒂的粉红色息肉样肿物，质软韧，不伴疼痛。大小一般为 1～2cm，可维持多年无明显增大（图 5-1A）。病变表面因摩擦性过度角化可呈白色，溃疡不多见。发生在腭部义齿下方的纤维上皮息肉有时可呈分叶状，也被称为分叶状纤维瘤。

（2）病变由致密、相对无血管和少细胞的纤维组织及脂肪组织构成，其中的成纤维细胞数量较少，呈圆形、卵圆形，偶见多核成纤维细胞（图 5-1B、C）。

（3）表面被覆鳞状上皮。间质黏液样变，偶见炎症细胞浸润。粗大胶原纤维束交错排列是其显著特点（图 5-1D）。

（4）与真性纤维瘤不同，纤维上皮息肉的病变与周围邻近的正常组织之间往往分界不清（图 5-1E）。

3. 鉴别诊断　根据肿瘤发生部位、形态和组织结构，诊断一般并不困难。但应与神经纤维瘤、黏液瘤等相鉴别。神经纤维瘤主要由神经鞘细胞、成纤维细胞、神经束膜细胞和轴索等组成，间质可发生黏液样变，有时可见散在的肥大细胞，瘤细胞表达 S-100。皮肤黏液瘤缺乏成熟的胶原，可与纤维上皮息肉相鉴别。

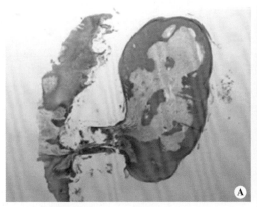
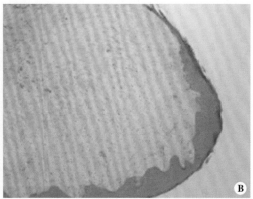

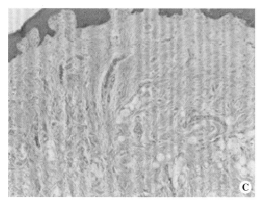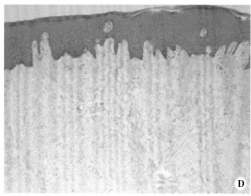

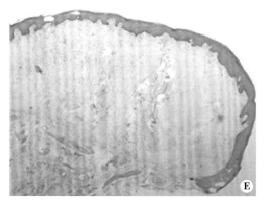

图 5-1　纤维上皮息肉的形态学特征

A.病变呈息肉状，没有包膜；B.表面被覆复层鳞状上皮，间质为致密纤维组织；C.可见脂肪组织；D.可见粗大胶原纤维束交错排列；E.病变与周围组织之间界限不清

4. 治疗与预后　纤维上皮息肉是一种纤维组织良性增生性病变，局部切除后无复发。

二、牙龈瘤

目前关于牙龈瘤（epulis）有两种含义：①牙龈上的包块，它是一种临床名称，没有明确的组织学含义；②指牙龈局部慢性炎性增生。牙龈瘤发病的主要原因包括创伤及菌斑或龈下结石的慢性刺激等。

1. 临床表现

（1）病变常表现为牙间组织处牙龈局限性增生。

（2）从发病部位看，约 70% 的病例发生在前牙区，30% 的病例发生在尖牙区，上下颌差别不大。

（3）女性比男性多发，其中血管性龈瘤更多见于女性。

2. 病理特征　牙龈瘤的组织学包括纤维性龈瘤（fibrous epulis）、血管性龈瘤（vascular epulis）和巨细胞性龈瘤（giant cell epulis）三型。

（1）纤维性龈瘤：肉眼观为有蒂或无蒂的实性包块，颜色与周围牙龈黏膜相同或略微发白。镜下病变由富于细胞的肉芽组织和增生的胶原纤维组成，胶原纤维多呈束状排列，可见浆细胞等炎症细胞浸润，部分病例还可见钙盐沉积和化生性骨小梁，称为钙化 / 骨化性纤维性龈瘤（calcifying/ossifying fibrous epulis）（图 5-2A ～ E）

（2）血管性龈瘤：肉眼观为龈上紫红色、质软包块，常伴溃疡和出血。镜下可见丰富的中小血管或较大的薄壁血管，血管内皮细胞增生，呈条索状或实性片状，间质水肿，常伴有数量不等的炎症细胞浸润（图 5-2F ～ H）。血管性龈瘤可见于妊娠的第 1 ～ 9 个月，以妊娠前 3 个月多见，因此又称为妊娠性牙龈瘤（pregnancy epulis），分娩之后可自发缩小或消退而类似纤维性龈瘤。当病变中浸润炎症细胞以中性粒细胞为主时，又称为化脓性肉芽肿（pyogenic granuloma），此时表面多伴有溃疡，根部鳞状上皮多呈衣领状增生（图 5-2I、J）。

（3）巨细胞性龈瘤：也被称为外周性巨细胞肉芽肿（peripheral giant cell granuloma），肉眼观为灰红、质软的龈上包块，部分病例表面可见溃疡形成。有时包块出现在同一牙区的颊和舌侧，呈哑铃状，借牙间狭窄带相连。镜下可见富于毛细血管和纤维结缔组织的间质内含有分布不均的多核破骨细胞样巨细胞，这些巨细胞可灶状聚集于出血区及沉积的含铁血黄素附近（图 5-2K ～ N）。

3. 鉴别诊断

（1）外周性纤维瘤：与晚期纤维化后成熟的血管性龈瘤鉴别困难，实际上许多外周性纤维瘤可能就是成熟的纤维化血管性龈瘤。

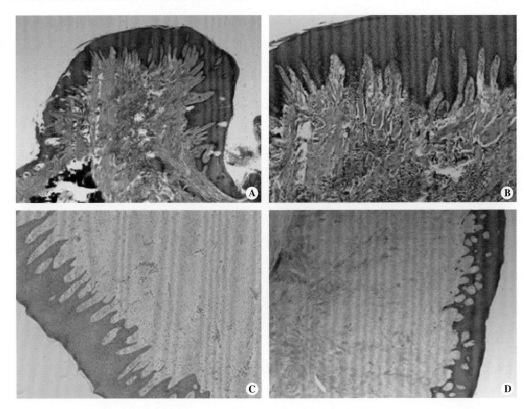

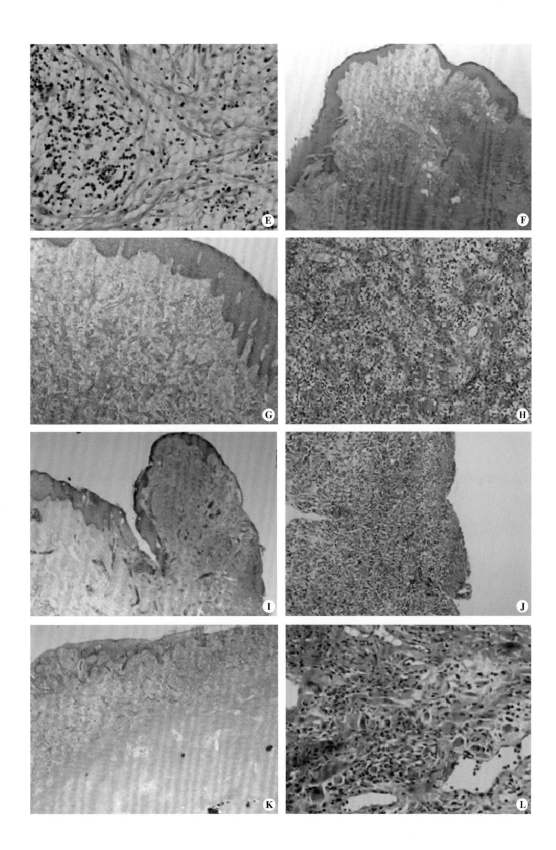

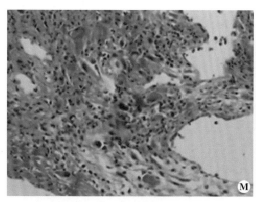
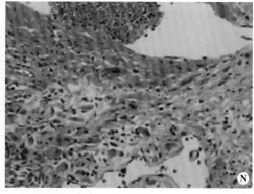

图 5-2　牙龈瘤的形态学特征

A ~ E. 纤维性龈瘤，由富于细胞的肉芽组织和增生的纤维组织构成，胶原纤维束平行或交错排列，其间可见浆细胞浸润，多分布于小血管周围，其中 A 中可见钙盐沉积；F ~ H. 血管性龈瘤，病变中小血管或较大的薄壁血管丰富，血管内皮细胞增生，伴有数量不等的炎症细胞浸润；I、J. 化脓性肉芽肿，病变中炎症细胞浸润以中性粒细胞为主，伴有表面溃疡，根部鳞状上皮增生，呈衣领状；K ~ N. 巨细胞性龈瘤，病变富于血管，纤维结缔组织间质内可见破骨细胞样巨细胞，分布不均，多呈灶状聚集于出血区附近

（2）分叶状毛细血管瘤：与化脓性肉芽肿的区别在于，前者增生的血管内皮细胞和毛细血管呈分叶状排列，很少有炎症细胞浸润；后者有时也可呈分叶状排列，但有大量炎症细胞浸润，与分叶状毛细血管瘤不同。

（3）中心性巨细胞肉芽肿：组织学表现同外周性巨细胞肉芽肿，病变位于颌骨内，可通过临床表现和影像学予以鉴别。

4. 治疗与预后　牙龈瘤属于瘤样病变，但术后有复发倾向，复发的主要原因是手术切除不彻底和局部牙石及菌斑清除不干净。巨细胞性龈瘤的复发率相对最高，血管性龈瘤最低，血管性龈瘤在分娩后可自行缩小或消退。

三、疣状黄瘤

疣状黄瘤（verruciform xanthoma）是一种罕见的良性黏膜病变，主要发生在口腔黏膜，外阴、四肢、腹股沟及消化道和呼吸道等部位也可发生。疣状黄瘤的发病机制主要是各种不明原因的刺激一方面导致鳞状上皮增生，另一方面导致鳞状上皮角质细胞退变、破坏，释放炎症因子吸引中性粒细胞浸润，进一步导致角质细胞坏死，细胞内的脂质释放到胞外后，真皮内的单核巨噬细胞吞噬这些脂质后转化成泡沫细胞，继而在局部沉积。

1. 临床表现

（1）任何年龄都可发生，中老年多见，男女差别不大。

（2）以牙龈和牙槽黏膜最为多见。

（3）病变一般单发，常表现为无痛性灰白、灰黄或淡红色的肿物，直径多为 1cm 左右。肿物多呈疣状、乳头状或斑块状生长，临床上有时不易与乳头状瘤、疣状癌、黏膜白斑、牙龈瘤等区分。

2.病理特征

（1）鳞状上皮多呈疣状或乳头状瘤样增生，可伴角化过度或角化不全，上皮脚增宽、下延，细胞异型性不明显，核分裂象缺乏。

（2）根据上皮的生长方式，疣状黄瘤可分为疣状型、乳头状型、平坦型等，其中以疣状型最多见（图 5-3A、B）。

（3）疣状黄瘤的特征性组织学表现是可见大量泡沫细胞（黄瘤细胞）沉积在鳞状上皮脚之间的真皮乳头层内，这些黄瘤细胞呈多边形，胞核小、固缩深染，胞质丰富、富含脂质（图 5-3C、D）。

（4）黄瘤细胞之间可以有少量淋巴细胞和中性粒细胞浸润，间质毛细血管多有扩张。

（5）上皮脚下方的结缔组织内泡沫细胞缺乏，可有淋巴细胞、浆细胞或中性粒细胞浸润，偶见淋巴滤泡形成（图 5-3E、F）。

3.免疫组化　泡沫细胞 Vim、CD68 阳性，S-100 阴性。

4.鉴别诊断　疣状黄瘤主要依据特征性的病理学改变确诊，有时也需要注意与黄色瘤、颗粒细胞瘤、寻常疣等区分。

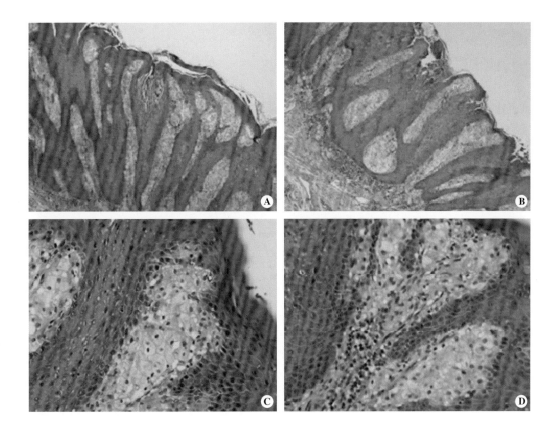

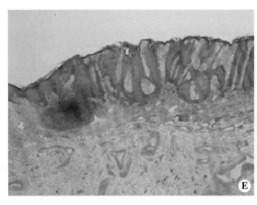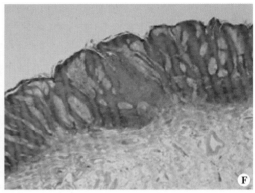

图 5-3　平坦型唇疣状黄瘤的形态学特征

A、B. 病变向深部增生，表面平坦，被覆角化不全的鳞状上皮，上皮脚延长、增宽；C、D. 大量泡沫细胞沉积在上皮脚间的真皮乳头层内，其间夹杂少量淋巴细胞；E、F. 上皮钉突下方的组织内少有泡沫细胞，可见淋巴细胞浸润，并伴淋巴滤泡形成

（1）黄色瘤：是指吞噬了脂质的巨噬细胞局灶性沉积而形成的瘤样病变，其发生与血脂代谢异常有关，临床多伴有原发性或继发性高胆固醇血症，皮肤多见，肌腱、滑膜也可见，镜下见大量泡沫细胞，还可见巢团状分布的多核巨细胞，疣状黄瘤无多核巨细胞，与血脂代谢无关，表皮往往呈特征性的疣状增生。

（2）颗粒细胞瘤：来源于施万细胞，肿瘤细胞较大，呈圆形或多角形，富含均匀分布的嗜伊红颗粒。PAS 染色阳性，S-100 阳性，CD68 也可阳性。疣状黄瘤泡沫细胞 CD68 阳性，S-100 阴性。

（3）寻常疣：单发或多发的丘疹，表面粗糙、质硬。上皮见明显的角化过度和棘细胞增生，颗粒层明显，含粗大的透明角质颗粒，生发层之上和颗粒层可见特征性的挖空细胞，真皮乳头层内无泡沫细胞。

5. 治疗与预后　疣状黄瘤属良性病变，可手术切除，完整切除后不易复发。

第三节　脂肪组织肿瘤

一、脂肪瘤

脂肪瘤（lipoma）是软组织中最常见的良性肿瘤之一，正常情况下，有脂肪存在的任何部位都可发生脂肪瘤。

1. 临床表现

（1）脂肪瘤多发生于 40 岁以上的成人。

（2）口腔中脂肪瘤的发病没有性别差异，其他部位的脂肪瘤女性更为多见。

（3）脂肪瘤占口腔颌面部肿瘤的 1% ～ 2%。

（4）口腔颌面部和涎腺均可发生，颈部皮下组织是其好发部位，口内以颊黏膜和颊沟最好发，其次是舌、口底和唇。

（5）表浅者为缓慢增大、有包膜、界限清楚、活动度好的肿块，位于深部者无明显边界。表浅者呈微黄或黄色，深在者可呈粉红色。

2. 病理特征

（1）肉眼观：肿瘤为圆形、卵圆形或分叶状，可有薄层纤维包膜，切面黄色、质软、油脂状。

（2）镜下观

1）肿瘤有一薄层纤维包膜，呈分叶状。

2）多数口腔脂肪瘤由成熟脂肪细胞组成，形成的脂肪空泡大小一致（图5-4A～C）。

3）有时可见少量幼稚的脂肪细胞，胞体较小，胞核较大，位于中央。

4）根据组织学改变，口腔颌面部的脂肪瘤还包括一些变异亚型：血管脂肪瘤、纤维脂肪瘤、肌内和肌间脂肪瘤、软骨样脂肪瘤、梭形细胞脂肪瘤等。当脂肪瘤内见较多毛细血管时称为血管脂肪瘤，部分血管腔内可见纤维素性微血栓。脂肪细胞间含较多成熟的胶原纤维时称为纤维脂肪瘤。成熟的脂肪组织浸润于横纹肌内，肌纤维受压萎缩变性称为肌内和肌间脂肪瘤（图5-4D）。成熟脂肪组织之间见巢状脂肪母细胞和软骨母细胞样细胞，细胞外可见黏液样或软骨样基质时称为软骨样脂肪瘤。梭形细胞脂肪瘤由成熟脂肪组织、梭形细胞和绳索样胶原纤维组成（图5-4E、F）。

3. 免疫组化 瘤细胞表达Vim、S-100、瘦素（leptin）、高泳动族蛋白A2（HMGA2）。

4. 治疗与预后 治疗采用手术完整切除，罕见复发。肌间脂肪瘤由于呈侵袭性生长，复发率较高，但口腔颌面部这种类型较少见。

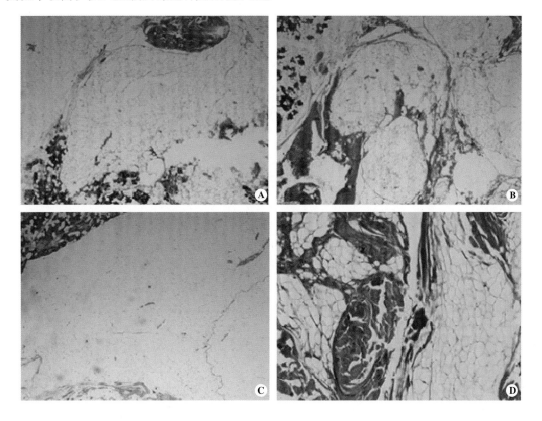

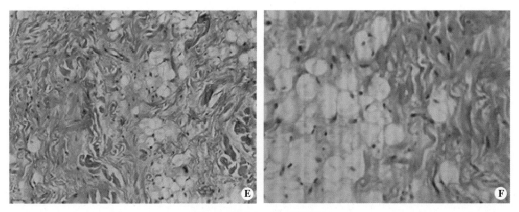

图 5-4　脂肪瘤的形态学特征

A ～ C. 腮腺脂肪瘤，脂肪组织分化成熟，呈分叶状排列；D. 肌间脂肪瘤，瘤细胞浸润于横纹肌束之间；E、F. 梭形细胞脂肪瘤，由成熟脂肪组织、梭形细胞和绳索样胶原纤维组成

二、脂肪肉瘤

脂肪肉瘤（liposarcoma）是一种主要由不同分化程度的脂肪样细胞组成的恶性肿瘤，是较常见的软组织肉瘤。

1. 临床表现

（1）成人尤其是老年人多见，儿童很少发生。

（2）脂肪肉瘤常发生于深部软组织，特别是下肢深处和腹膜后多见，少数可发生于头颈部。

（3）肿瘤生长缓慢，有些病例可长达 20 年，形成巨大肿块，可引起相应部位的压迫症状，少数或可伴有疼痛症状。

2. 病理特征

（1）肉眼观：肿瘤体积较大，直径 5 ～ 10cm，多呈结节状或分叶状。切面因组织学类型的不同而有差异，可呈黄色、似脂肪瘤，灰黄色半透明或致密的灰白色，伴有出血、坏死和囊性变。

（2）镜下观：根据组织学不同可分为非典型性脂肪瘤样肿瘤 / 高分化脂肪肉瘤（atypical lipomatous tumour/well differentiated liposarcoma）、非典型性梭形细胞 / 多形性脂肪瘤样肿瘤（atypical spindle cell/pleomorphic lipomatous tumor）、去分化脂肪肉瘤（dedifferentiated liposarcoma）、黏液样脂肪肉瘤（myxoid liposarcoma）、多形性脂肪肉瘤（pleomorphic liposarcoma）等类型。脂肪肉瘤最重要的诊断依据是可见特征性的脂肪母细胞，但值得注意的是，某些良性的脂肪肿瘤如脂肪母细胞瘤、棕色脂肪瘤和软骨样脂肪瘤中也可见到脂肪母细胞。

1）高分化脂肪肉瘤：主要由相对成熟的脂肪组织组成，有时可见核深染的不规则梭形细胞和多泡或单泡状的脂肪母细胞等。根据肿瘤内细胞的组成及是否伴有淋巴细胞、浆细胞浸润等情况，高分化脂肪肉瘤可分为脂肪瘤样型、硬化型和炎症型三种亚型。与脂肪瘤的鉴别要点之一在于高分化脂肪肉瘤往往存在 *MDM2* 和 *CDK4* 基因扩增。

2）去分化脂肪肉瘤：高分化脂肪肉瘤可进展为去分化脂肪肉瘤。该类型由典型的高分化脂肪肉瘤成分和去分化成分组成，两种形态分界清楚，也可镶嵌排列（图 5-5A）。去分化成分可以是高级别肉瘤，呈多形性未分化肉瘤（图 5-5B）或纤维肉瘤样改变；也可以是低级别肉瘤，呈侵袭性纤维瘤病、炎性肌成纤维细胞瘤或黏液纤维肉瘤样改变。有时可见异源性成分，呈骨肉瘤、软骨肉瘤或横纹肌肉瘤样改变。免疫组化可表达 CDK4、p16、MDM2，可与多形性脂肪肉瘤相鉴别。

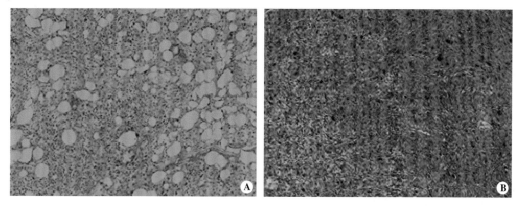

图 5-5 去分化脂肪肉瘤的形态学特征
A. 脂肪肉瘤区域与去分化区域镶嵌排列；B. 去分化成分呈多形性未分化肉瘤样改变

3）黏液样脂肪肉瘤：肿瘤主要由圆形或短梭形的原始间叶细胞组成（图 5-6A、B），可见多少不等的脂肪母细胞，间质广泛黏液样变性，其中可见具有一定特征性的丛状或分支状血管（图 5-6C、D）。免疫组化肿瘤细胞表达 S-100，可与黏液纤维肉瘤、肌内黏液瘤或脉管瘤等相鉴别。

4）多形性脂肪肉瘤：肿瘤多富于细胞，细胞分化差，呈多形性肉瘤样改变，可见多少不等的多形性脂肪母细胞，一般都能找到多形性空泡状脂肪母细胞，部分病例可见上皮样肿瘤细胞呈实性或片状分布。

3. 治疗与预后 预后较差，可手术切除，辅以靶向治疗等。

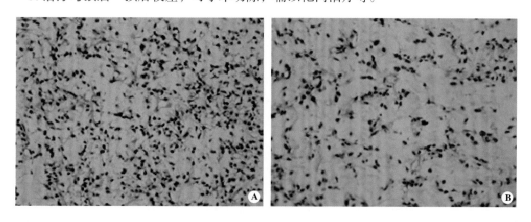

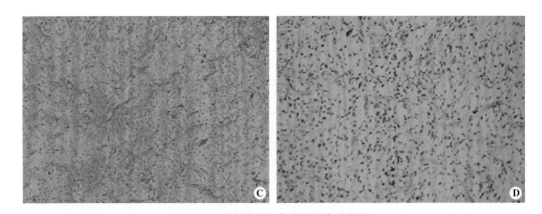

图 5-6　黏液样脂肪肉瘤的形态学特征
A、B.肿瘤由圆形至卵圆形原始间叶细胞组成；C、D.间质黏液样变，可见特征性的丛状或分支状血管

第四节　成纤维细胞和肌成纤维细胞性肿瘤

成纤维细胞呈梭形或星形，胞核较大、卵圆形，染色质细腻，1～2个核仁，胞质丰富、淡染、弱嗜碱性。成纤维细胞主要分布于疏松结缔组织，静止期呈长梭形，胞核细长，表现为纤维细胞；激活时，纤维细胞分裂增殖转化为成纤维细胞，产生新的纤维和基质。成纤维细胞有两种特殊类型：一种是树突状成纤维细胞，表达 CD34，主要分布于皮肤附属器、结缔组织间隔、血管周围等；另一种类型是肌成纤维细胞，这是一种在形态、免疫组化及功能上介于平滑肌细胞和成纤维细胞之间的间质细胞，为成纤维细胞的一种功能性细胞，参与组织发生、重建和修复。肌成纤维细胞呈梭形、卵圆形、星形，胞核卵圆形或一端尖细，染色质稀疏或呈空泡状，核仁小；超微结构上，肌成纤维细胞兼具平滑肌细胞和成纤维细胞（肌动蛋白微丝）的特点。肌成纤维细胞主要分布于牙周系带、肠系膜、肺泡间隔等组织，病理情况下，肌成纤维细胞可见于创伤的修复性病变、成纤维细胞和肌成纤维细胞性的肿瘤性病变及其他一些肿瘤的间质等。

一、结节性筋膜炎

结节性筋膜炎（nodular fasciitis）是一种发生于筋膜组织的良性成纤维细胞和肌成纤维细胞性病变。其往往生长迅速，但具有一定的自限性，组织学形态多样，成纤维细胞生长活跃，核分裂象多见，有时不易与肉瘤区别。目前的研究发现，结节性筋膜炎的病例可检测出 *MYH9-USP6* 融合基因，故已逐渐被认为是一种肿瘤性病变。

1.临床表现

（1）任何年龄人群均可发生，多见于30～50岁人群，儿童和老年人少见。无明显性别差异。

（2）本病可累及全身各处，但以四肢、躯干和头颈部最常见，好发于面部皮肤、腮腺区、下颌角、颧骨的皮下组织。

（3）绝大多数病例发生于皮下浅筋膜，部分病例位于深部肌肉组织内，真皮内罕见，发生于颌面部者常与骨膜粘连，并可侵犯外侧骨皮质。

（4）临床表现为生长迅速的皮下结节，通常单发，多在 1～2 个月增长至最大，直径一般不超过 2～3cm，质地中等，无痛或偶有微痛。

2.病理特征

（1）肉眼特征取决于病变内所含黏液和纤维组织的多少及细胞的丰富程度。

1）黏液成分多时，质地柔软、胶冻状，似黏液瘤；胶原纤维成分多时，质地韧、灰白，似纤维瘤病。

2）位于浅筋膜的病变边界清楚，没有包膜，可呈圆形或类圆形，位于深筋膜肌肉内的病变境界不清，边缘呈蟹足状伸入邻近肌肉或脂肪组织。

3）结节直径 2～3cm，一般不超过 4cm，偶可达 7～8cm。

（2）组织学特征

1）根据病变部位一般分为皮下型、筋膜型和肌内型。皮下型，病变主要累及真皮；筋膜型，常见沿筋膜或皮下脂肪小叶间隔生长；肌内型，向深部生长至肌肉组织内。

2）由形态一致的梭形或胖梭形成纤维细胞和肌成纤维细胞组成，瘤细胞呈不规则的短条束状、交织状排列，或呈 S 形、C 形（图 5-7A、B）。

3）成纤维细胞和肌成纤维细胞多为梭形或胖梭形，在黏液区呈星形，胞质淡嗜伊红色，核染色质细腻，核仁小，核分裂象可见，但不见病理性核分裂象。

4）间质疏松，部分区域黏液样、水肿样，可见微囊性腔隙。间质常见红细胞外渗（图 5-7C～G），可有少量泡沫细胞沉积，以及散在的淋巴细胞浸润，缺乏浆细胞及图顿巨细胞，罕见含铁血黄素沉积。部分区域细胞丰富，呈条束状、交织状或席纹状排列，形态学类似纤维组织细胞瘤或纤维肉瘤（图 5-7H～J）。少数病例可见散在分布的多核巨细胞（似破骨样巨细胞）。

5）病变与肌肉交界处可见萎缩的横纹肌及肌巨细胞。

6）病变边缘可见增生的薄壁毛细血管，类似肉芽组织。

7）形态学表现与病程关系密切：早期，病程短，间质多呈黏液样改变；增生期，细胞丰富；晚期，病程长，胶原纤维多可呈瘢痕状，偶见间质灶性钙化或骨化。

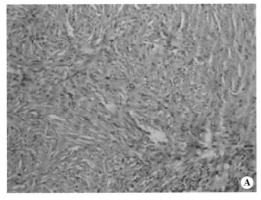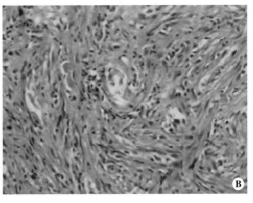

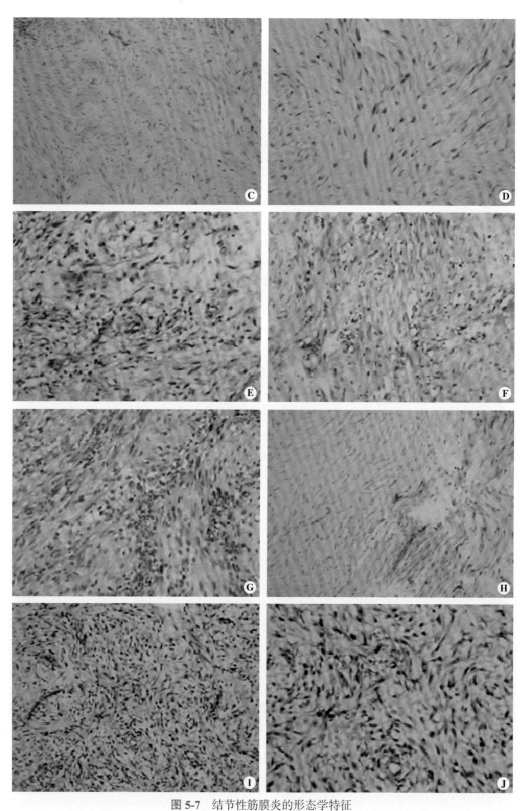

图 5-7　结节性筋膜炎的形态学特征

A、B. 由形态一致的梭形或胖梭形成纤维细胞和肌成纤维细胞组成，瘤细胞呈不规则的短条束状、交织状排列；C～G. 间质疏松，部分区域水肿、黏液样变性，间质常见红细胞外渗；H～J. 细胞丰富区，呈交织状或席纹状排列

3. 免疫组化 梭形细胞弥漫性表达 SMA、calponin、CD10，不表达 desmin、CK-pan、CD34、S-100、间变性淋巴瘤激酶（ALK）、重型钙调蛋白结合蛋白（h-caldesmon）、β-catenin、肾母细胞瘤蛋白 1（WT-1），多核巨细胞表达 CD68（图 5-8）。

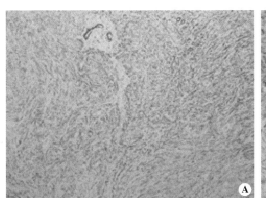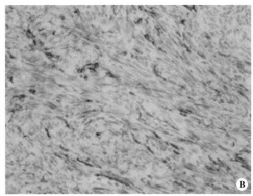

图 5-8 结节性筋膜炎的免疫组化特征
梭形细胞弥漫性表达 SMA

4. 鉴别诊断 结节性筋膜炎在临床上一个显著的特点就是四肢或躯体皮下短时间内长出一个肿块或结节。经典的结节性筋膜炎有以下 4 个组织学特征（"S"形旋涡、微囊性腔隙、间质黏液样变性和红细胞外渗）。有时增生的纤维细胞生长活跃，核分裂象易见，容易与肉瘤或其他一些恶性肿瘤混淆，因此临床上常需与以下疾病进行鉴别。

（1）低度恶性肌成纤维细胞肉瘤：好发于头颈部，位置相对比结节性筋膜炎深，多位于深部软组织特别是肌肉内，临床表现多为缓慢生长的肿块。肿瘤在骨骼肌内浸润性生长，组织学表现同侵袭性纤维瘤病；肿瘤细胞丰富，部分病例异型性明显，可有凝固性坏死，与平滑肌肉瘤或纤维肉瘤相似。FISH 检测无 *USP6* 基因相关易位。

（2）黏液纤维肉瘤：是一种成纤维细胞源性恶性肿瘤，基质黏液变性明显，间质血管可呈弧线状，可见含有黏液的假脂肪母细胞及散在的核深染多形性细胞或多核细胞。瘤细胞不表达 SMA。

（3）低度恶性纤维黏液样肉瘤：是纤维肉瘤的一种亚型，肿瘤由形态温和的短梭形或卵圆形成纤维细胞样细胞组成，呈旋涡状或杂乱排列，间质由胶原样区域和黏液样区域交替组成，血管稀少，多呈弧线状，缺乏结节性筋膜炎中的微囊样腔隙，瘤细胞表达 MUC4，不表达 SMA。

（4）侵袭性纤维瘤病：由增生的梭形成纤维细胞或肌成纤维细胞组成，呈长束状平行排列，可侵及周围的脂肪组织或肌肉组织。免疫组化肿瘤细胞表达 β-catenin，灶性表达 SMA。

（5）平滑肌肉瘤：结节性筋膜炎有时需要与高分化的平滑肌肉瘤相鉴别，瘤细胞往往呈平行或交织条束状排列，胞核中位，两端平钝、雪茄样，胞质丰富、嗜伊红染，表达 SMA、calponin、desmin、h-caldesmon。

（6）纤维组织细胞瘤：多发生于真皮内，肿瘤细胞形态多样，可见短梭形原始间叶细胞、梭形成纤维细胞，还有圆形组织细胞样细胞、泡沫细胞、吞噬了含铁血黄素的巨噬细胞及图顿巨细胞等，肿瘤周边常见纤维穿插。瘤细胞不表达或仅局灶表达 SMA。

（7）增生性筋膜炎：在梭形、胖梭形或星形成纤维细胞/肌成纤维细胞样细胞增生的基础上，还可见体积较大、核仁明显的多边形或大圆形节细胞样细胞增生。

（8）纤维肉瘤：肿瘤体积大、位置深。瘤细胞核染色质粗、深染，异型性明显，病理性核分裂象多见，瘤细胞呈鱼骨样密集排列。

5. 治疗与预后　结节性筋膜炎是良性病变，局部切除可治愈。少数病例可自行消退。

二、炎性肌成纤维细胞性肿瘤

炎性肌成纤维细胞性肿瘤（inflammatory myofibroblast tumor）是一种好发于儿童和青少年的肌成纤维细胞性肿瘤，间质常伴有较多的浆细胞、淋巴细胞及嗜酸性粒细胞等炎症细胞浸润，约半数病例有 *ALK* 基因重排。由于有复发、远处转移的可能，所以属于中间型肿瘤。

1. 临床表现

（1）炎性肌成纤维细胞性肿瘤好发于儿童和青少年，平均发病年龄 10 岁，极少数病例 40 岁以上，女性略多见。

（2）发病部位多为肠系膜、大网膜、盆腔、肺、上呼吸道、纵隔和头颈（包括口腔）等。

（3）发生于口腔者，表现为面颊部肿胀，可有疼痛。

2. 病理特征　组织学特征：梭形成纤维细胞和肌成纤维细胞呈束状或旋涡状排列（图 5-9A ～ C），间质伴有较多的浆细胞、淋巴细胞和嗜酸性粒细胞浸润（图 5-9D ～ F），生发中心偶见。形态学表现多样，主要分为以下三种组织学类型。

（1）黏液型：肿瘤间质明显水肿及黏液样变，伴上述各种炎症细胞、巨噬细胞浸润，与结节性筋膜炎或肉芽肿组织相似。

（2）梭形细胞密集型：肿瘤细胞丰富，呈"人"字形或旋涡状排列，浆细胞分散浸润，淋巴细胞等可局灶聚集。

（3）少细胞纤维型：肿瘤细胞稀疏，胶原纤维丰富，伴大量浆细胞和淋巴细胞浸润。

3 种类型常同时出现，并以其中 1 种或 2 种类型为主。

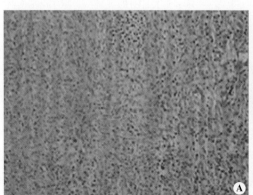
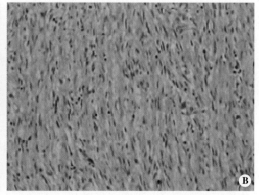

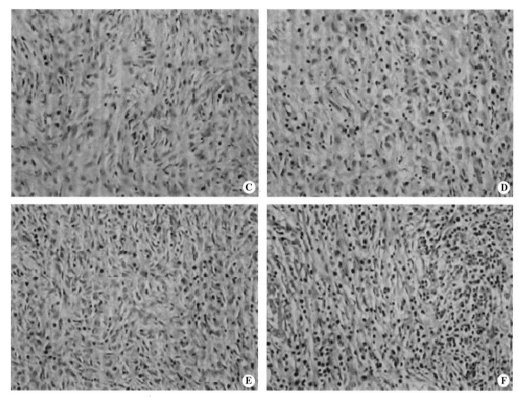

图 5-9 炎性肌成纤维细胞肿瘤的形态学特征

A～C. 肿瘤由呈束状或旋涡状排列的梭形成纤维细胞和肌成纤维细胞组成；D～F. 间质见较多嗜酸性粒细胞、少量浆细胞、淋巴细胞浸润

3. 免疫组化 弥漫强阳性表达 Vim，多数病例表达 SMA、desmin、calponin，约 50% 的病例表达 ALK（胞质）（图 5-10）。

4. 鉴别诊断

（1）结节性筋膜炎：主要发生于浅筋膜，间质内可见少量淋巴细胞等，但浆细胞很少见到，肿瘤细胞主要表达 SMA，不表达 desmin。

（2）伴有大量炎症细胞的多形性未分化肉瘤：多见于成人的腹膜后，由畸形的多形性细胞组成，有时可见较多的黄瘤细胞，炎症细胞可见，瘤细胞局灶表达 SMA。

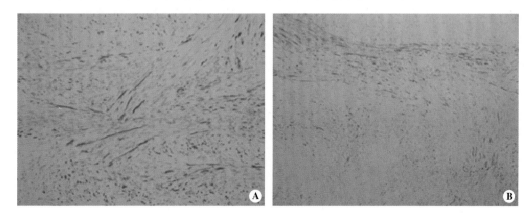

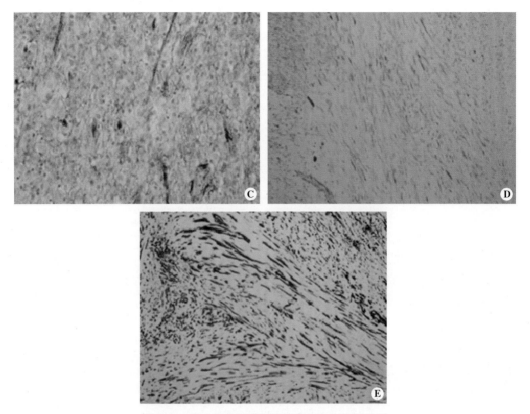

图 5-10　炎性肌成纤维细胞肿瘤的免疫组化特征
A. 瘤细胞弥漫性表达 SMA；B. 瘤细胞表达 desmin；C. 瘤细胞弥漫性表达 calponin；D、E. 瘤细胞弥漫强阳性表达 ALK

（3）IgG4 相关性硬化性疾病：多见于中老年人，病变主要由增生的纤维组织组成，间质纤维化比较明显，可见多少不等的淋巴细胞、浆细胞浸润。特征性的改变是 IgG4$^+$ 和 IgG$^+$ 浆细胞明显增多。

（4）结外滤泡树突状细胞肉瘤：好发于扁桃体、软腭、硬腭、咽等部位，肿瘤细胞形态表现为双相性，可见梭形至卵圆形的瘤细胞与大量小淋巴细胞相混杂。瘤细胞表达 CD21、CD23、CD35，不表达 desmin、actin。

（5）平滑肌肉瘤：肿瘤细胞丰富，胞核常呈雪茄样，核分裂象多见，可见病理性核分裂。瘤细胞呈长的束状排列，间质偶尔可有浆细胞和淋巴细胞浸润，低分化时异型性明显。

5. 治疗与预后　适当扩大手术切除范围，少数病例可转化为肉瘤。

三、孤立性纤维性肿瘤

孤立性纤维性肿瘤（solitary fibrous tumor，SFT）是一种具有 CD34 阳性的中间型成纤维细胞性肿瘤，瘤细胞显示树突状间质细胞分化。遗传学显示 12q 重排，形成 *NAB2-STAT6* 融合基因。其多好发于胸膜，此外也可发生于躯体其他部位，如头颈部（包括口腔）、上呼吸道、纵隔、腹膜后、盆腔等。

1. 临床表现

（1）肿瘤发病年龄较为广泛，没有性别差异。

（2）临床表现为边界清楚的无痛性肿块，肿瘤生长缓慢，早期无明显症状，随肿块不断增大，可产生局部压迫症状。部分患者可伴发杵状指、骨关节病等。

2. 病理特征

（1）肿瘤呈圆形或卵圆形，边界清楚，多有包膜，体积大小不等，大者可达 30cm，切面呈灰白、灰黄色，质韧，富于弹性，可伴有黏液样变性，部分带蒂，带蒂者多为良性。

（2）镜下，孤立性纤维性肿瘤形态学谱系很宽，但基本病变是由胶原纤维、成纤维细胞、肌成纤维细胞和血管成分组成。组织学类型分为经典型、巨细胞型、脂肪瘤样型、非典型和恶性型四种类型。

1）经典型：肿瘤边界清楚，由交替分布的细胞丰富区和稀疏区组成。细胞呈卵圆形、短梭形或长梭形，细胞异型性不明显，核分裂象不多见（图 5-11A ～ C）。瘤细胞排列方式可有席纹状、条束状、鱼骨样、血管外皮瘤样、栅栏状或波浪状（图 5-11D ～ G）。瘤细胞间含有多少不一的胶原纤维（图 5-11H、I），间质可以发生玻璃样变性、黏液样变性，血管可见扩张并伴玻璃样变性（图 5-11J）。

2）巨细胞型：在一些扩张的血管样腔隙周围或腔隙内可见散在的多核巨细胞，核染色深。

3）脂肪瘤样型：肿瘤富含脂肪组织。

4）非典型和恶性型：部分区域肿瘤细胞密度增加，异型性明显，核分裂象易见，可见出血坏死，与纤维肉瘤或多形性未分化肉瘤类似。

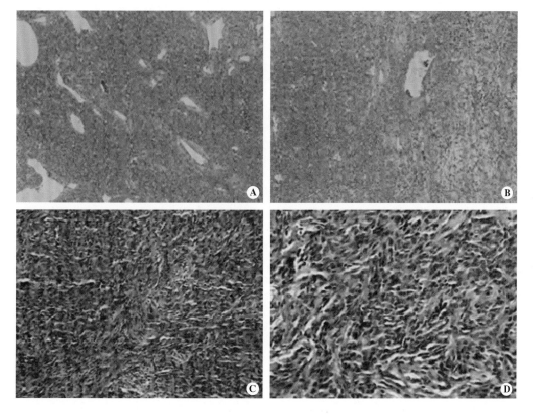

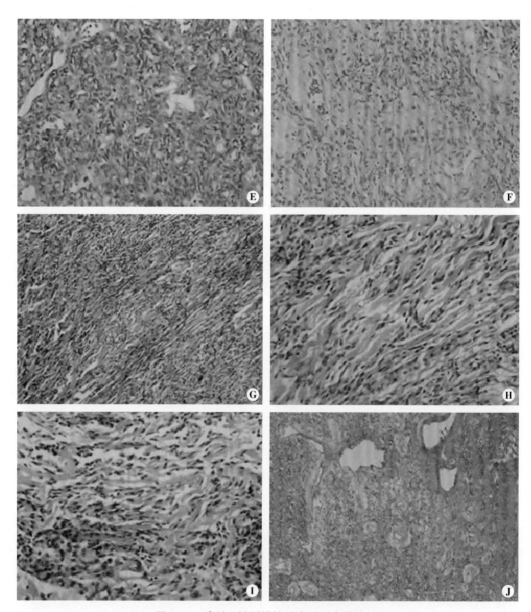

图 5-11　舌孤立性纤维性肿瘤的形态学特征

A ～ C. 经典型孤立性纤维性肿瘤，由交替分布的细胞丰富区和稀疏区组成，瘤细胞呈卵圆形或短梭形，细胞无明显异型性，核分裂象不多见；D ～ G. 瘤细胞呈席纹状、血管外皮瘤样、条束状或波浪状生长；H、I. 瘤细胞间含有粗细不等、形状不一的胶原纤维；J. 瘤内血管丰富，血管壁扩张伴透明变性

3. 免疫组化　梭形细胞表达 CD34、B 细胞淋巴瘤因子 2（BCL-2）、CD99、STAT6，灶性或弱阳性表达 actin、desmin（图 5-12）。恶性者，CD34 表达减弱甚至缺失，其他标志物表达减弱，Ki-67 增殖指数为 10% ～ 70%。

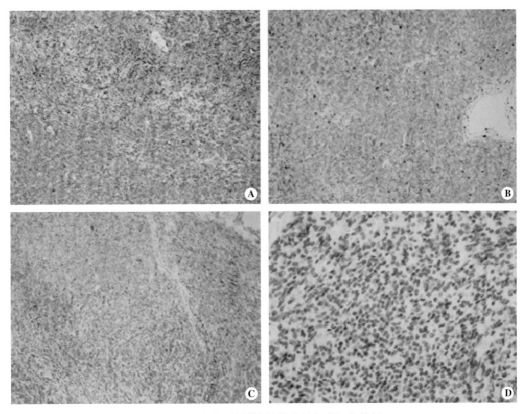

图 5-12 舌孤立性纤维性肿瘤的免疫组化特征
A. 梭形细胞弥漫阳性表达 CD34；B. 梭形细胞表达 BCL-2；C. 梭形细胞表达 CD99；D. 梭形细胞表达 STAT6

4. 鉴别诊断

（1）纤维肉瘤：当孤立性纤维性肿瘤富含细胞时，需与其他梭形细胞肉瘤相鉴别，最常见的是纤维肉瘤。纤维肉瘤细胞排列成鱼骨状或车辐状，病理性核分裂象多见。免疫组化纤维肉瘤灶性表达 CD34，网状纤维染色阳性，孤立性纤维性肿瘤细胞异型性不明显，弥漫性表达 CD34，网状纤维染色阴性。

（2）多形性未分化肉瘤：瘤细胞异型性明显，可见瘤巨细胞。

（3）纤维组织细胞瘤：肿瘤组织内以增生的梭形成纤维细胞样细胞为主，血管成分相对较少。

（4）神经鞘瘤：边界清楚，多有包膜，典型者肿瘤组织疏密相间，肿瘤细胞呈栅栏状排列，间质继发改变多见，可发生囊性变，血管壁玻璃样变。

（5）神经纤维瘤：无包膜，可见触觉小体或丛状结构，间质多发生黏液样变性。免疫组化表达 S-100。

（6）恶性外周神经鞘瘤：肿瘤细胞丰富，浸润性生长，呈旋涡状或栅栏状排列，可见明显的血管外皮瘤样区域、典型的地图样坏死。免疫组化特征呈现 S-100 蛋白局灶性阳性表达，可部分表达 CD34；孤立性纤维性肿瘤中无坏死，无浸润性生长，弥漫性表达 CD34。

5. 治疗与预后　本病多数呈良性经过，局部完整切除即可治愈，少数患者可发生复发甚至转移。恶性者可行局部扩大切除加术后放疗。本病的组织学特征与临床生物学行为有时并不完全一致，因此无论良性还是恶性，完整切除肿块和术后长时间随访非常必要。

四、纤维瘤病

纤维瘤病（fibromatosis）是一组具有相似组织学表现的良性成纤维细胞增生性病变，呈浸润性生长，有局部复发倾向，但不发生转移。纤维瘤病分为浅表的筋膜纤维瘤病和深部的肌腱膜侵袭性纤维瘤病（韧带样瘤）。侵袭性纤维瘤病分为腹外纤维瘤病、腹壁纤维瘤病、腹内纤维瘤病，其中腹外纤维瘤病的好发部位除了上肢、胸壁、背部、大腿外，头颈部也可发生。

纤维瘤病的发病机制可能涉及创伤、内分泌、遗传等因素。目前认为，β-catenin 基因突变和该病的发生关系密切。正常情况下，β-catenin 进入细胞核后和 TBL1/TBLR1 结合，从而促进 Wnt/APC/β-catenin 信号通路中相关目的基因表达。突变影响了结肠腺瘤样息肉蛋白（APC）和 β-catenin 的相互作用位点，导致 β-catenin 在细胞核内聚集发生异常，进一步导致 Wnt/APC/β-catenin 通路信号转导障碍。少数情况下，纤维瘤病与遗传有关，表现为一种常染色体显性遗传病。

1. 临床表现

（1）头颈部纤维瘤病发病不到全身纤维瘤病的 1/10，上颌骨、下颌骨、颊、咽、舌、唇等部位均可发生。

（2）儿童和年轻人多见，中年人偶可发生，男女发病率没有差异。

（3）肿瘤可发生在头颈部任何部位，如颈部等。

（4）临床上通常表现为境界不清的、质硬、实性肿物，单发或多发，大小不等，无痛（偶有疼痛）。肿物一般位置深在，可能与肿物来源于骨膜或附着在关节表面的肌筋膜有关。肿瘤生长迅速且呈侵袭性生长，可长至很大，导致面部外形受损。

2. 病理特征

（1）肉眼：肿物位于肌肉内或与腱膜相连，灰白色，质韧，边缘不规则，一般没有包膜，直径一般为 5 ～ 10cm。

（2）组织学特征

1）病变多侵犯周围的横纹肌、脂肪等软组织（图 5-13A ～ D）。

2）肿瘤主要由肌成纤维细胞、成纤维细胞和胶原纤维组成。细胞呈纤细的梭形、星状，核染色质稀疏，胞质透亮、略嗜酸，核分裂象罕见，异型性不明显（图 5-13E、F）。瘤细胞等距离平行排列为相对特征性的改变，总体上可见平行的条束状、波浪状、交织状等结构（图 5-13G ～ J）。间质胶原纤维多少不等。血管往往收缩、狭窄，偶可扩张。少数可见间质黏液样变性。骨骼肌受累可致肌纤维萎缩，多核巨细胞可见。

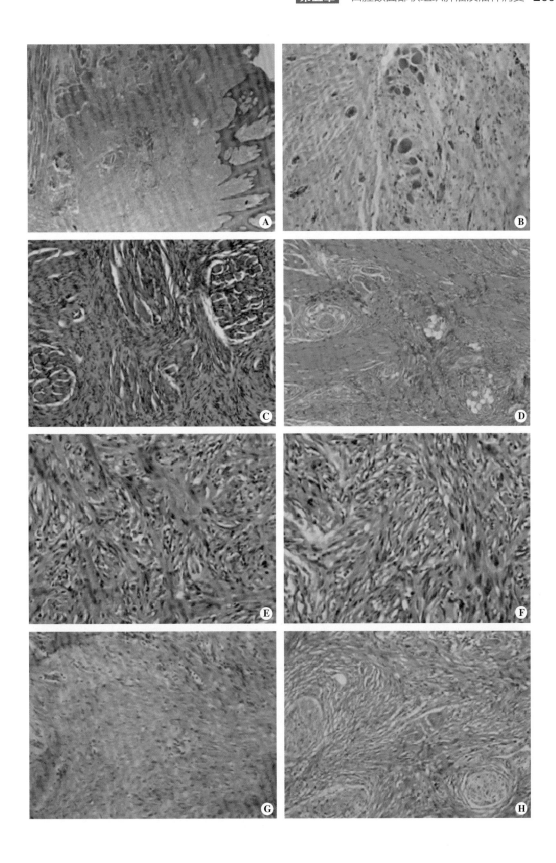

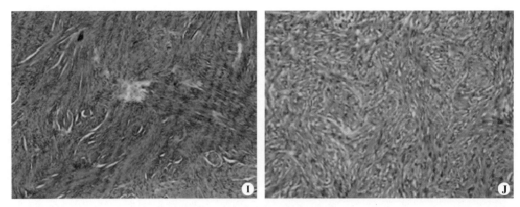

图 5-13　舌纤维瘤病的形态学特征

A～D. 肿瘤边界不清，浸润周围的横纹肌、脂肪组织；E、F. 肿瘤由增生的梭形成纤维细胞和肌成纤维细胞、多少不等的胶
原纤维组成；G～J. 瘤细胞呈平行的条束状、波浪状、交织状、席纹状排列

3. 免疫组化　瘤细胞 Vim 强阳性，SMA 呈不同程度阳性，β-catenin 核阳性，该标志物对纤维瘤病具有一定的特异性（图 5-14）。偶尔表达 desmin，CD34、S100 一般不表达。

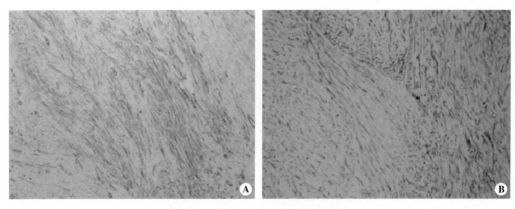

图 5-14　舌纤维瘤病的免疫组化特征

A. SMA 呈不同程度阳性；B. β-catenin 核阳性

4. 鉴别诊断

（1）结节性筋膜炎：由梭形肌成纤维细胞组成，杂乱排列（"S"形旋涡），间质黏液水肿，可见微囊性腔隙，红细胞外渗，间质常有少量炎症细胞浸润，瘤细胞弥漫性表达 SMA。

（2）高分化纤维肉瘤：细胞丰富、异型性明显，病理性核分裂象可见。

（3）神经纤维瘤：瘤细胞纤细、蝌蚪状或逗点状，间质疏松，可发生黏液样变性，免疫组化细胞表达 S-100、SOX-10。

（4）低度恶性纤维黏液样肉瘤：纤维瘤病若发生黏液样变可与之混淆，前者瘤细胞卵圆形、短梭形，呈旋涡状排列，间质见弧形血管及呈交替的胶原状和黏液样，免疫组化特征为瘤细胞表达 MUC4。

5. 治疗与预后　主要以手术切除为主，可复发。

五、低度恶性肌成纤维细胞肉瘤

低度恶性肌成纤维细胞肉瘤（low-grade myofibroblastic sarcoma）是一种特殊的非典型肌成纤维细胞性肿瘤，为一种独立的肿瘤类型，由异型肌成纤维细胞组成，常伴纤维瘤病特征，属交界性肿瘤（偶有转移）。肌成纤维细胞肉瘤包括多种临床病理类型，目前尚缺乏统一的诊断标准。低度恶性肌成纤维细胞肉瘤相当于Ⅰ、Ⅱ级或低级别的肌纤维肉瘤（myofibrosarcoma，MFS），而高级别者为多形性纤维组织细胞瘤伴肌成纤维细胞分化。

1. 临床表现

（1）本病主要发生于成人，男性略多见。

（2）其可累及任何部位，最好发于头颈部（约占 1/3），以舌最多见，其次为四肢和躯干。

（3）本病表现为无痛性肿胀或逐渐增大的肿物。

2. 病理特征

（1）大体特征：大部为质硬肿物，无包膜，切面白色，质韧，边界不清，少部分呈推进式生长，界限清楚。可起自皮下、黏膜下层或骨内，但通常发生于深部软组织。生长缓慢，常浸润至邻近纤维组织、脂肪组织或骨骼肌。

（2）组织学特征：肿瘤呈浸润性生长，由均匀一致的长梭形或胖梭形细胞组成，一般排列较疏松，呈席纹状或束状，有时也可呈致密束状排列（图 5-15A ～ C）。胞质界限不清，嗜酸性或弱嗜酸性，着色较浅，核比平滑肌细胞更长，且两端变尖、弯曲状呈纺锤形，轻中度异型，核染色质分布均匀，偶见多形性或略增大而深染胞核，核分裂数不等（1 ～ 10 个 /10HPF）（图 5-15D ～ F）。侵及脂肪组织，似纤维瘤病，累及横纹肌时似增生性肌炎，细胞密度增加时呈"人"字形或鱼骨样排列，似纤维肉瘤或平滑肌肉瘤。间质中可见薄壁的分支状毛细血管，可表现为血管外皮瘤样，间质伴或不伴少量淋巴、浆细胞浸润。一般不见凝固性坏死，但Ⅱ级或一些转移性病例可见散在坏死灶。

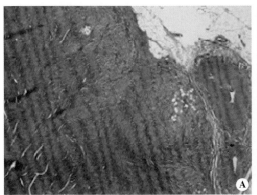
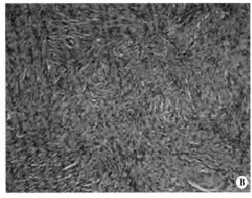

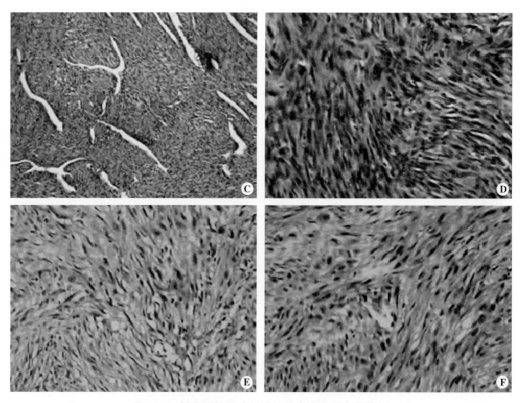

图 5-15　低度恶性肌成纤维细胞肉瘤的形态学特征

A. 肿瘤浸润脂肪；B. 瘤细胞呈旋涡状排列；C. 瘤细胞呈血管外皮瘤样排列；D. 核分裂象易见；E、F. 瘤细胞核轻中度异型

3. 免疫组化　免疫表型多样，表达 Vim 和至少一种肌源性标志物如 SMA、desmin、calponin 等，局灶表达 CD34、CD99，不表达 S-100、上皮细胞标志物、层粘连蛋白和 h-caldesmon。作为肌成纤维细胞来源肿瘤，诊断主要依据组织学特点、免疫表型及电镜检查，其中电镜检查在肌成纤维细胞肉瘤的诊断中起决定性作用。由于肌成纤维细胞与平滑肌细胞免疫表型有重叠，以往低度恶性肌成纤维细胞肉瘤的诊断主要依靠电镜，但将电镜作为常规检查并不现实，最近研究表明，两种细胞骨架蛋白标志物有助于两者的鉴别，肌成纤维细胞表达 calponin，不表达 h-caldesmon，平滑肌细胞和平滑肌细胞来源的肿瘤恒定同时表达 calponin 和 h-caldesmon（图 5-16）。

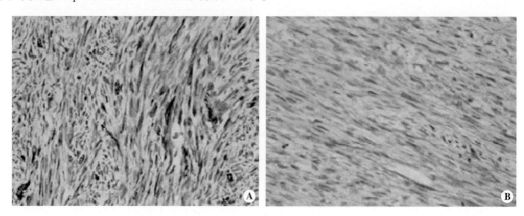

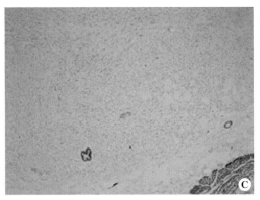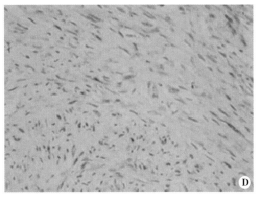

图 5-16 低度恶性肌成纤维细胞肉瘤的免疫组化特征

A. 瘤细胞弥漫性表达 Vim；B. 瘤细胞弥漫性弱表达 SMA；C. 瘤细胞不表达 h-caldesmon，周围横纹肌阳性表达；D. 瘤细胞局灶性弱表达 desmin

4. 鉴别诊断

（1）纤维瘤病：大体也可以为界限不清的结节状肿物，质地较硬，瘤细胞以成纤维细胞为主，呈平行宽束状排列，无交织的条束状或鱼骨样排列，核分裂象可见，但核多无异型性，瘤细胞核表达 β-catenin，依病变时期和肌成纤维细胞分化程度的不同，SMA 呈不同程度阳性，不表达 actin、desmin。

（2）炎性肌成纤维细胞肿瘤：与低度恶性肌成纤维细胞肉瘤同属肌成纤维细胞来源肿瘤，在形态和生物学行为方面二者相似，但炎性肌成纤维细胞肿瘤有完整包膜、界限清楚，瘤细胞密度低、细胞成分杂，除肌成纤维细胞外，还可见成纤维细胞和组织细胞，胞核呈胖梭形，间质大量淋巴、浆细胞、嗜酸性粒细胞、中性粒细胞浸润，半数表达 ALK，预后良好；低度恶性肌成纤维细胞肉瘤呈侵袭性生长，细胞密度高，瘤细胞以肌成纤维细胞为主，胞核轻中度异型，无明显炎症背景，不表达 ALK。

（3）平滑肌肉瘤：肿瘤细胞交织排列成束状、编织样，细胞界限清楚，异型性明显，胞质较低度恶性肌成纤维细胞肉瘤更嗜伊红，胞核居中，呈长杆状，两头钝圆或呈雪茄样，核周常有空泡，凝固性坏死常见，最具鉴别意义的是免疫表型，肌源性标志物 desmin、SMA 和 h-caldesmon 弥漫强阳性；低度恶性肌成纤维细胞肉瘤免疫组化不表达 h-caldesmon。

（4）纤维肉瘤：瘤细胞丰富，排列成特征性的束状结构。细胞束排列成角，似"人"字形或鱼骨样排列，胞核两端渐细、深染，胞质少，胞核异型性明显，核分裂活跃，间质含更多的胶原成分。免疫组化除 Vim 外，多不表达或仅灶性表达 SMA、desmin。

（5）孤立性纤维性肿瘤：梭形细胞无异型性，呈束状、鱼骨状、栅栏状、席纹状排列，其间可见多少不等的胶原，形成富于细胞的密集区和富于胶原的稀疏区及混合区；血管丰富，部分存在扩张血管，可见血管外皮瘤样构型。瘤细胞 Vim 弥漫性阳性，不同程度地表达 STAT6、CD34、CD99、BCL-2，actin 和 SMA 仅局灶阳性。

（6）恶性外周神经鞘膜瘤：单从形态与低度恶性肌成纤维细胞肉瘤很难区分，免疫组化有其特异性，前者表达 S-100，不表达 SMA、actin 和 desmin。

（7）滑膜肉瘤：相对一致的梭形细胞，成片排列，也可呈束状排列，核分裂象少见，肿瘤具有上皮和间叶双相分化，免疫组化表达广谱 CK 和 EMA，CD99、Vim 也可表达，肿瘤具有特异性染色体 t（X；18）（p11；q11）易位，产生 *SYT-SSX* 融合基因，与低度恶性肌成纤维细胞肉瘤不难鉴别。

5. 治疗与预后　低度恶性肿瘤，以完整手术切除为主，可复发。

六、成人纤维肉瘤

纤维肉瘤（fibrosarcoma）是一种由成纤维细胞组成的梭形细胞肉瘤，瘤细胞呈特征性的鱼骨样或"人"字形排列，瘤细胞间穿插有多少不等的胶原纤维。

在实际工作中，往往借助免疫组化、细胞和分子遗传学检测排除其他类型的梭形细胞肉瘤（恶性孤立性纤维性肿瘤、梭形细胞滑膜肉瘤、恶性周围神经鞘瘤、多形性未分化肉瘤、纤维肉瘤型隆突性皮肤纤维肉瘤、去分化脂肪肉瘤）才能诊断，故真正的成人纤维肉瘤并不多见，只占成人软组织肉瘤的约 1%。

1. 临床表现

（1）纤维肉瘤好发于四肢、躯干和头颈部深部软组织。多见于 50 岁左右的中年人，男性略多于女性。

（2）纤维肉瘤表现为深部软组织的无痛性肿块，部分患者可伴有疼痛，位于鼻咽和鼻旁窦者通常可引起阻塞症状。

2. 病理特征

（1）大体特征：肿瘤呈结节状，直径 2～8cm，切面灰白、灰褐色，可见出血坏死。

（2）组织学特征：肿瘤由形态相对一致的梭形成纤维细胞组成（图 5-17A、B），分化好者，瘤细胞常排列成鱼骨样或"人"字形结构。肿瘤细胞核染色质粗，胞质稀少，核分裂象易见（图 5-17C、D）。瘤细胞间可见多少不等的胶原纤维，胶原纤维纤细或粗大呈瘢痕疙瘩样。分化差者，肿瘤细胞核染色深，异型性明显，可呈片状或弥漫性生长。

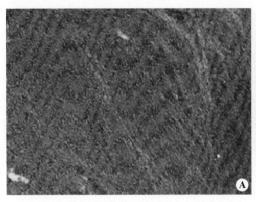
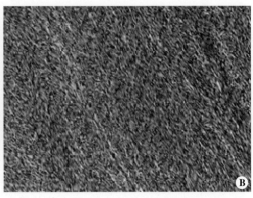

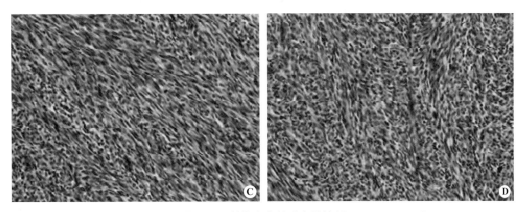

图 5-17 纤维肉瘤的形态学特征

A、B. 由形态一致的梭形成纤维细胞组成；C、D. 瘤细胞呈交织、束状的鱼骨样或"人"字形结构，瘤细胞胞质较少，核分裂象易见

3. 免疫组化 肿瘤细胞弥漫性表达 Vim，灶性表达 SMA（图 5-18）。

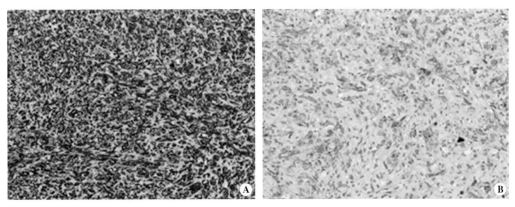

图 5-18 纤维肉瘤的免疫组化特征

A. 瘤细胞弥漫性表达 Vim；B. 部分瘤细胞表达 SMA

4. 鉴别诊断

（1）梭形细胞滑膜肉瘤：肿瘤由交织状、条束状或旋涡状排列的梭形细胞组成，瘤细胞也可呈鱼骨样排列，似纤维肉瘤，瘤细胞形态一致，无明显多形性，胞核呈卵圆形，染色质分布均匀。瘤细胞表达 CK-pan、EMA、BCL-2、CD99 和 calponin，FISH 检测可见 *SS18* 基因易位。

（2）恶性孤立性纤维性肿瘤：肿瘤内常可见经典的孤立性纤维性肿瘤区域或既往有孤立性纤维性肿瘤病史，瘤细胞表达 CD34、BCL-2、CD99、STAT6。

（3）多形性未分化肉瘤：瘤组织主要由梭形细胞组成，与纤维肉瘤相比，瘤细胞多形性和异型性明显增加，除梭形成纤维细胞外，肿瘤内常可见多核瘤巨细胞、组织细胞、黄瘤细胞和炎症细胞等。

（4）恶性周围神经鞘瘤：肿瘤发生于神经纤维瘤病基础上或与神经关系密切。镜下，瘤组织常显示交替分布的疏松黏液样和细胞丰富区，分化好的区域瘤细胞核呈逗点状或波浪状，瘤细胞可表达 S-100、SOX-10，可伴软骨和横纹肌母细胞等异源性分化。

（5）纤维肉瘤型隆突性皮肤纤维肉瘤：多发生于浅表皮肤。若为复发性肿瘤，其原发肿瘤具有隆突性皮肤纤维肉瘤的形态，可表达 CD34。纤维肉瘤样区域占肿瘤的绝大部分时，CD34 表达阴性。与纤维肉瘤难以区分时，可利用 FISH 检测 *PDGFB* 基因易位以明确诊断。

（6）低度恶性肌成纤维细胞肉瘤：形态上有时与纤维肉瘤难以区分，免疫组化标志物显示瘤细胞表达 SMA、desmin，但不表达 h-caldesmon 和 myogenin。

（7）侵袭性纤维瘤病：肿瘤呈浸润性生长，瘤细胞密度低，无异型性、核分裂象及坏死。瘤细胞表达 β-catenin。

（8）梭形细胞横纹肌肉瘤：形态学难以与纤维肉瘤区分，瘤细胞表达 desmin、myogenin、MyoD1。

（9）梭形细胞癌 / 肉瘤样癌：部分病例可见多少不等的癌组织，与梭形瘤细胞之间有移行现象，梭形瘤细胞表达 CK-pan、EMA 等上皮性标志物。

（10）梭形细胞恶性黑色素瘤：黑色素瘤完全由交织条束状排列的梭形细胞组成，且胞质内无黑色素颗粒，形态上与纤维肉瘤相似，梭形瘤细胞表达 S-100、HMB-45 和 Melan-A、SOX-10 等黑色素细胞标志物。

5. 治疗与预后　恶性程度高，完整手术切除肿瘤，术前或术后辅以放疗。最常见的转移部位为肺和骨。

第五节　纤维组织细胞性肿瘤

纤维组织细胞性肿瘤是一组由成纤维细胞、肌成纤维细胞和未分化的间叶细胞组成的肿瘤，其中可见组织细胞和多核巨细胞，非肿瘤性成分，而是反应性成分。

良性纤维组织细胞瘤是纤维组织细胞性肿瘤中最常见的组织学类型，病变发生于真皮，也称真皮纤维瘤。

1. 临床表现

（1）纤维组织细胞性肿瘤好发于中青年，20 ～ 45 岁最多见，发病无性别差异，可见于任何部位，尤其是小腿和大腿，其次是躯干，偶见于头颈。口腔最常发生于颊黏膜、舌和口底，颌骨罕见。

（2）发生于口腔的病损表现为缓慢生长的红色结节状肿物，表面常有溃疡形成。

（3）病变通常小而浅，多数位于真皮层内、浅表皮下，直径不超过 2cm。无明显症状，少数病例伴有疼痛。

2. 病理特征

（1）病变边界不清，为灰褐色圆形或椭圆形结节，无包膜，切面灰白色，伴陈旧性出血时呈灰黄褐色，质软或韧，有时还可伴囊性变。

（2）肿瘤位于真皮内，与表皮间隔一薄层正常真皮胶原带（图 5-19A ～ C），有时此种特征并不明显（图 5-19D、E）。

（3）病变以成纤维细胞为主，并可见未分化间叶细胞，呈短交织状、席纹状或条束状排列（图 5-19F ～ I），病变常含有数量不等的泡沫样组织细胞（图 5-19J ～ L）、吞噬含铁血黄素的巨噬细胞（图 5-19M ～ O）、图顿巨细胞（图 5-19P）和慢性炎症细胞。

（4）病变被覆的表皮基底细胞层色素颗粒增多、棘细胞层增生及上皮角延长，合称"皮肤三联征"（图 5-19Q、R）。

（5）肿瘤两侧边缘呈锯齿状，可见胶原纤维穿插于周围组织中。

（6）肿瘤底部相对平整，偶见瘤组织呈楔形、触角状延伸至周围组织（图 5-19S、T）。

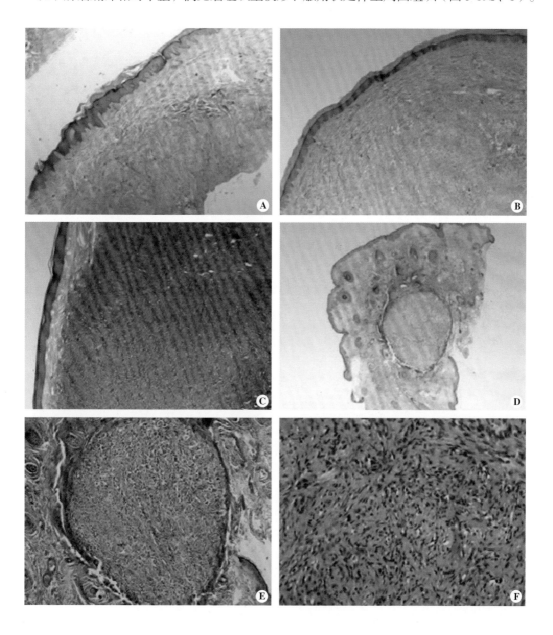

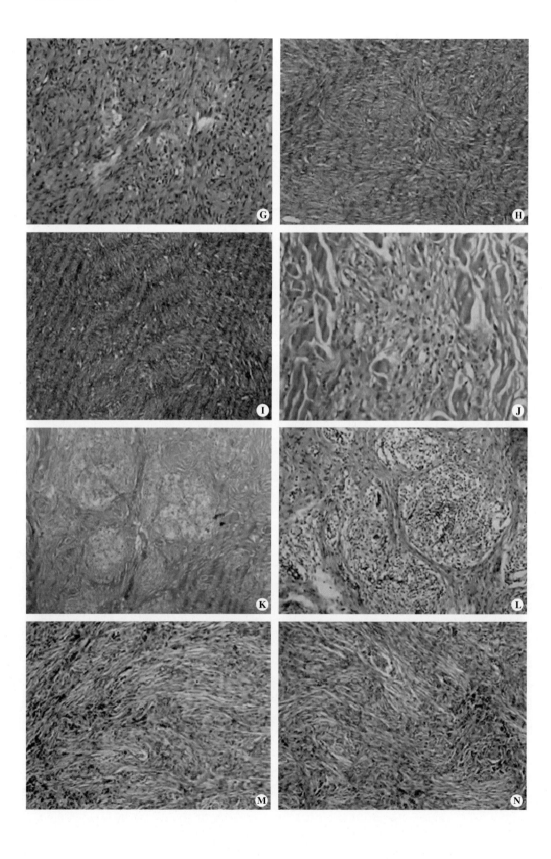

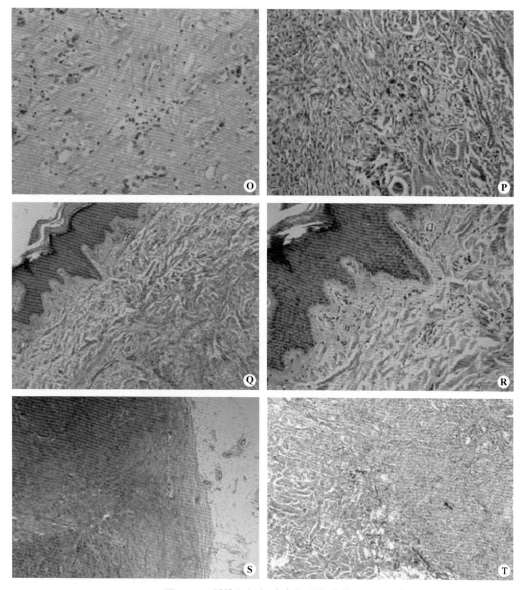

图 5-19　纤维组织细胞瘤的形态学特征

A ~ C. 肿瘤位于真皮内，与表皮间隔一薄层正常真皮胶原带；D、E. 病变无真皮胶原带；F ~ I. 病变以成纤维细胞为主，并可见未分化间叶细胞，呈短交织状、席纹状或条束状排列；J ~ L. 含有数量不等的泡沫样组织细胞；M ~ O. 病变中可见含铁血黄素沉积，其间见吞噬含铁血黄素的巨噬细胞；P. 图顿巨细胞和慢性炎症细胞；Q、R. 皮肤三联征；S. 肿瘤底部相对平整；T. 肿瘤边缘不整齐

3. 免疫组化　瘤组织内未分化间叶细胞可表达 CD34，具有肌成纤维细胞分化时可表达 calponin、SMA、desmin，含泡沫样组织细胞、图顿巨细胞时表达 CD68、CD163（图 5-20）。

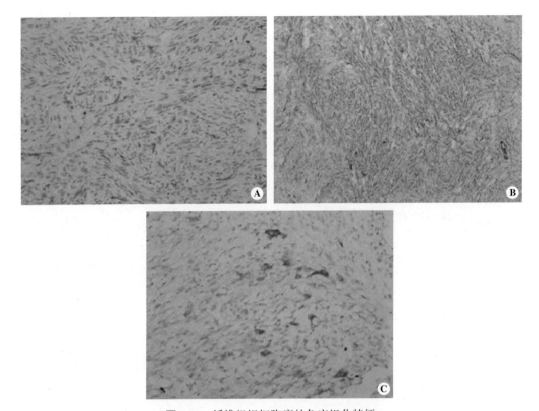

图 5-20 纤维组织细胞瘤的免疫组化特征

A、B. 瘤细胞表达 SMA；C. 泡沫样组织细胞表达 CD68

4. 鉴别诊断

（1）结节性筋膜炎：是浅筋膜发生的一种自限性成纤维细胞的结节状增生，病变位于皮下或浅筋膜，瘤细胞主要由肌成纤维细胞组成，无泡沫样组织细胞和图顿巨细胞，无明显的车辐状、编织状排列。

（2）隆突性皮肤纤维肉瘤：是一种由弥漫浸润性生长的席纹状排列的短梭形细胞构成的中间型肿瘤，肿瘤起源于 CD34 阳性的成纤维细胞，因而瘤细胞弥漫性表达 CD34。

（3）皮肤平滑肌肉瘤：似其他部位的平滑肌肉瘤，肿瘤富于细胞，束状和交织状排列，瘤细胞具有平滑肌分化特征，胞质丰富、深嗜伊红色，核异型性从轻度到重度，核分裂象通常＞ 2 个 /10HPF，肿瘤细胞表达 SMA、desmin、h-caldesmon。

（4）幼年性黄色肉芽肿：一种瘤样病变，多发生于婴幼儿头颈部，病变位于真皮，与表皮之间无薄层结缔组织间隔，由密集增生的单核样组织细胞、异物巨细胞、图顿巨细胞和较多急慢性炎症细胞组成。陈旧性病变发生明显的纤维化，与纤维组织细胞瘤相似。主要表达组织细胞标志物，常为自限性，多数病例青春期后消失。

5. 治疗与预后 良性纤维组织细胞性肿瘤完整切除可治愈，局部复发率较低。

第六节 平滑肌肿瘤

平滑肌细胞从胚胎发生学上，起源于聚集在内脏器官上皮周围的中胚层间充质细胞，随着细胞的不断分化，胞体和胞核加长，最终分化为平滑肌细胞，呈长梭形，胞质丰富，深嗜伊红染色，胞核呈雪茄样，两端钝圆。

平滑肌纤维大多呈聚集性束状排列，构成消化道、泌尿生殖道、呼吸道和血管等中空结构的管壁。在皮肤立毛肌、眼睫状体、虹膜、乳头、乳晕、阴囊、阴茎、大阴唇和阴蒂等处呈束状分布，较少分布于深部软组织。

免疫组化上，平滑肌表达 SMA、MSA、desmin、calponin、h-caldesmon 等标志物。

特殊染色上，平滑肌组织在 Masson 染色、Van Gieson（VG）染色、PTAH 染色时依次呈红色、黄色和紫色。

平滑肌肿瘤分类：平滑肌错构瘤及良性、恶性潜能未定性和恶性平滑肌肿瘤。

一、平滑肌瘤

平滑肌瘤（leiomyoma）最常发生于皮肤、深部软组织、静脉内和实质脏器（子宫、肺、泌尿生殖道等），平滑肌组织较少分布于口腔，因而口腔平滑肌瘤并不多见。口腔平滑肌组织可能来源于动脉中层、导管肌层或轮廓乳头。

1. 临床表现

（1）口腔平滑肌瘤的发病年龄常在 40 ～ 49 岁，男性比女性多见。

（2）口腔平滑肌瘤最常见的发病部位是唇、舌、硬腭和软腭，少数可发生于颊部。

（3）口腔平滑肌瘤常表现为缓慢生长的黏膜下实性结节，质韧，大多无任何症状，少数患者可能伴有疼痛、牙齿松动，甚至是咀嚼困难和吞咽困难。孤立性平滑肌瘤一般为正常黏膜染色，血管平滑肌瘤可呈蓝色，可伴有钙化。

2. 病理特征 口腔平滑肌瘤多为孤立性、血管平滑肌瘤。

（1）孤立性平滑肌瘤：病变边界清楚，瘤细胞呈梭形平滑肌样细胞，平行或交错排列，瘤细胞胞质丰富、嗜酸性，胞核形态温和，呈雪茄样、两端钝圆（图 5-21A ～ D）。肿瘤细胞弥漫阳性表达 desmin、SMA（图 5-21E、F）。

（2）血管平滑肌瘤：界限清楚，肿瘤由厚薄不一的血管组成，血管周围见束状排列的平滑肌细胞，分为以下三种亚型。

1）实体型：血管呈裂隙状，周围围绕分化成熟的平滑肌（图 5-22A、B），老年患者肿瘤内可见钙化灶和脂肪组织。肿瘤细胞弥漫阳性表达 calponin、SMA（图 5-22C、D）。

2）静脉型：瘤细胞围绕厚壁血管呈旋涡状排列，并与血管壁平滑肌之间有移行现象。

3）海绵状型：瘤细胞围绕扩张的海绵状血管壁排列，肿瘤间质常见黏液样变（图 5-23A ～ D）。肿瘤细胞弥漫阳性表达 SMA、desmin（图 5-23E、F）。

3. 免疫组化 肿瘤细胞弥漫阳性表达 Vim、SMA、h-caldesmon、desmin。

4. 鉴别诊断　由于平滑肌瘤在临床上无特异表现，所以诊断主要依靠组织学检查。典型的平滑肌瘤常常仅依靠 HE 染色就能诊断。镜下可见典型的平滑肌细胞呈梭形，平行或交错排列，瘤细胞胞质丰富、嗜酸性，胞核形态温和，呈雪茄样、两端钝圆，无细胞异型性、坏死及核分裂象。平滑肌瘤的鉴别诊断包括纤维瘤、神经纤维瘤、平滑肌肉瘤等。特殊染色，如 Masson 染色可很好地区分胶原纤维（蓝色或绿色）和平滑肌细胞（红色）。免疫组化染色，desmin、MSA 和 SMA 等均为平滑肌组织的阳性标志物，也可能有助于与其他肿瘤相区别。

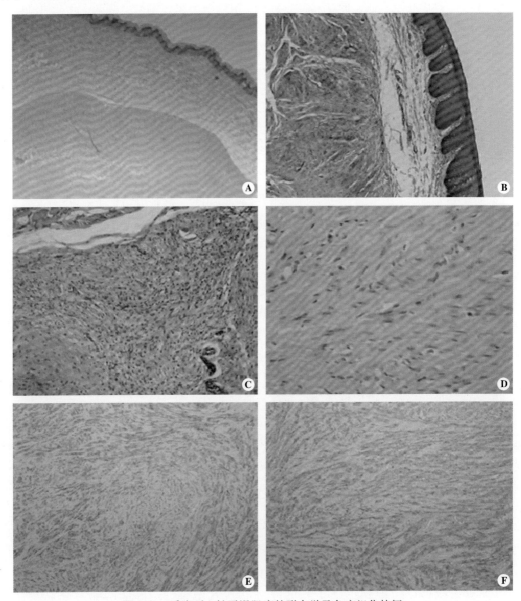

图 5-21　舌腹孤立性平滑肌瘤的形态学及免疫组化特征

A、B. 肿瘤界限清楚；C、D. 由平行或交错排列的梭形平滑肌样细胞组成，瘤细胞含有丰富、嗜伊红色的胞质，胞核两端平钝或呈雪茄样；E. 瘤细胞表达 desmin；F. 瘤细胞表达 SMA

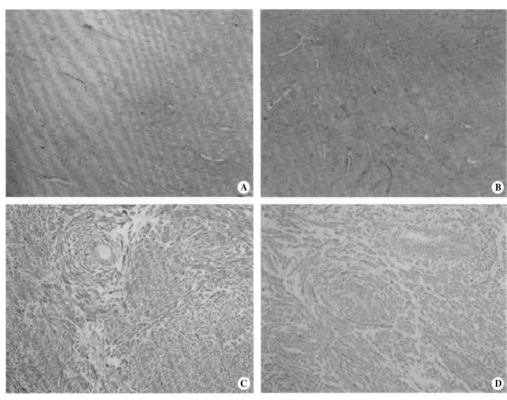

图 5-22 颊实体型血管平滑肌瘤的形态学及免疫组化特征
A、B. 血管呈裂隙状，周围围绕分化成熟的平滑肌；C. 瘤细胞表达 calponin；D. 瘤细胞表达 SMA

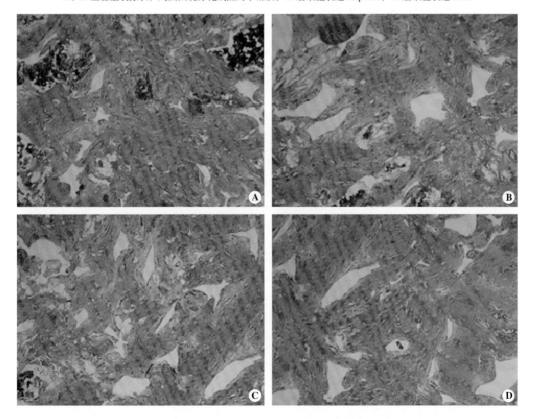

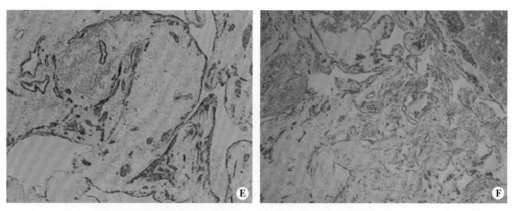

图 5-23　腮腺海绵状型血管平滑肌瘤的形态学及免疫组化特征

A ~ D. 血管呈海绵状扩张；E. 肿瘤细胞弥漫阳性表达 SMA；F. 瘤细胞表达 desmin

5. 治疗与预后　平滑肌瘤为良性肿瘤，一般采取手术完整切除即可。

二、平滑肌肉瘤

平滑肌肉瘤（leiomyosarcoma）为由具有明确平滑肌特点的梭形瘤细胞构成的恶性肿瘤。其分浅表性和深部平滑肌肉瘤。发生于头颈部的平滑肌肉瘤多为后者。

1. 临床表现

（1）平滑肌肉瘤多发生于中老年人，儿童和青少年较为少见。

（2）肿瘤浅表者直径＜ 5cm，深部者＞ 10cm，肿瘤生长速度快且界限不清。

2. 病理特征

（1）大体特征：口腔平滑肌肉瘤与发生于其他部位的平滑肌肉瘤相似，肿瘤呈实性结节状，切面灰白、灰粉鱼肉状，可伴有坏死、出血和囊性变。肿瘤分化好的区域切面似良性平滑肌瘤，呈灰白旋涡状或编织状，质地坚韧。

（2）组织学特征

1）高中分化的平滑肌肉瘤，由平行或交织条束状排列的平滑肌样细胞组成，瘤细胞胞质嗜酸，胞核居中，核两端平钝或呈雪茄样，瘤细胞核的一端可见空泡，常形成凹陷性压迹。局部区域胞核有异型性，深染、形状不规则，可见瘤巨细胞，病理性核分裂象少见。间质血管丰富，并见胶原化和玻璃样变，起自血管平滑肌的平滑肌肉瘤可见瘤细胞围绕血管生长，少数区域可见血管外皮瘤样结构和呈栅栏状排列的结构。肿瘤内常见凝固性坏死（图 5-24）。

2）低分化的平滑肌肉瘤，瘤细胞异型性明显，瘤细胞弥漫成片，无明显排列方式，胞核大、不规则、深染，染色质粗，核仁大而清楚，胞质呈深嗜伊红色，核分裂象易见。多取材可找到分化较好的平滑肌肉瘤区域。

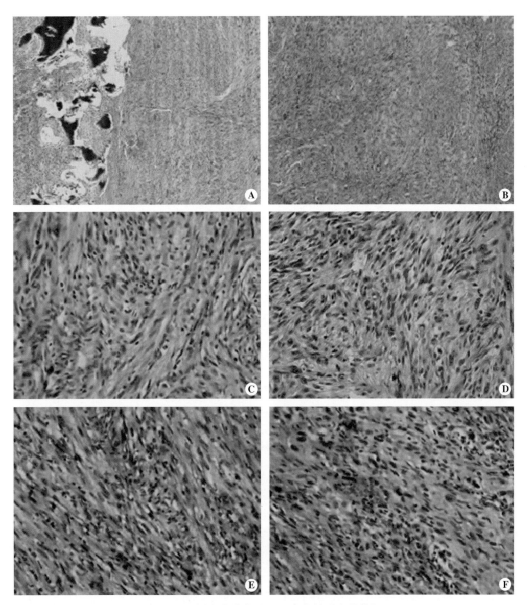

图 5-24 颌骨中分化平滑肌肉瘤的形态学特征

A、B. 瘤细胞呈平行或交织条束状排列；C、D. 瘤细胞嗜伊红色、梭形、胞核居中，两端平钝或呈雪茄样；E. 部分瘤细胞核的一端可见空泡，常形成凹陷性压迹；F. 局部区域可见瘤细胞密度较大，胞核深染、异型，并见瘤巨细胞和病理性核分裂象

3. 免疫组化 瘤细胞弥漫阳性表达 SMA、h-caldesmon、calponin，70% ～ 80% 的病例表达 desmin，Ki-67 增殖指数在 20% 左右（图 5-25）。

4. 鉴别诊断 典型的平滑肌肉瘤不难诊断，但当其位于特殊部位和低分化及肿瘤呈多形性时则不易诊断，需与下列疾病鉴别。

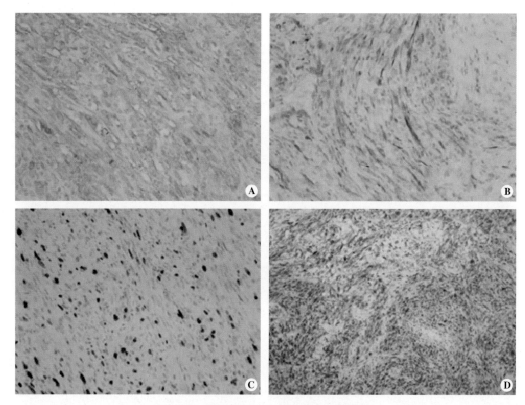

图 5-25 颌骨平滑肌肉瘤的免疫组化特征

A. SMA；B. calponin；C. Ki-67；D. h-caldesmon

（1）纤维肉瘤：瘤细胞形态呈一致的成纤维细胞样，可见多少不等的胶原纤维，瘤细胞"人"字形或鱼骨样排列，可有不同程度的异型性，胞核深染，胞质少，病理性核分裂象易见。网状纤维染色可见每个瘤细胞周围有丰富的网状纤维包绕，瘤细胞表达 Vim，灶性区域表达 SMA，不表达 desmin、h-caldesmon，Ki-67 增殖指数高。平滑肌肉瘤瘤细胞胞质丰富、嗜酸性，胞核两端钝圆，肿瘤细胞平行或交织成条束状排列，瘤细胞表达 SMA、desmin、h-caldesmon、calponin，网状纤维染色阴性。

（2）恶性周围神经鞘瘤：肿瘤发生与神经有关，常发生于神经纤维瘤病基础上，梭形瘤细胞呈旋涡状、栅栏状、血管外皮瘤样结构，排列疏密相间，肿瘤常伴异源性分化如骨、软骨、横纹肌等，免疫组化 S-100、SOX-10 局灶阳性，网状纤维染色阴性。

5. 治疗与预后　治疗以广泛手术切除为主，辅以放疗或化疗，预后差。

第七节　血管周细胞性肿瘤

血管周细胞包括周皮细胞和血管球细胞。周皮细胞是分布于毛细血管内皮细胞和基底膜之间的扁平有突起细胞，胞质内含肌动蛋白和肌球蛋白，具有收缩功能，能调节毛细血管的管径和通透性；血管球细胞是分布于小球状动静脉吻合处管壁周围的一种变异的平滑肌细胞，常分布于全身各处，以甲床、指（趾）侧面和手掌最多见。血管球细胞对温度比较敏感，通过调节小动脉的血流量来调节体温。血管周细胞可表达 Vim、desmin、SMA，部分瘤细胞周围表达Ⅳ型胶原，CD34 表达不一。

血管球瘤

血管球瘤（glomus tumor）是由似正常血管球的变异平滑肌细胞所组成的一种间叶源性肿瘤。

1.临床表现

（1）血管球瘤好发于 20～40 岁的成人，发病无性别差异，位于甲床下的病变以女性多见。

（2）血管球瘤好发于甲床下，因该处有丰富的动静脉吻合支，其次是手掌、腕部、前臂和足的皮下或浅表软组织内。尽管眼睑、面部、鼻腔、气管旁、纵隔等部位血管球稀疏或缺如，也可发生血管球瘤。

（3）临床表现为从患处向外放射的自发性、间歇性剧痛，疼痛可由冷刺激或触摸引起。

2.病理特征

（1）大体特征：肿瘤体积小，质软，色红，似肉芽组织，多数不足 1cm，肿瘤界限清楚，多无包膜。

（2）组织学特征：分为三种亚型。

1）固有球瘤：病变界限清楚，由形态一致的圆形细胞环绕在血管周围或片状分布于血管之间（图 5-26A、B），也可呈血管外皮瘤样排列。瘤细胞圆形，边界清楚，胞质淡染或透明，胞核圆形、居中（图 5-26C）。间质黏液样或玻璃样变（图 5-26D）。

2）球血管瘤：界限不清，瘤内血管多为扩张的海绵状血管，血管周围的球细胞簇少而薄（图 5-26E、F）。

3）球血管肌瘤：除血管球瘤区域外，瘤内还可见梭形平滑肌成分，二者之间有移行现象（图 5-26G）。

3.免疫组化 瘤细胞可表达 Vim、SMA、h-caldesmon、calponin 和Ⅳ型胶原（图 5-26H～J）。

4.治疗与预后 血管球瘤为良性肿瘤，局部切除多可治愈，10% 的病例局部复发。

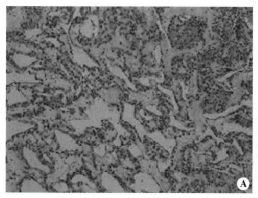

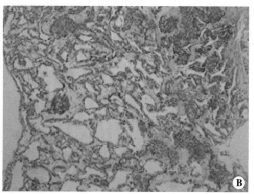

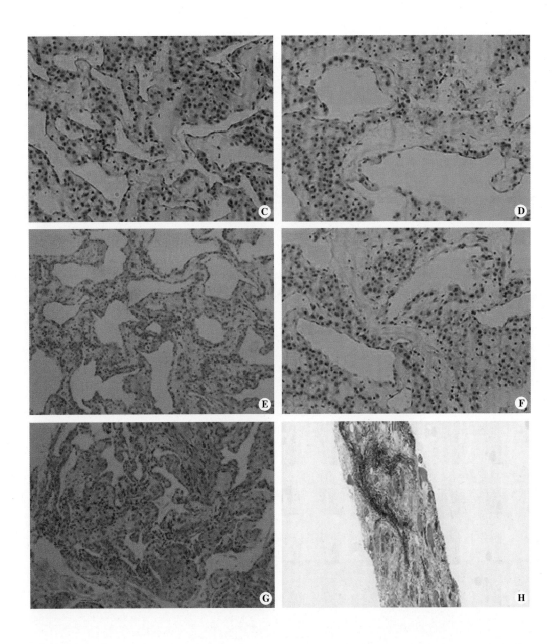

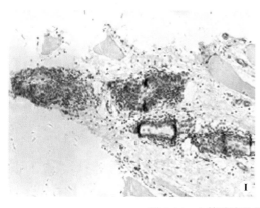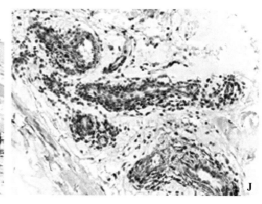

图 5-26 血管球瘤的形态学及免疫组化特征

A、B. 固有球瘤，肿瘤由圆形细胞组成，成片分布在血管之间、血管周围；C. 瘤细胞圆形，胞质淡染或透明，细胞界限清
楚，胞核圆形、居中；D. 间质黏液样或玻璃样变；E、F. 球血管瘤，瘤内多为扩张的海绵状血管，血管周围的球细胞簇少而菲
薄；G. 球血管肌瘤，除规则圆形的球细胞之外，瘤内还含有平滑肌束，二者之间有移行现象；H. 颊深部软组织穿刺标本；
I. 瘤细胞表达Ⅳ型胶原；J. 瘤细胞表达 SMA

第八节 横纹肌肿瘤

横纹肌起源于胚胎时期的中胚层间充质细胞。胚胎第 3 周，中胚层间充质细胞开始分
化成不规则的星形或圆形细胞，胞质少、嗜酸性，胞核深染、大而圆，核仁明显，称为前
成肌细胞；进一步分化，从圆形细胞变成短梭形细胞，胞质呈深嗜酸性颗粒状，胞核呈椭
圆形，染色质细腻，核仁明显，称成肌细胞。继续发育，胞质开始出现规则、明暗交替的
横纹，胞核位于肌膜下方，此时横纹肌发育成熟。

横纹肌肿瘤中瘤细胞的形态似横纹肌细胞发育过程中的不同分化阶段。在对差分化横
纹肌肉瘤的诊断和鉴别诊断中，胞核表达标志物 MyoD1 和 myogenin 具有高度的敏感性和
特异性。

横纹肌肉瘤

横纹肌肉瘤（rhabdomyosarcoma）是一类具有横纹肌分化特征的间叶源性恶性肿瘤，
是儿童和青少年常见的软组织肉瘤。头颈部是横纹肌肉瘤的好发部位。

1. 临床表现

（1）横纹肌肉瘤是 15 岁以下婴幼儿和儿童最常见的一种软组织肉瘤，也是青少年常
见的软组织肉瘤之一，但在 45 岁以上的中老年中罕见。

（2）横纹肌肉瘤可发生于躯体任何部位，各种亚型的好发部位略有不同。头颈部横纹
肌肉瘤以胚胎性和腺泡状横纹肌肉瘤为主，其他少见的组织学类型也可见于头颈部，临床
表现为深部软组织的无痛性肿块。

1）胚胎性横纹肌肉瘤：是横纹肌肉瘤最常见的类型，约占 60%。面部和眼眶是最好发部位，肿瘤多表现为无痛性、浸润性生长的肿块，生长速度较快，以眼眶和口腔多见，发生于眼部的肿块可引起视力下降和复视等，发生于口腔内的肿块呈外生性、息肉样生长，似一簇葡萄。

2）腺泡状横纹肌肉瘤：是横纹肌肉瘤第二常见的类型，约占 25%，在 10～25 岁的青少年中最常见，好发于四肢、前臂、头颈部。临床表现为迅速生长的肿块，可伴有疼痛，肿瘤具有侵袭性，引起相应的临床症状。

2. 病理特征

（1）胚胎性横纹肌肉瘤：是一种在形态上具有胚胎性骨骼肌分化特点的原始间叶源性恶性肿瘤，瘤细胞形态多样，可见横纹肌胚胎发育各阶段的细胞，其中小圆细胞似未分化的原始间叶细胞，胞核深染，胞质少，部分分化相对成熟的瘤细胞胞质增多，肌原纤维聚集呈嗜酸性，细胞形态转变为梭形、带状、球拍样或大的多角形细胞，胞质内可见纵纹，偶见横纹，病理性核分裂象多见，异型性显著（图 5-27）。

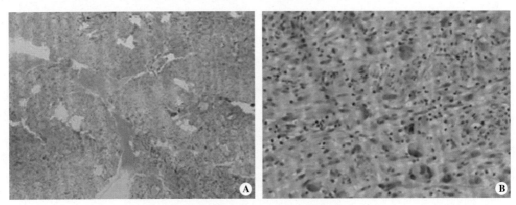

图 5-27 颌骨胚胎性横纹肌肉瘤的形态学特征
瘤细胞形态多样，呈梭形、带状、网球拍样

（2）腺泡状横纹肌肉瘤：由形态一致的未分化小圆瘤细胞排列成片状和巢状，部分病例巢中央的瘤细胞因退变、坏死而脱落、漂浮在腺泡腔内，形成特征性的腺泡状结构。肿瘤中常见花环样排列的多核瘤巨细胞，而横纹肌母细胞少见，腺泡之间为纤维血管间隔。

（3）梭形细胞横纹肌肉瘤：由形态相对一致的梭形细胞组成，呈束状或旋涡状排列，细胞异型性与肿瘤的分化有关。分化良好者细胞异型性小，核分裂象少见；分化差者瘤细胞异型性明显，核分裂象易见。梭形细胞间可见多少不等的梭形、带状、多角形的横纹肌母细胞。此种类型的横纹肌肉瘤如无免疫组化标志物较难做出正确诊断。

（4）硬化性横纹肌肉瘤：肿瘤由原始的小圆细胞排列成小巢状、条索状、小腺泡状或假腔隙样，肿瘤间质含玻璃样变基质，部分间质呈黏液样、软骨样和骨样。部分病例中含有梭形细胞成分，似梭形细胞横纹肌肉瘤。

3. 免疫组化 瘤细胞表达 desmin、myogenin（图 5-28）和 MyoD1。

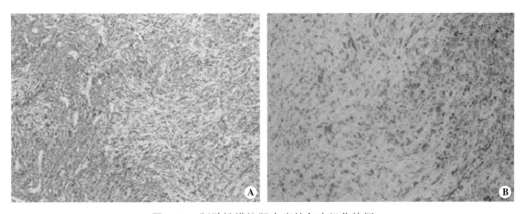

图 5-28 胚胎性横纹肌肉瘤的免疫组化特征
A. 瘤细胞表达 desmin；B. 瘤细胞表达 myogenin

4. 鉴别诊断

（1）胚胎性横纹肌瘤：头颈部好发，瘤细胞无明显异型性。

（2）恶性淋巴瘤：头颈部淋巴造血系统肿瘤较腺泡状横纹肌肉瘤更常见，淋巴瘤瘤细胞常排列成实性，无横纹肌母细胞。免疫组化表达白细胞共同抗原（LCA）及 B 细胞、T 细胞或淋巴母细胞标志物，不表达肌源性标志物。

（3）骨外尤因肉瘤/外周原始神经外胚层瘤：瘤细胞呈分叶状或片状排列，形态较一致，似胚胎性横纹肌肉瘤。瘤细胞表达 CD99，FISH 检测可见 *EWS-FLI-1* 融合性基因，不表达肌源性标志物。

（4）痣样恶性黑色素瘤：由小的痣细胞构成的无色素恶性黑色素瘤易与腺泡状横纹肌肉瘤鉴别，应仔细寻找有无横纹肌母细胞，恶性黑色素瘤常表达 HMB-45、Melan-A、S-100 等标志物，不表达肌源性标志物。

（5）硬化性横纹肌肉瘤：需要与发生在头颈部、口咽部的涎腺来源的上皮性肿瘤如多形性腺瘤、腺样囊性癌等鉴别；肿瘤性上皮细胞表达上皮性标志物 CK-pan、EMA、CK7，肿瘤性肌上皮表达 p63、calponin 等。

5. 治疗与预后 预后差，宜采用多种手段综合治疗。

第九节 脉 管 肿 瘤

人体的脉管系统包括血管系统和淋巴管系统两大部分。血管发生始于胚胎第 3 周，卵黄囊的胚外中胚层细胞聚集成团成为血岛。血岛周边的细胞变扁，分化成内皮细胞，内皮细胞围成管腔形成原始血管。淋巴管的发生始于胚胎第 6 周，中胚层间充质细胞出现裂隙，继而形成原始淋巴管，逐渐伸长，相互连接成毛细淋巴管网，分布于静脉主干的周围。

血管系统由动脉、静脉和毛细血管网组成。动脉分大动脉、中动脉、小动脉和微动脉，移行为毛细血管，静脉与毛细血管相通，动静脉有时通过动静脉吻合连通。静脉分为毛细血管后微静脉、小静脉、中静脉和大静脉。动、静脉管壁分内膜、中膜和外膜三层，但静脉管壁的平滑肌和弹力纤维比动脉壁少，管壁呈塌陷状或不规则形。毛细血管壁由一层内皮细胞和基膜组成。内皮细胞可表达 CD31、CD34、ERG、Fli-1、D2-40、F8 等标志物。基膜 PAS 染色阳性。

一、血管瘤

血管瘤（hemangioma）是口腔颌面部常见的软组织肿瘤之一。与好发于中老年的脂肪瘤相比，血管瘤多发生于婴幼儿和儿童的躯体浅表部位，特别是头颈部。根据肿瘤内血管的组成及其形态学特征，血管瘤包括多种类型。良性血管瘤极少发生恶变，除非是一些经过放疗的病例。部分血管瘤与一些临床综合征（如卡萨巴赫 – 梅里特综合征）密切相关。

（一）毛细血管瘤

毛细血管瘤（capillary hemangioma）是发生于婴幼儿皮肤和黏膜表面的一种主要由分化成熟的毛细血管组成的血管瘤，是最常见的血管瘤类型。

1. 临床表现

（1）毛细血管瘤多见于儿童，常发生于生后数年内。

（2）头面部好发，尤以口唇和眼睑多见。

2. 病理特征

（1）病变隆起于皮肤和黏膜表面，边界清楚，鲜红色或紫红色，直径数毫米至 2 ～ 3cm，加压后大小和颜色无变化。

（2）病变位于皮肤真皮和黏膜内，可见增生的毛细血管呈分叶状或结节状排列，小叶间为纤维结缔组织，小叶内或小叶间可见管径较大的营养性血管（图 5-29）。病程长者，间质可出现明显的纤维化。

3. 治疗与治疗 多数病例在数月至数年内可自发消退，无须手术治疗。

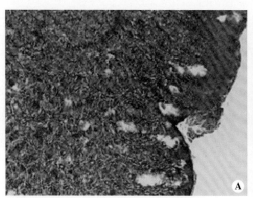
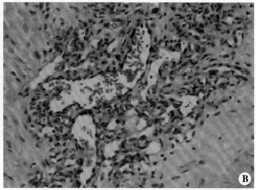

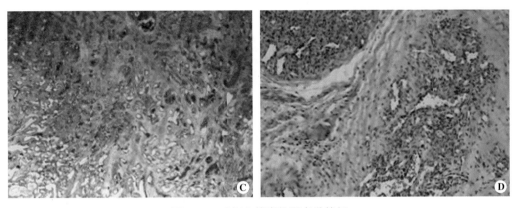

图 5-29 毛细血管瘤的形态学特征

A. 病变位于真皮内；B. 由增生的毛细血管组成；C. 增生的毛细血管呈分叶状或结节状排列，小叶间为纤维结缔组织；D. 小叶内见管径较大的营养性血管

（二）化脓性肉芽肿

化脓性肉芽肿（pyogenic granuloma）又称为肉芽组织型血管瘤（granulation tissue type hemangioma）或分叶状毛细血管瘤，是毛细血管瘤的一种特殊亚型，病变位于皮肤或黏膜表面，通常呈单发息肉状，病变以毛细血管增生形成小叶状结构为特征，常伴表面溃疡形成和瘤组织内炎症细胞浸润，使得病变似肉芽组织。病变与创伤、感染有关。

1. 临床表现

（1）患者多为 20 岁以上成人，新生儿或婴幼儿少见。男女发病率无显著性差异。

（2）化脓性肉芽肿好发于牙龈、唇、面部、舌，其中皮肤病例少于黏膜病例。

（3）多数病例病情发展较快，病程常在 2 个月之内，少数病例可为多灶性。1/3 有轻微外伤史，偶可发生于血管畸形基础上。

2. 病理特征

（1）大体呈息肉状小肿块，紫红色，质脆嫩、易出血，直径多在 2～3cm，表面常有溃疡形成。

（2）低倍镜下肿瘤呈外生性生长，周边的鳞状上皮常有过度角化或棘细胞增生，包绕病变的底部和两侧呈衣领状（图 5-30A）。病变处被覆的表皮常萎缩或形成溃疡。

（3）高倍镜下肿瘤由成簇的分叶状增生性毛细血管组成（图 5-30B、C），小叶内小血管增生常围绕一个管径较大、管壁附有平滑肌的大血管，溃疡处常可见急慢性炎症细胞浸润（图 5-30D），间质多呈黏液水肿样。感染致内皮细胞和间质成纤维细胞出现较多核分裂象，部分病例毛细血管受挤压，腔隙不明显，呈扁平或狭窄状。

3. 免疫组化 内皮细胞表达 CD31、CD34、ERG、Fli-1。

4. 鉴别诊断 化脓性肉芽肿的临床、肉眼特征、小叶状结构及与正常组织形成衣领状改变等特征有助于诊断，有时需要与高分化血管肉瘤鉴别。

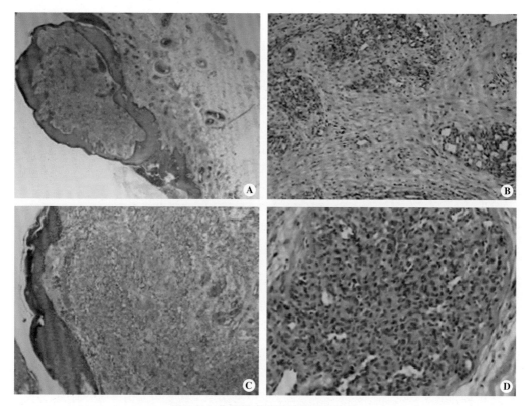

图 5-30　化脓性肉芽肿的形态学特征

A. 低倍镜下呈息肉状，底部与黏膜之间有蒂相连，与正常组织形成衣领状改变；B、C. 由簇状或分叶状增生性毛细血管组成；
D. 血管之间常可见急慢性炎症细胞浸润

高分化血管肉瘤：增生的内皮细胞有一定的异型性，局灶内皮细胞呈复层，血管腔内见增生的小乳头。肿瘤呈浸润性生长，在周围结缔组织内形成不规则的血管腔，血管分支相互吻合成窦隙状、网状、隧道状。

5. 治疗与预后　化脓性肉芽肿虽为良性病变，但局部切除后具有一定的复发率。

（三）海绵状毛细血管瘤

海绵状毛细血管瘤（cavernous hemangioma）是一种主要由囊性扩张的薄壁大血管组成的血管瘤，常为先天性，也称静脉畸形，主要是胚胎发育过程中血管发育缺陷而导致的一种错构性血管畸形，表现为局部静脉曲张。

1. 临床表现

（1）几乎全身各部位均可发生，以头颈部和躯体皮肤多见，肝脾、骨骼肌等深部组织也可受累。

（2）临床表现因病变深度不同而异，发生于表浅皮肤者，表现为皮下单发或多发肿物，边界不清，皮面浅紫色，高低不平，质地多柔软。位置深在的病变，局部形态不规则，局部膨隆，肤色无明显改变。

2. 病理特征

（1）大体特征：肿瘤呈圆形或椭圆形，边界不清，切面暗红色、海绵状或蜂窝状，腔内充满血液。

（2）镜下特征

1）瘤组织由囊性扩张的大小悬殊、不规则的薄壁血管组成，管壁内衬扁平的内皮细胞，腔内充满血液，较大的管腔壁内一般无平滑肌纤维，外膜纤维化。管腔内常见血栓形成伴机化、再通及内皮细胞乳头状增生（图 5-31A）。

2）血管之间有粗大纤维性间隔分隔、慢性炎症细胞浸润。

3）有的肿瘤深部为海绵状血管瘤的特点，表面为毛细血管瘤的特点（图 5-31B）。

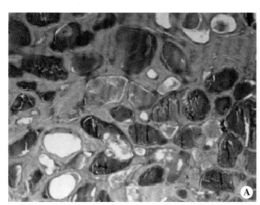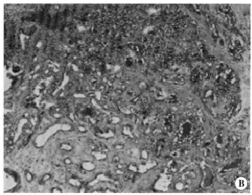

图 5-31 海绵状毛细血管瘤的形态学特征

A. 肿瘤由不同管径的扩张的薄壁大血管组成，腔内充满血液；B. 肿瘤具有海绵状血管瘤和毛细血管瘤两种血管瘤的特点

3. 鉴别诊断 与分化良好的血管肉瘤相鉴别，血管肉瘤多位于深部，浸润性生长，至少在局部区域，内皮细胞显示异型性、多层排列。

4. 治疗与预后 海绵状毛细血管瘤以手术治疗为主，可辅以激光治疗和硬化治疗，切除不净可复发。

（四）静脉性血管瘤

静脉性血管瘤（venous hemangioma）是一种由大小不等的厚壁静脉性血管聚集而成的血管肿瘤。

1. 临床表现

（1）静脉性血管瘤好发于成人，肿瘤多位于深部软组织如腹膜后、肠系膜和四肢肌肉，偶可见于三叉神经下颌支、咽旁间隙等。

（2）病程较长，生长缓慢，有时出现静脉结石，放射线检查显示有钙化。

2. 病理特征

（1）肿瘤边界不清，由扩张的肌性血管腔隙组成，腔内充满血液（图 5-32A）。

（2）肿瘤由扩张的静脉组成，管腔衬覆扁平内皮细胞，管壁较厚，管壁平滑肌排列不如正常静脉整齐规则（图 5-32B），管腔内可有机化血栓伴钙化。有时肿瘤血管壁扩张变薄，似海绵状血管瘤。

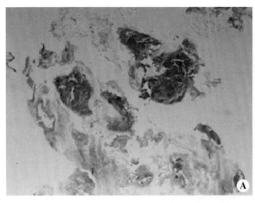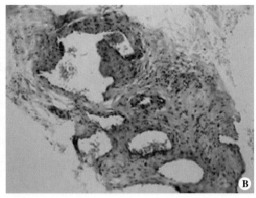

图 5-32　静脉性血管瘤的形态学特征

A. 肿瘤界限不清，由扩张的血管腔隙组成，腔内充满血液；B. 肿瘤由扩张的静脉组成，管腔衬覆扁平内皮细胞，管壁较厚，管壁平滑肌排列不如正常静脉整齐规则

二、血管肉瘤

血管肉瘤（hemangiosarcoma）是一种瘤细胞在形态学、免疫表型和功能特点上不同程度显示血管内皮分化的恶性间叶性肿瘤，又称恶性血管内皮瘤。根据生物学行为血管肉瘤分为低度恶性（包括上皮样血管内皮瘤和高分化血管肉瘤）和高度恶性（包括中低分化的血管肉瘤及上皮样血管肉瘤）两种。

1.临床表现

（1）血管肉瘤远比血管瘤少见，占全部软组织肉瘤的 2% ～ 4%。

（2）血管肉瘤可发生于身体的任何部位，但很少起自大血管。与其他软组织肉瘤不同的是，多数血管肉瘤发生于皮肤和浅表软组织，而深部软组织较少发生。

（3）头颈部好发，以头皮及前额、面颊部、眼睑和眶周多见。

（4）血管肉瘤多发生于老年人，发病高峰 70 ～ 80 岁，儿童很少见，男性比女性多见。

（5）临床表现不一，起始时多呈淤伤或血肿样，周界不清，边缘稍隆起，易误诊为良性病变。可因外伤而出血，并难以愈合。病变进展时，范围变大，可呈斑块状或结节状，可有散在分布的卫星结节，可伴溃疡和出血。

2.病理特征

（1）血管肉瘤多为单发圆形、卵圆形结节，由境界不清的出血区域组成，被覆表皮常有溃疡形成，常浸润周围脂肪组织和筋膜。切面灰白、暗红或红褐色，伴坏死囊性变。

（2）肿瘤呈浸润性生长，肿瘤性血管穿插于真皮胶原纤维间、脂肪间、肌肉组织间，镜下的形态取决于血管生成的程度。

（3）分化良好或中等分化的血管肉瘤可见明显的血管腔形成，似良性血管瘤，但管腔的大小和形状不规则，并具有相互沟通的倾向，形成交通状的血窦网。瘤细胞衬覆血管壁，一层或数层，与正常内皮细胞相似或呈短梭形、卵圆形，异型性不明显，核分裂象不多见。有时肿瘤细胞在血管腔内形成乳头状突起。网状纤维染色或免疫组化标志物能清晰显示肿瘤内的血管结构。

（4）分化差的血管肉瘤，血管腔隙形成不明显，瘤细胞细长或肥胖，实性成片排列，似癌或高度恶性的纤维肉瘤，瘤细胞异型性明显，形成实性团块、片状，核分裂象易见（图 5-33）。

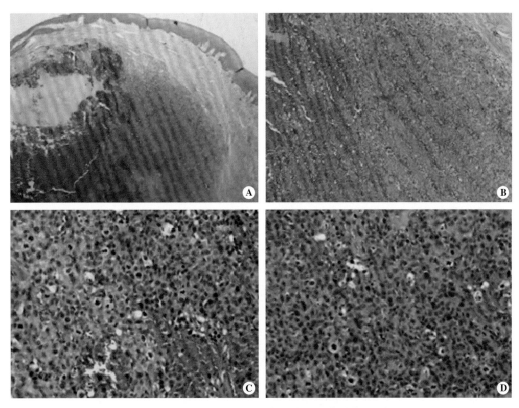

图 5-33 牙龈低分化血管肉瘤的形态学特征

A. 肿瘤由界限不清的出血区域组成，表面黏膜完整；B. 瘤细胞呈实性团块、片状排列伴出血；C、D. 瘤细胞异型性明显，较肥胖，其间见不典型、不完整的血管腔隙，核分裂象易见

3. 免疫组化 肿瘤细胞表达 CD31、CD34、Fli-1、F8，显示较高的增殖活性（图 5-34）。

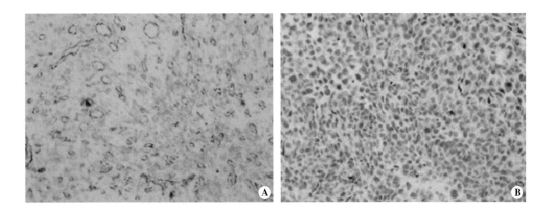

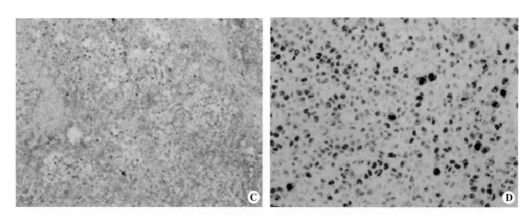

图 5-34　低分化牙龈血管肉瘤的免疫组化特征
A. 肿瘤细胞表达 CD34；B. 肿瘤细胞表达 Fli-1；C. 肿瘤细胞表达 F8；D. Ki-67 增殖指数较高

4. 鉴别诊断

（1）血管瘤：高分化血管肉瘤在形态上可类似良性血管瘤，充分取材可找到分支相互吻合的血管网，增生的内皮细胞具有一定的异型性；血管瘤境界相对清楚，血管分化良好，形状相对规则，内皮通常为单层。

（2）低分化癌：分化差的血管肉瘤有时瘤细胞呈上皮样，容易与低分化癌混淆。分化差的血管肉瘤经广泛取材可见到少量相互吻合的血管腔隙，因此充分取材、仔细观察并行免疫组化检测对鉴别分化差的血管肉瘤非常重要。

（3）肉瘤样癌、化生性癌及恶性黑色素瘤：形态上与分化差的血管肉瘤细胞鉴别困难，需通过免疫组化标志物加以鉴别。

5. 治疗与预后　血管肉瘤为高度恶性肿瘤，对放、化疗不敏感，以手术切除为主。

三、淋巴管瘤

淋巴管瘤（lymphangioma）现称为淋巴管畸形，是一种由一个或多个大小不等囊腔组成的良性肿瘤或畸形，囊腔之间可以相通或不相通，可能与淋巴管发育异常或阻塞有关。淋巴管瘤分成囊性淋巴管瘤 / 水囊瘤、海绵状淋巴管瘤、局限性淋巴管瘤和良性淋巴管内皮瘤。淋巴管瘤发病率较血管瘤低，为 1/（2000 ～ 4000），常见淋巴管瘤分类见表 5-1。

表 5-1　常见淋巴管瘤分类

囊性淋巴管瘤 / 大囊型
海绵状淋巴管瘤 / 微囊型
局限性淋巴管瘤
良性淋巴管内皮瘤

1. 临床表现

（1）大多数海绵状淋巴管瘤和囊性淋巴管瘤发生于 2 岁以内，半数病例在出生时即可出现，成人病例仅占 10%，两性发病无差异。

（2）淋巴管瘤好发于颈部和腋窝，头颈部尤其是口腔（如舌背、舌侧缘和颊黏膜、唇黏膜），组织较致密，多为海绵状淋巴管瘤；颈部和腋窝，组织疏松，多为囊性淋巴管瘤；局限性淋巴管瘤常发生在皮肤表面。

（3）临床表现因病变的类型、范围和深度的不同而不同，表现为受累组织略肿大，黏膜表面见充满液体的无色或琥珀色小泡，内为充满淋巴液的扩张淋巴管，病灶内出血时呈暗红色。海绵状淋巴管瘤常发生于舌或唇黏膜下或腮腺区颈、颊面部的皮下，体积均较大，临床呈巨唇或巨舌表现。囊性淋巴管瘤边界清楚，柔软，伴有波动感。

2. 病理特征

（1）大体特征：囊性淋巴管瘤直径在10cm以上，单房或多房性，囊壁薄，由一个或多个相通的大囊组成，囊内充满清亮的液体。海绵状淋巴管瘤通常病变呈弥漫性或多灶性，界限不清，切面呈海绵状。囊腔直径＜1cm。

（2）镜下特征

1）海绵状淋巴管瘤或囊性淋巴管瘤：海绵状淋巴管瘤由大小不等、管壁厚薄不一的管腔组成。囊性淋巴管瘤由一个或多个相通的大囊组成。腔内壁衬以单层的扁平内皮细胞，腔内充满蛋白性液体（即淋巴液）（图5-35A），可含有淋巴细胞，有时可见红细胞，大多为继发性出血进入淋巴管。一些病例淋巴管瘤和血管瘤同时存在。在大的腔隙周围可见不完整的平滑肌。腔隙之间为间质，主要由胶原纤维组成，常见灶性淋巴细胞团分布其中（图5-35B、C），有时伴继发性出血及炎症改变。

2）局限性淋巴管瘤：大量扩张的淋巴管充满真皮乳头层或真皮浅层，有时突入表皮，看似淋巴管在表皮内，给人以表皮内病变的假象（图5-35D、E）。管周常有淋巴细胞浸润，被覆表皮棘层多伴有增生（图5-35F、G）。少数病例病变累及皮下组织。

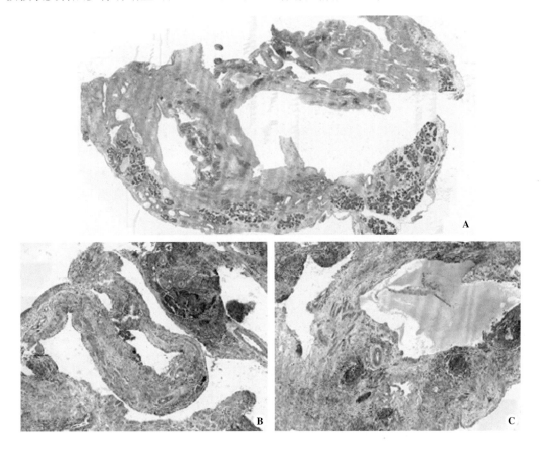

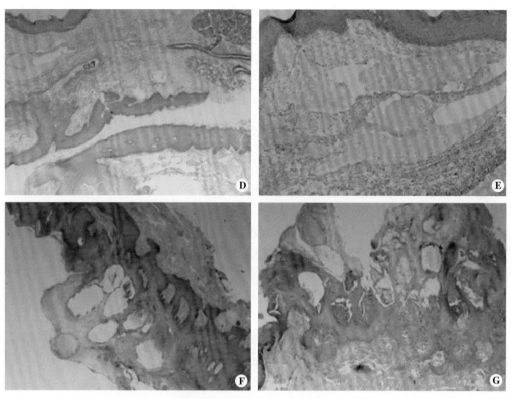

图 5-35　淋巴管瘤的形态学特征

A. 海绵状淋巴管瘤：由大小不等的腔隙组成，腔内壁衬以单层扁平内皮细胞，腔内充满蛋白性液体（即淋巴液）；
B、C. 囊腔周围可见平滑肌及淋巴细胞聚集灶；D、E. 局限性淋巴管瘤：真皮乳头层可见大量扩张的淋巴管；F、G. 被覆鳞状
上皮棘层增生，上皮脚下延

3）良性淋巴管内皮瘤由不规则的薄壁淋巴管组成，淋巴管腔隙呈交通吻合状，并分割

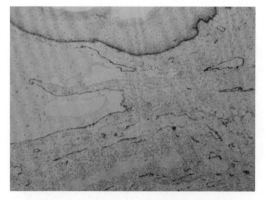

图 5-36　淋巴管瘤的内皮细胞表达 D2-40

间质内的胶原纤维。多数病例位于真皮浅层，但乳头层不受累，有时累及真皮深层及皮下。

3. 免疫组化　淋巴管瘤内皮细胞表达 D2-40（图 5-36）。

4. 鉴别诊断　海绵状毛细血管瘤：当腔隙内的红细胞丢失时易误诊为海绵状淋巴管瘤，海绵状淋巴管瘤管腔不规则，间质有淋巴细胞聚集灶，淋巴管免疫组化有助于两者的鉴别。

5. 治疗与预后　淋巴管瘤一般采用手术切除，易复发。

第十节　神经源性肿瘤

神经系统主要由神经组织构成，分为中枢神经系统和周围神经系统。其中周围神经系

统又分为躯体神经和内脏神经，前者分布于体表皮肤、骨、关节、骨骼肌、黏膜，后者分布于内脏、腺体、心血管。神经组织由神经细胞和神经胶质细胞组成。神经细胞，即神经元，是神经系统的结构和功能单位，神经元分为胞体、树突和轴突三个部分，具有接受刺激、整合信息和传导冲动的能力。周围神经系统的神经胶质细胞包括施万细胞和卫星细胞，对神经元起支持、保护、分隔、营养等作用。施万细胞包绕在轴突的表面，其胞膜形成有髓神经纤维的髓鞘，参与神经纤维的构成，施万细胞免疫组化表达 S-100。卫星细胞是神经节内包绕神经元胞体的一层扁平或立方细胞。周围神经肿瘤包括一组良性和恶性病变。

一、神经鞘瘤

神经鞘瘤又称施万细胞瘤（Schwannoma），是来源于神经鞘膜施万细胞的良性肿瘤（表 5-2）。

1. 临床表现

（1）神经鞘瘤可见于任何年龄，但多发生于 30 ～ 50 岁，无性别差异。

（2）神经鞘瘤可发生在人体的任何部位，其中头颈部占 25% ～ 45%，口腔任何部位均可发生，舌是最好发部位，偶见于下颌后牙区。

（3）一般无症状，少数伴有疼痛。发生于口腔及舌根部者以口内异物感为主诉。

表 5-2 神经鞘瘤及其亚型（2013 版软组织肿瘤 WHO 分类）

经典型神经鞘瘤
黏液样神经鞘瘤
神经母细胞瘤样神经鞘瘤
退变样神经鞘瘤
富于细胞性神经鞘瘤
胃肠道神经鞘瘤
腺样神经鞘瘤
微囊性神经鞘瘤
先天性富于细胞性丛状神经鞘瘤
丛状神经鞘瘤

2. 病理特征

（1）大体特征

1）肿瘤常为圆形或卵圆形，包膜完整，表面光滑。肿物如位于中枢神经系统、实质脏器、黏膜内，一般无包膜。

2）肿瘤生长缓慢，沿神经干走行方向偏心性生长，可向侧方移动。

3）直径 10cm 以下，平均 3 ～ 4cm。

4）切面浅黄色或灰白色、半透明，有光泽，质地中等或稍硬，体积大者伴退行性变（脂质沉积、囊肿、出血、钙化）。

（2）镜下特征

1）经典型神经鞘瘤有完整的纤维性包膜，由交替分布的束状区（A 区）和网状区（B 区）组成，二区之间既可有移行，也可以边界清楚。束状区由施万细胞组成，呈短束状平行排列，施万细胞胞质丰富，淡嗜伊红色，胞核呈梭形，一端尖细，核仁不明显。细胞界限不清楚，部分呈上皮样。常见栅栏状排列，也可见洋葱皮样、旋涡状结构。网状区由排列疏松的星芒状施万细胞组成，可见微囊形成（图 5-37）。

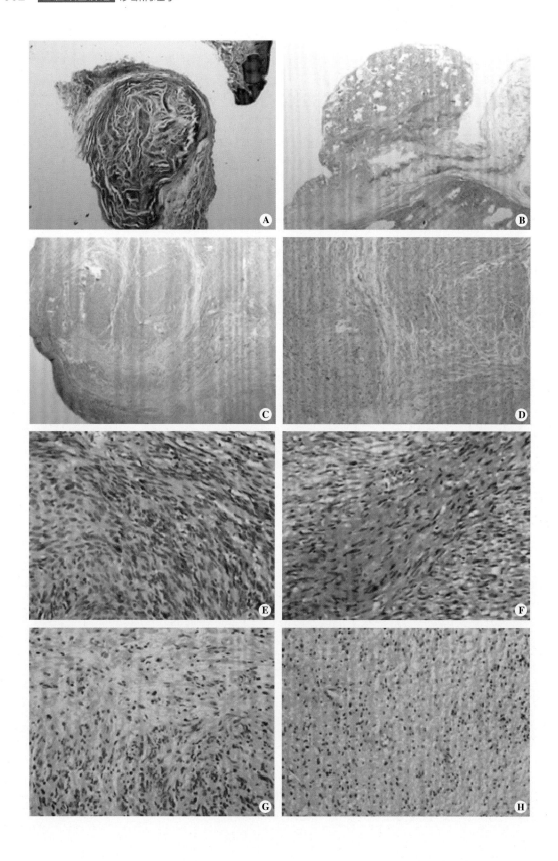

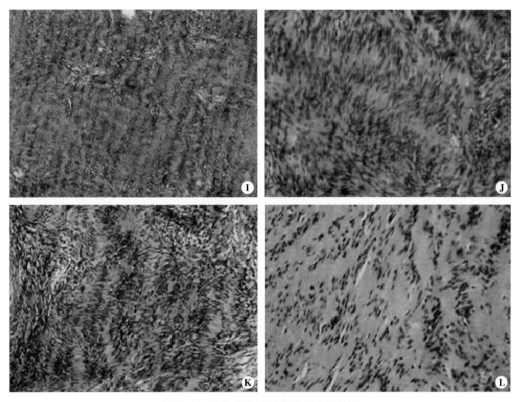

图 5-37 经典型神经鞘瘤的形态学特征

A、B.肿瘤具有完整包膜；C、D.束状区和网状区交替分布；E.束状区；F、G.混合区；H.网状区；I～L.细胞呈栅栏状排列

2）富于细胞性神经鞘瘤：肿瘤有完整包膜，由形态一致的梭形细胞组成，呈密集的交织状或束状排列，缺乏经典型结构特点（图 5-38A），瘤细胞胞质丰富，胞核呈梭形或卵圆形，染色质粗、深染，有轻到中度的多形性，可见少量核分裂象（图 5-38B、C）。瘤细胞表达 S-100（图 5-38D）。

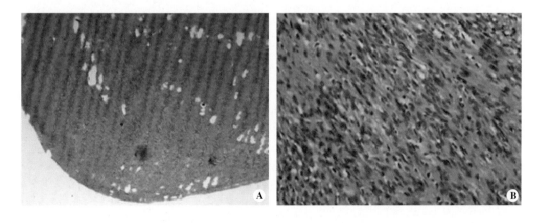

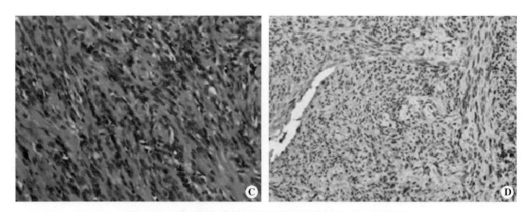

图 5-38　富于细胞性神经鞘瘤的形态学及免疫组化特征

A. 有完整包膜，肿瘤由密集束状排列的梭形细胞组成，缺乏经典型形态结构特点；B、C. 肿瘤细胞胞质丰富，胞核呈梭形、深染，部分细胞有轻度异型性；D. 肿瘤细胞表达 S-100

3）丛状神经鞘瘤：大体和光镜下均显示为多结节生长的一种神经鞘瘤，发生于皮下和真皮。结节之间为纤维结缔组织间隔，结节周围有裂隙（图 5-39A ～ C）。

3. 免疫组化　瘤细胞弥漫性表达 S-100、SOX-10、Vim、CD57、GFAP（图 5-39D ～ F），血管周围和退变区成纤维细胞表达 CD34。

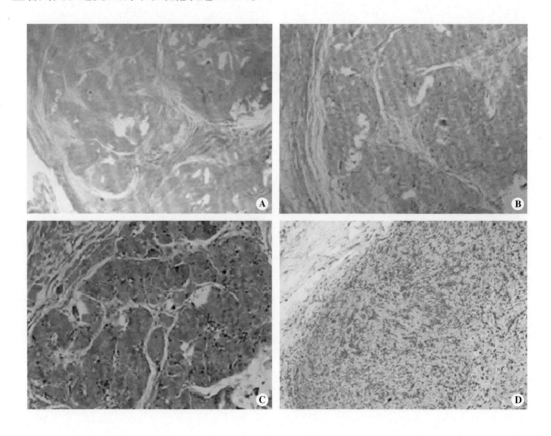

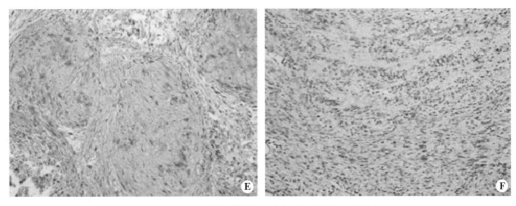

图 5-39　丛状神经鞘瘤的形态学及免疫组化特征

A～C. 肿瘤呈多结节生长，结节之间为纤维结缔组织间隔，结节周围有裂隙；D. 瘤细胞表达 S-100；E. 瘤细胞表达 GFAP；
F. 瘤细胞表达 SOX-10

4. 鉴别诊断

（1）神经纤维瘤：肿瘤通常有界限，但无包膜，肿瘤由施万细胞、神经束膜样细胞、成纤维细胞和移行细胞组成，其内见神经纤维和不等量的胶原纤维，间质富含黏液，施万细胞表达 S-100，神经束膜样细胞表达 EMA。

（2）平滑肌瘤：呈交织状或束状排列，也可呈栅栏状排列，但平滑肌瘤肿瘤细胞胞质丰富、红染，胞核两端钝圆，肿瘤细胞不表达 S-100。

5. 治疗与预后　治疗采取完整手术切除，切除不完整可复发。

二、神经纤维瘤

神经纤维瘤（neurofibroma）是一组良性的周围神经鞘膜肿瘤，由施万细胞、神经束膜样细胞、成纤维细胞和移行细胞混合组成，其内可见残留的神经纤维和数量不等的胶原纤维，背景常呈黏液样。根据临床表现和组织学特点分为以下六种类型：局限性神经纤维瘤、弥漫性神经纤维瘤、局限性神经内神经纤维瘤、丛状神经纤维瘤、软组织巨神经纤维瘤、色素性神经纤维瘤。

（一）局限性神经纤维瘤

局限性神经纤维瘤（localized neurofibroma）是一种最常见的神经纤维瘤，由施万细胞、神经束膜样细胞、成纤维细胞和移行细胞混合组成，移行细胞形态介于神经束膜样细胞和其他细胞之间。病变可以是孤立的，也可以是神经纤维瘤病的一部分。

1. 临床表现

（1）本病可发生于任何年龄，多数患者发生于儿童晚期或青年早期，无性别差异。

（2）本病好发于皮肤真皮或皮下，口腔也不少见，约占全部口腔肿物的 1.4%。口腔最常出现于舌，牙龈、腭、唇、口底、咽部、下颌骨、上颌骨、鼻及腮腺等亦可出现。

（3）肿瘤通常位于皮下或黏膜下，表现为无症状的可触及结节，黏膜表面颜色正常，较少恶变。

（4）肿瘤直径多为 1 ~ 2cm，缓慢生长，质地软，无痛。

2. 病理特征

（1）大体特征：肿瘤周界相对清楚，无包膜，尤其当病变局限于受累神经束膜内时。如发生于神经束膜外，可界限不清，浸润周围正常组织，如腺体和肌肉。切面有光泽，呈灰白或灰黄色，半透明，缺乏神经鞘瘤的出血或囊性变等改变。

（2）镜下特征：由多种细胞混合组成，主要为施万细胞和成纤维细胞，亦可见散在的肥大细胞。

1）病变位于黏膜下，无包膜，肿瘤主要由施万细胞、成纤维细胞和黏液组成（图 5-40A、B）。肿瘤内常残留有髓、无髓神经纤维。

2）典型病例见波浪状或弯曲状梭形细胞，呈交织状排列，细胞边界不清，胞质淡嗜伊红色，胞核两端尖，部分病例瘤细胞间见胶原纤维，瘤细胞和胶原纤维之间见中等量黏液（图 5-40C ~ F）。

3）间质见散在肥大细胞、淋巴细胞和少量泡沫样组织细胞（图 5-40G、H）。少数病例肿瘤内局灶可见呈上皮样的瘤细胞，称为上皮样神经纤维瘤。

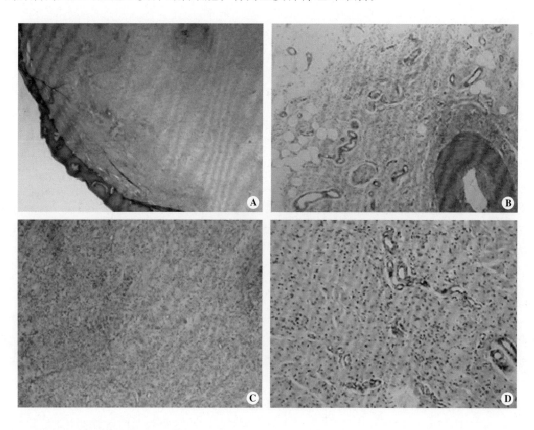

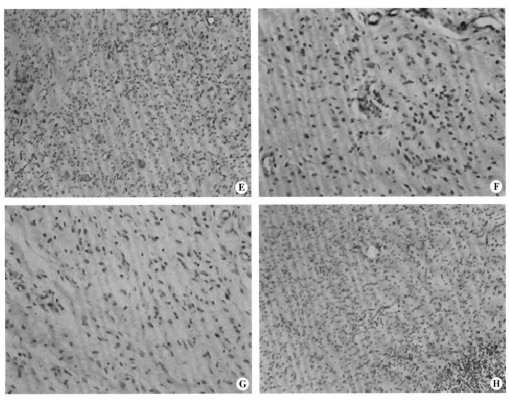

图 5-40 舌局限性神经纤维瘤的形态学特征

A、B.肿瘤位于黏膜下，无包膜，浸润周围脂肪组织；C～F.波浪状或弯曲状瘤细胞呈交织状排列，胞质淡嗜伊红色，胞核两端尖，瘤细胞间可见胶原纤维；G.瘤细胞和胶原纤维之间见黏液，间质见散在肥大细胞；H.间质见散在淋巴细胞

3. 免疫组化 施万细胞表达 S-100 蛋白，但表达强度较神经鞘瘤弱（图 5-41），神经束膜样细胞表达 EMA。

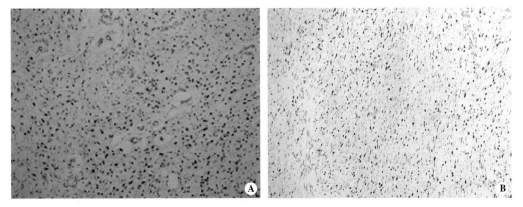

图 5-41 舌局限性神经纤维瘤的免疫组化特征

瘤细胞弱表达 S-100

4. 鉴别诊断

（1）神经鞘瘤：经典型神经鞘瘤有完整包膜，由交替分布的束状区（A区）和网状区（B区）组成，镜下全部为施万细胞，S-100弥漫强阳性。

（2）平滑肌瘤：呈交织状或束状排列，肿瘤细胞胞质丰富、红染，胞核两端钝圆而不尖，肿瘤细胞不表达S-100。

（3）纤维瘤：部分神经纤维瘤中成纤维细胞增生，见较多绳索样胶原纤维，需与纤维瘤鉴别，纤维瘤瘤细胞不表达S-100。

5. 治疗与预后　治疗以局部切除为主，伴有神经纤维瘤病Ⅰ型者可发生恶变。

（二）弥漫性神经纤维瘤

弥漫性神经纤维瘤（diffuse neurofibroma）发生在真皮内和皮下，以弥漫性生长为特征。

1. 临床特征

（1）弥漫性神经纤维瘤多见于儿童和青年人，头颈部好发，躯干和四肢也可发生。

（2）病变以皮肤及皮下脂肪组织浸润性生长为特征，导致局部皮肤增厚和硬结形成。位于头颈部的肿块较小，位于躯干和四肢的肿块常大于5cm，病变边界不清，质地从柔软的黏液样至坚实的橡皮样。

2. 病理特征

（1）肿瘤生长于真皮层及皮下，与周围组织界限不清，常沿结缔组织间隔和脂肪小叶间隔浸润性生长，可包绕皮肤附属器组织，瘤细胞的生长方式似隆突性皮肤纤维肉瘤。肿瘤细胞呈短梭形或卵圆形，不同于局限性神经纤维瘤中肿瘤细胞呈细长的弯曲状，肿瘤内可见成簇的假触觉（Meissner）小体（图5-42A～E）。

（2）肿瘤间质为均匀一致的纤维成分，可见含有色素的树突状细胞。

3. 免疫组化　瘤细胞弥漫性表达S-100（图5-42F）、SOX-10。

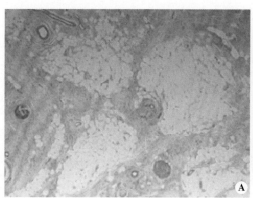
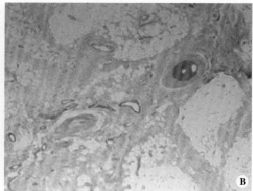

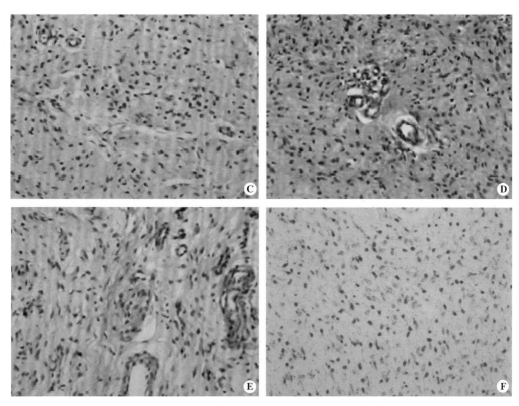

图 5-42 弥漫性神经纤维瘤的形态学及免疫组化特征

A、B. 肿瘤位于皮下，与周围组织分界不清，沿结缔组织和脂肪组织浸润性生长，皮肤附属器被包绕；C、D. 肿瘤细胞呈短梭形或卵圆形；E. 肿瘤内可见成簇的假 Meissner 小体；F. 肿瘤细胞表达 S-100

三、颈动脉体副神经节瘤

颈动脉体副神经节瘤（carotid body paraganglioma）是由颈动脉体副神经节主细胞发生的副神经节肿瘤，简称颈动脉体瘤。其病因可能与缺氧和遗传因素有关。

1. 临床表现

（1）颈动脉体副神经节瘤任何年龄均可发生，但好发于 40～50 岁，少数患者有家族遗传倾向。女性多见，男女之比为 1：2。居住在高海拔地区的人群中，颈动脉体长期出现代偿性增生，发病率较高，提示缺氧与肿瘤发生有关。

（2）患者常因缓慢生长的颈部无痛性包块就诊，少数患者可有触痛感。肿物累及迷走神经时可出现声音嘶哑或吞咽困难。偶尔可累及颈交感神经链，引起霍纳（Horner）综合征。查体时肿物可在水平方向移动，但不能上下移动。颈动脉体副神经节瘤可分为功能性和非功能性两类，极少数肿瘤是功能性的，产生高血压症状，表现为心悸、头晕、头痛等，部分患者切除肿物后会出现低血压。

2. 病理特征

（1）大体特征：肿瘤位于颈内动脉和颈外动脉分叉处，部分紧贴血管或包绕血管。肿瘤体积较大，直径 1～8cm，平均 3.8cm。表面常光滑，多被覆纤维性假包膜，有时在肿瘤表面可见血管压迹，呈圆形、卵圆形或纺锤形。切面质地中等偏软，实性，灰红色或棕红色，有时可见出血及囊性变。

（2）镜下特征

1）低倍镜下，肿瘤周围有一层纤维性假包膜，部分区域包膜不连续，形成肿瘤浸润包膜的假象（图 5-43A）。肿瘤的实质由排列成细胞球或器官样结构的主细胞和支持细胞构成。与正常颈动脉体中的细胞球或器官样结构对比，其形态不规则且体积更大。器官样结构或细胞球结构之间为纤维性血管间质，由于组织固定，有时可见瘤细胞巢收缩而形成空隙（图 5-43B～D）。

2）高倍镜下，主细胞呈卵圆形，细胞界限不清，胞质嗜伊红色，胞质内有时可见玻璃小体样物质，胞核有一定的异型性（图 5-43E、F）。部分病例主细胞胞质透亮或呈空泡状，形成假腺腔样，胞核染色质较均匀，可出现多形性，但核分裂象少见（图 5-43G、H）。部分病例间质明显胶原化，此时器官样结构不明显，瘤细胞呈宽窄不等的条束状排列，夹杂在胶原纤维之间。少数病例中见较多扩张的血管，可推挤主细胞，形成类似血管外皮瘤样的结构。

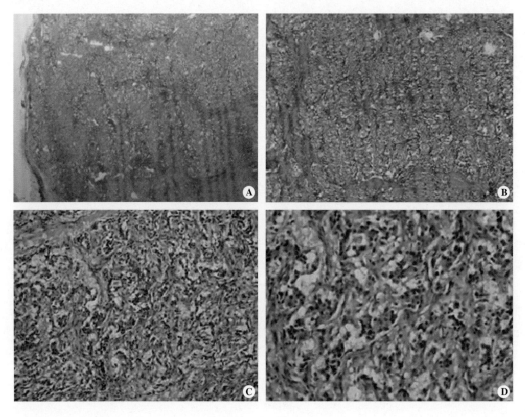

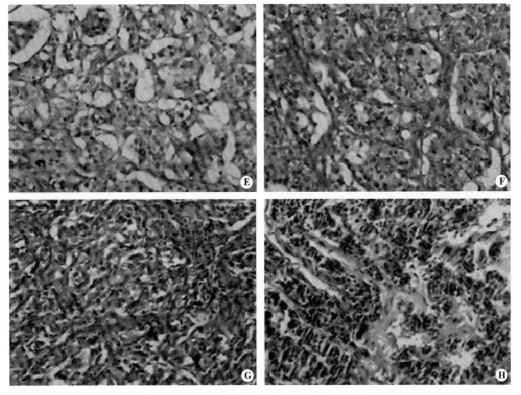

图 5-43 颈动脉体副神经节瘤的形态学特征

A. 低倍镜下，肿瘤周围有一层纤维性假包膜，部分区域包膜不连续，形成肿瘤浸润包膜的假象；B ～ D. 肿瘤实质由排列成细胞球或器官样结构的主细胞和支持细胞构成；E、F. 主细胞呈卵圆形，细胞界限不清，胞质嗜伊红色，胞核有一定的异型性；G、H. 主细胞胞质透亮或呈空泡状，胞核染色质均匀，出现一定程度的多形性

3. 免疫组化 主细胞表达 CgA、Syn、NSE、CD56，不表达 CK-pan、EMA，支持细胞表达 S-100，有时还可表达 GFAP（图 5-44）。

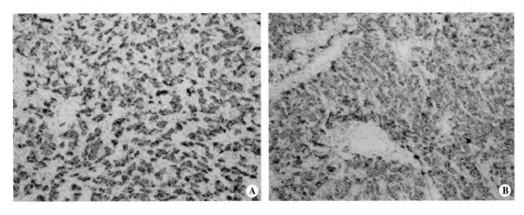

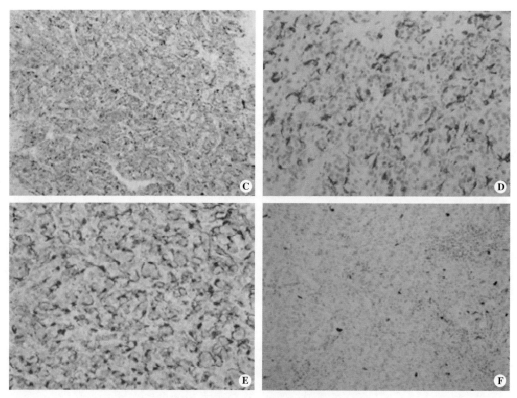

图 5-44　颈动脉体副神经节瘤的免疫组化特征

A. 主细胞表达 CgA；B. 主细胞表达 Syn；C. 主细胞表达 NSE；D. 支持细胞表达 GFAP；E. 支持细胞表达 S-100；F. S-100 阳性的
支持细胞明显减少

4. 鉴别诊断

（1）神经内分泌肿瘤：实质脏器多见，免疫组化除表达神经内分泌标志物外，瘤细胞还表达上皮性标志物，而颈动脉体副神经节瘤不表达上皮性标志物。

（2）腺泡状软组织肉瘤：多发生于四肢肌肉内或阴道、肛门附近，常见于年轻女性；颈动脉体副神经节瘤多发生于头颈部、纵隔及腹膜后，常见于中青年。形态学上二者均由多形细胞组成巢状结构，间质富含毛细血管，但腺泡状软组织肉瘤腺泡结构大小不一，中央常松散，瘤细胞较大，胞质内见嗜酸性粗颗粒，PAS 染色可见阳性棒状结晶体，免疫组化染色瘤细胞表达 TFE3 和 MyoD1，不表达 CgA、Syn、NSE。

（3）颗粒细胞瘤：多发生于皮肤和口腔，形态学显示肿瘤细胞呈巢片状排列，瘤细胞体积较大，胞质丰富，内含大量小而规则的嗜酸性颗粒，有时可见嗜伊红小球，PAS 染色阳性，胞核小，细胞周界常不清。免疫组化染色瘤细胞表达 S-100，CD68 表现为胞质内小颗粒阳性，而颈动脉体副神经节瘤仅支持细胞表达 S-100。

（4）血管球瘤：好发于手指的甲床下，常有发作性疼痛，肿物多在 1cm 以下，瘤细胞呈规则的圆形，胞质透亮，胞核圆且居中，细胞边界清楚。免疫组化染色瘤细胞表达 SMA、h-caldesmon、Ⅳ型胶原，不表达 S-100。

5. 治疗与预后　颈动脉体副神经节瘤多数为良性，少数可发生转移，治疗以手术完整切除为主。

四、节细胞神经瘤

节细胞神经瘤（ganglioneuroma）起源于交感神经细胞，多发生在颈部至盆腔的交感神经节，是由相对成熟的节细胞和神经纤维组成的良性肿瘤。

1. 临床表现

（1）节细胞神经瘤多见于 10 岁以上，无性别差异。

（2）节细胞神经瘤最常见于后纵隔，其次为腹膜后，少数见于肾上腺，极少数可见于头颈部、皮肤、胃肠道、膀胱等部位。

（3）起病缓慢，一般病史较长，早期常无明显的临床表现。临床上少数患者可出现腹泻、多汗、乏力、高血压，个别女性患者表现为男性化和重症肌无力等症状。

2. 病理特征

（1）大体特征：肿瘤一般边界清楚，可见纤维性包膜，体积较大，切面呈灰白或灰黄色，质较韧。

（2）镜下特征：由增生的施万细胞和神经纤维组成，其间有小簇状或散在分布的神经节细胞。施万细胞束呈纵向及横向交叉排列，可见完全成熟和相对不成熟的节细胞。节细胞胞质丰富，呈亮粉色，核仁明显（图 5-45）。应注意做术中冰冻诊断，如取材局限，切片中未见到明确的节细胞，易误诊为神经纤维瘤或神经鞘瘤。

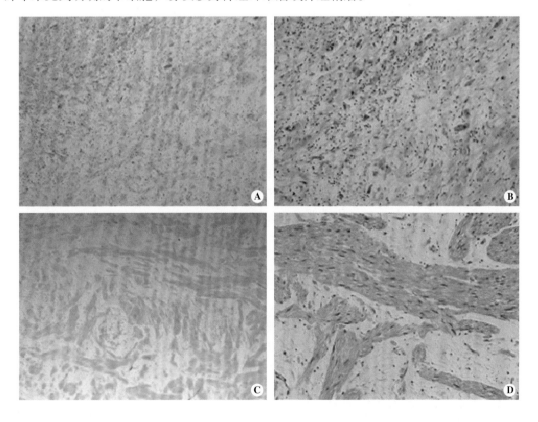

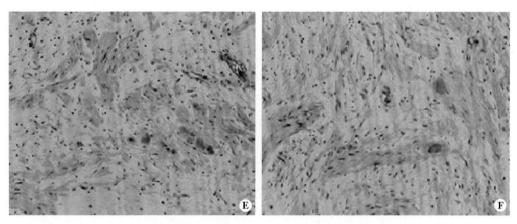

图 5-45　颈部节细胞神经瘤的形态学特征

A、B. 低倍镜下肿瘤由纵横交错的施万细胞束和神经节细胞组成；C、D. 肿瘤中可见不规则纵横交错的施万细胞束，无明显节细胞；E、F. 可见小簇状或散在分布的神经节细胞，部分神经节细胞缺乏卫星细胞和尼氏体

3. 免疫组化　节细胞表达 NSE，施万细胞表达 S-100（图 5-46）。

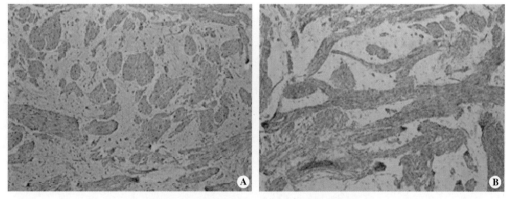

图 5-46　颈部节细胞神经瘤的免疫组化特征

A. 肿瘤细胞表达 S-100；B. 肿瘤细胞表达 NSE

4. 鉴别诊断　节细胞神经瘤应与神经母细胞瘤鉴别，神经母细胞瘤多见于婴幼儿，绝大多数在 10 岁以内，大多数患儿尿液检查发现尿中儿茶酚胺及其代谢产物明显升高。肿瘤细胞分化程度低，胞质少，核染色质呈粉尘样，早期就可发生淋巴道和血行转移。

5. 治疗与预后　节细胞神经瘤为良性肿瘤，以手术切除为主，预后好。

五、颗粒细胞瘤

颗粒细胞瘤（granular cell tumor）是由胞质呈嗜酸性细颗粒状的圆形或多边形细胞组成的良性肿瘤。研究认为瘤细胞来源于施万细胞或神经内分泌细胞。

1. 临床表现

（1）颗粒细胞瘤任何年龄均可发生，更多见于中老年人。

（2）颗粒细胞瘤少见，口腔、乳腺、食管、膀胱等部位均有报道，但多见于头颈部、四肢和躯干部位的皮肤及皮下组织，其中舌部最常见。

（3）临床表现为皮下或黏膜下触及无痛性小结节，缓慢生长，通常单发。

2. 病理特征

（1）大体特征：肿瘤体积较小，通常小于3cm，呈圆形或分叶状，包膜不明显，周界不清，切面呈淡黄色或灰白色，质地中等或偏硬。

（2）镜下特征

1）肿瘤细胞呈多边形或圆形，排列成巢状、片状或条索状，其间被宽窄不一的纤维结缔组织分隔。瘤细胞体积较大，胞质丰富，其中含大量小而规则的嗜酸性颗粒，超微结构显示瘤细胞胞质内充满大量膜包被的溶酶体。肿瘤细胞核小且深染，呈圆形，常位于细胞中央，无异型性，无核分裂象，细胞周界不清晰（图5-47）。

2）肿瘤无包膜，部分呈膨胀性生长，部分呈浸润性生长，可延伸到邻近组织，如浸润骨骼肌和脂肪组织，有时还可见瘤细胞包绕小神经束。

3）肿瘤表面被覆复层鳞状上皮时常见呈假上皮瘤样增生，极易被误诊为鳞状细胞癌，因其形态学上和早期浸润的鳞状细胞癌巢极其相似。因此，发生在舌部的病变，如见到表浅的浸润性生长的鳞状细胞团，需仔细观察其邻近的结缔组织中是否有颗粒细胞，以免误诊。

4）组织学分型：主要根据6项组织学改变进行区分，即肿瘤性坏死、瘤细胞呈梭形、核染色质空泡状及核仁明显、核分裂象增加（＞5个/50HPF）、核质比增大、细胞多形性，满足其中3项或3项以上的形态学改变诊断为恶性颗粒细胞瘤，满足2项形态学改变诊断为非典型性颗粒细胞瘤，其余则诊断为良性颗粒细胞瘤。

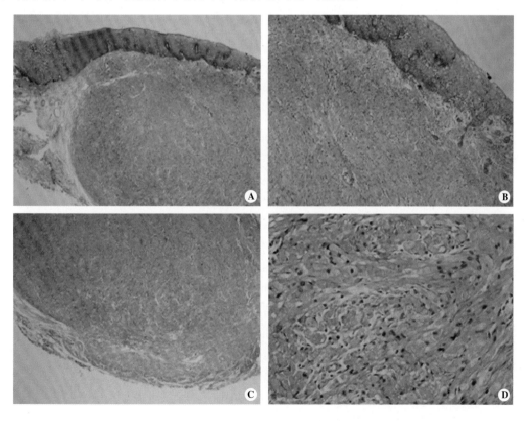

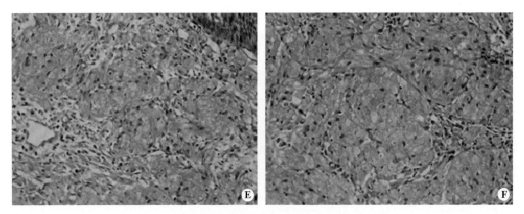

图 5-47　颗粒细胞瘤的形态学特征

A. 肿瘤位于黏膜下；B. 与周围组织分界不清，表面上皮局灶呈假上皮瘤样增生；C、D. 肿瘤由呈巢片状排列的多边形细胞组成；E、F. 瘤细胞体积较大，胞质丰富，其中含大量嗜酸性颗粒，胞核小且深染，呈圆形，位于细胞中央，无异型性，不见核分裂象

3. 免疫组化　神经标志物 S-100、CD56 和 NSE 阳性（图 5-48），肿瘤细胞表达 CD68 和 Vim，而 SMA、CK、MyoD1 和 EMA 均为阴性，GFAP、TFE3 也均为阴性，Ki-67 增殖指数均＜ 5%。

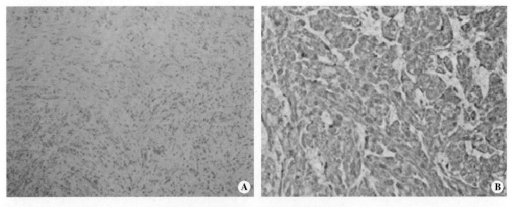

图 5-48　颗粒细胞瘤的免疫组化特征

A. 肿瘤细胞表达 NSE；B. 肿瘤细胞表达 S-100

4. 鉴别诊断

（1）先天性龈瘤：又称新生儿牙龈颗粒细胞瘤，绝大多数发生于女性新生儿的牙槽嵴，表面被覆鳞状上皮未发生假上皮瘤样增生，上皮角下延不明显，免疫组化染色 S-100 阴性。

（2）恶性颗粒细胞瘤：直径通常大于 5cm，良性颗粒细胞瘤通常小于 3cm。组织学上明显的浸润并不是恶性颗粒细胞瘤的诊断标准，恶性颗粒细胞瘤至少出现以下任意 3 种形态学改变：瘤细胞变梭形，细胞异型性明显，核染色质呈空泡状，核仁明显，核分裂象增加（＞ 5 个 /50HPF），核质比增大，可见肿瘤性坏死。

（3）冬眠瘤：肿瘤边界清楚，常呈小叶状排列，肿瘤细胞胞膜较厚，胞质丰富，呈嗜酸性颗粒状或小的多空泡状，胞核小且居中，瘤细胞间见成熟的脂肪细胞，间质可伴有黏液样变性，免疫组化染色 CD56 和 NSE 均阴性。

（4）成人型横纹肌瘤：细胞边界清楚，胞质呈颗粒性、嗜伊红色，嗜酸性比颗粒细胞瘤更强，胞质内可见横纹和空泡，有时可见嗜酸性棒状结晶小体，胞核小，居中或位于周边。免疫组化染色 S-100、NSE 阴性，MSA、myoglobin、Vim 和 desmin 阳性。

（5）腺泡状软组织肉瘤：多发生于四肢肌肉内、阴道或肛门附近，年轻女性多见；颗粒细胞瘤多见于头颈部、四肢和躯干部位的皮肤及皮下组织，40～70 岁者多见。腺泡状软组织肉瘤由多形细胞组成巢状结构，巢间被纤细血窦分隔，瘤细胞较大，胞质丰富，内见嗜酸性粗颗粒，PAS 染色可见阳性棒状结晶体，核仁明显，免疫组化瘤细胞表达 TFE3 和 MyoD1，不表达 S-100、NSE。

5. 治疗与预后 颗粒细胞瘤为良性肿瘤，手术完整切除预后良好，复发少见。极个别可发生转移。

六、恶性周围神经鞘瘤

恶性周围神经鞘瘤（malignant peripheral nerve sheath tumor，MPNST）是一种起源于外周神经或显示神经鞘膜不同成分分化的恶性肿瘤。MPNST 形态学表现从类似神经纤维瘤到纤维肉瘤均可见，少数情况下显示其他方向分化，是少见的梭形细胞肉瘤。该肿瘤占所有软组织肉瘤的 3%～10%。MPNST 近一半病例源于神经纤维瘤病 I 型（neurofibromatosis type 1，NF1）恶变，少数病例为病因不明的散发性，极少数病例是其他肿瘤放疗后诱发。

1. 临床表现

（1）任何年龄均可见，但多见于 30～60 岁，平均 37 岁，男性略多于女性。

（2）肿瘤的发生多数与周围神经干（如坐骨神经、骶神经、臂丛神经）密切相关。

（3）肿瘤常见于臀部、大腿、上臂、脊柱旁、头颈（三叉神经、听神经）。约 20% 的病例发生在头颈部，最常见于下颌骨、唇和颊黏膜。

（4）本病通常表现为逐渐增大的肿块，早期肿块较小时可不伴疼痛，随着肿块进行性增大，压迫或侵犯神经及周围组织，可出现疼痛，并伴神经功能障碍如感觉麻木、肌无力等。发生于头颈部者，可出现肿瘤侵犯局部组织，导致张口受限、麻木等，严重者会出现语言障碍。

2. 病理特征

（1）大体特征：肿瘤体积大，平均超过 5cm，有时可达 25cm，表面常有假包膜，多呈梭形、类圆形的结节状肿块，切面灰白或灰红色，质地坚韧，常伴出血、坏死或囊性变。

（2）镜下特征

1）恶性周围神经鞘瘤除经典型外，还包括上皮样型、伴有腺样分化、伴有横纹肌母细胞分化、色素性、伴有血管肉瘤等特殊类型。

2）低倍镜下梭形肿瘤细胞呈条束状排列，常呈弥漫性生长或细胞丰富区与细胞稀疏区交替分布（图 5-49A、B）。

3）高倍镜下，肿瘤细胞胞质淡嗜伊红色或嗜双色，胞核不规则，可呈锥形、逗点样、子弹头样，染色深，类似施万细胞的形态特点，核分裂象易见。上皮样肿瘤细胞呈片巢状排列，瘤细胞胞质丰富，胞核大、呈圆形（图 5-49C ～ E）。

4）约 1/3 的恶性周围神经鞘瘤内可见显著多形性的大细胞，并见瘤巨细胞，形态类似多形性未分化肉瘤（图 5-49F）。

5）在同一肿瘤内可见核级不同的区域。肿瘤还可见旋涡状结构，栅栏状排列结构少见，常为局灶性。肿瘤内血管特别丰富时，局部区域可呈血管外皮瘤样结构。

6）部分病例可出现异源性成分，如横纹肌母细胞、鳞状细胞、腺体、骨、软骨等，其中伴有横纹肌母细胞成分的 MPNST 也称为恶性蝾螈瘤。

7）大部分 MPNST 属于高级别肉瘤，核分裂象易见，常大于 4 个 /10HPF，并见病理性核分裂象，2/3 病例可见地图样坏死（图 5-49G ～ J）。

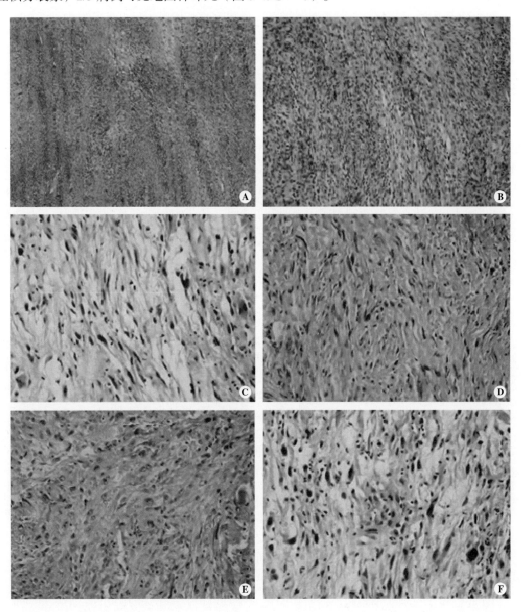

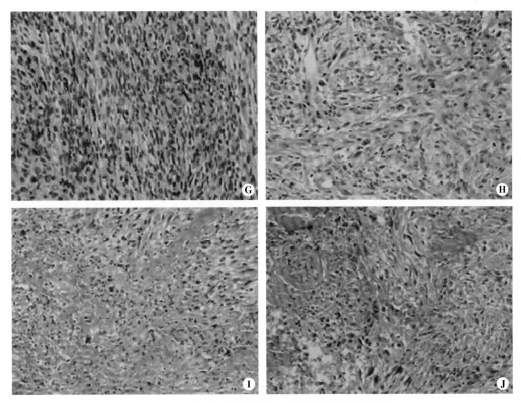

图 5-49 上颌窦恶性周围神经鞘膜瘤的形态学特征

A、B. 条束状排列的梭形肿瘤细胞弥漫性生长，细胞丰富区与细胞稀疏区交替分布，细胞丰富区肿瘤细胞密集、似纤维肉瘤；C、D. 肿瘤细胞胞质淡嗜酸性，胞核不规则，可呈锥形、逗点样、子弹头样，胞核深染；E. 似上皮样神经鞘瘤，细胞小、圆形、小巢状或片状排列，显示非典型性；F. 局部可见具有明显多形性的大细胞；G、H. 病理性核分裂象易见；I、J. 可见坏死形成

3. 免疫组化 S-100 是较为敏感的标志物，50%～70% 的肿瘤常局灶性表达 S-100（图 5-50），随着恶性程度的增加，其表达率逐渐降低，在高级别恶性周围神经鞘瘤中仅见散在肿瘤细胞表达 S-100；肿瘤可不同程度地表达 SOX-10、GFAP。上皮样 MPNST 通常弥漫性表达 S-100，部分表达 GFAP 和 EMA，但不表达 CK。伴有腺样分化的 MPNST 腺体可表达 CK、CEA、EMA、CK20，但不表达 CK7。伴横纹肌母细胞成分时可表达 desmin、myogenin、MyoD1。MPNST 通常可表达 p53，Ki-67 增殖指数为 5%～65%。由于缺乏特异性标志物，需要联合应用多项指标，以免漏诊或误诊。当免疫组化显示 S-100、SOX-10 弥漫性表达时，常提示其他类型肿瘤可能性，如富于细胞性神经鞘瘤、透明细胞肉瘤、恶性黑色素瘤等。

4. 鉴别诊断 MPNST 少见，缺乏特征性形态学特点，需与其他梭形细胞肿瘤进行鉴别。

（1）纤维肉瘤：好发于四肢和躯干，肿瘤边界不清，切面灰白或灰红色，体积较大者伴出血和坏死。梭形肿瘤细胞多呈鱼骨样排列，瘤细胞核两端稍尖，相对对称，胞质稀少、呈淡嗜酸性。纤维肉瘤只表达 Vim，偶表达 actin，S-100、SOX-10 阴性。

（2）梭形细胞滑膜肉瘤：多见于下肢膝关节周围，5%～10% 发生于头颈部，梭形肿瘤细胞呈条束状排列，可见散在肥大细胞，瘤细胞间见多少不等的胶原纤维，少数间质伴黏液样变性，常能见到灶性上皮样细胞巢，无神经分化特征，免疫组化表达 EMA、CK7、CK19，约 30% 可表达 S-100，必要时可行 FISH SYT（SS18）-SSX 检测，梭形细胞滑膜肉瘤为阳性，而 MPNST 为阴性。

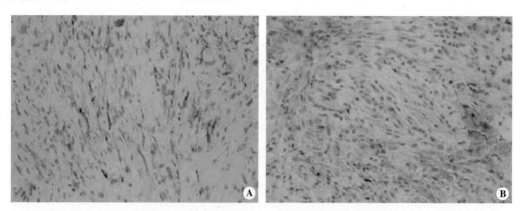

图 5-50　上颌窦恶性周围神经鞘膜瘤的免疫组化特征
肿瘤局灶表达 S-100

（3）平滑肌肉瘤：多见于平滑肌器官和组织中，鉴别有时困难，尤其是位于腹腔和腹后壁者。梭形肿瘤细胞胞质丰富、强嗜酸性，胞核居中，两端钝圆或呈雪茄样，部分瘤细胞可见核周空泡，肿瘤内富含血管，常见凝固性坏死。免疫组化瘤细胞弥漫性表达 desmin、SMA、calponin。

（4）富于细胞性神经鞘瘤：肿瘤边界清楚，有完整包膜，包膜外可见淋巴细胞套，肿瘤主要由形态一致的梭形细胞呈交织条束状排列，细胞无异型性，可见核分裂象，常为（1～4）个 /10HPF，且无病理性核分裂象，免疫组化瘤细胞 S-100、GFAP 弥漫阳性，Ki-67 增殖指数＜ 20%，而在 MPNST 时 S-100、GFAP 仅为灶性表达。

（5）双表型鼻腔鼻窦肉瘤：多见于鼻腔和鼻窦，梭形肿瘤细胞呈束状或鱼骨样排列，肿瘤细胞胞质嗜伊红色，胞核细长，有轻度异型性，不见坏死及核分裂象，免疫组化既表达肌源性标志物，也灶性表达 S-100，又称为伴有神经及肌样特征的低度恶性鼻腔鼻窦肉瘤，具有低度恶性生物学行为。

5. 治疗与预后　恶性周围神经鞘瘤为高度恶性肿瘤，以手术切除为主，术后辅助进行化疗或放疗。伴有 NF1 者预后差。

第十一节　分类未明的软组织肿瘤

这类肿瘤瘤细胞的分化方向不定或不能归入其他细胞分化方向明确的肿瘤，但可成为相对独立的病理学类型。

一、滑膜肉瘤

滑膜肉瘤（synovial sarcoma）是一种具有向上皮和间叶双相分化特征的恶性肿瘤，常发生于四肢深部的大关节附近。分子遗传学具有特异性的 t（X；18）（p11；q11），产生 *SYT*（*SS18*）*-SSX* 融合基因。

1. 临床表现

（1）滑膜肉瘤占软组织肉瘤的 5%～10%，头颈部的滑膜肉瘤不少见，占全部病例的 10%。

（2）各个年龄段均可发生，以 15～40 岁多见，男性略多于女性。

（3）80%～95% 的病例发生于肢体，其中 50%～60% 发生于下肢，特别是大腿和膝关节周围，头颈部可发生于面颊、耳后、颌下、舌、颞下窝、上颌窦、扁桃体和涎腺。

（4）肿物生长缓慢，甚至术前病程可长达 10 年以上，病程长者常被误诊为良性病变。患者以病变区域肿块为主要表现，半数患者伴有疼痛，触诊肿物形态不规则，质硬，活动度差，侵犯神经造成面部麻木。发生于口腔者，导致张口受限；发生于咽旁者，导致呼吸困难、声音嘶哑、呛咳等。

2. 病理特征

（1）大体特征

1）缓慢生长者，肿瘤周界多清晰，周围组织受压后形成纤维性假包膜；低分化者呈浸润性生长，可见坏死，肿瘤紧密附着于附近的腱、腱鞘和关节囊的外壁。

2）肿瘤多为实性结节，少数病例呈囊状，直径 3～10cm，切面灰白色或灰红色、鱼肉状，伴钙化或骨化的病例取材时有沙砾感。

（2）组织学特征：分梭形细胞型、双相型、单相上皮型、低分化型四个亚型。

1）梭形细胞型：占滑膜肉瘤的 50%～60%，是最常见类型，也称为单相纤维型滑膜肉瘤，是滑膜肉瘤最易被误诊的一种类型。肿瘤由片状、束状、旋涡状排列的梭形细胞构成，瘤细胞大小较一致，无明显异型性，胞核呈梭形、卵圆形，核仁不明显，核分裂象少见，在分化差的肿瘤中，核分裂象易见。基质可见明显黏液样变、致密的胶原纤维和程度不等的钙化、骨化。血管多少不等，部分病例可呈血管外皮瘤样，散在肥大细胞。

2）双相型：是第二常见的亚型，由比例不等的梭形细胞和上皮样细胞组成，相互有移行现象（图 5-51A、B），梭形细胞成分似梭形细胞型，瘤细胞的密度可以不均匀，呈疏密交替状分布（图 5-51C～E）。上皮样细胞立方形或高柱状，可伴鳞化甚至角化，胞核大、圆形或卵圆形，染色质细腻、空泡状，胞质丰富、呈嗜伊红色或淡染透亮状，胞界清，上皮样细胞可形成腺样、乳头状、实性条束状、梁状或巢团状结构，腺腔内有时可见嗜伊红的分泌物，周围有基底膜包绕，常可见一些裂隙，其内含有 PAS 染色阳性的分泌物（图 5-51F～H）。

3）单相上皮型：罕见，占滑膜肉瘤的比例不足 5%，主要由腺样排列的上皮样细胞组成，形态似腺癌，经广泛取材和切片后，常能在局部区域见到梭形瘤细胞成分。

4）低分化型：由核级高的梭形细胞（似纤维肉瘤）或小圆细胞（似骨外尤因肉瘤）组成，可能是滑膜肉瘤进展的一种表现，占滑膜肉瘤的 10%～15%，肿瘤可完全由差分化成分组成，出现于梭形细胞型和双相型中，少数瘤细胞异型性明显、呈横纹肌样形态，核分裂象易见（＞15 个 /10HPF），坏死常见。

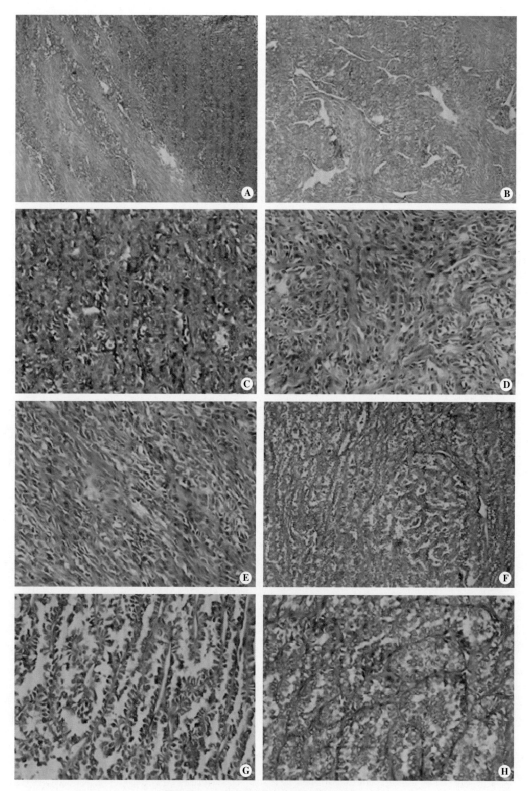

图 5-51　双相型滑膜肉瘤的形态学特征

A、B. 由比例不等的梭形细胞和上皮样细胞组成；C～E. 梭形细胞在形态上基本一致，呈梭形或胖梭形，其中混有上皮样细胞；
F～H. 上皮样细胞立方形或高柱状，排列成乳头状、巢团状

3. 免疫组化 双相型滑膜肉瘤中的上皮样细胞表达 CK-pan、EMA、CK7、CK19 和 Vim，梭形细胞表达 Vim、BCL-2、CD99，少数表达 S-100、SMA，不表达 CD34、desmin 和 WT-1，核转录因子 TLE1 可作为滑膜肉瘤的诊断性标志物，敏感性高，但特异性差，弥漫强阳性表达时具有一定的诊断价值（图 5-52）。

4. 鉴别诊断 主要涉及梭形细胞型和低分化型，双相型比较容易诊断，单相上皮型少见，主要与转移癌相鉴别。

（1）双相型恶性间皮瘤：应与双相型滑膜肉瘤相鉴别，前者胸腹膜好发，可通过 *SYT*（*SS18*）-*SSX* 融合基因检测鉴别。

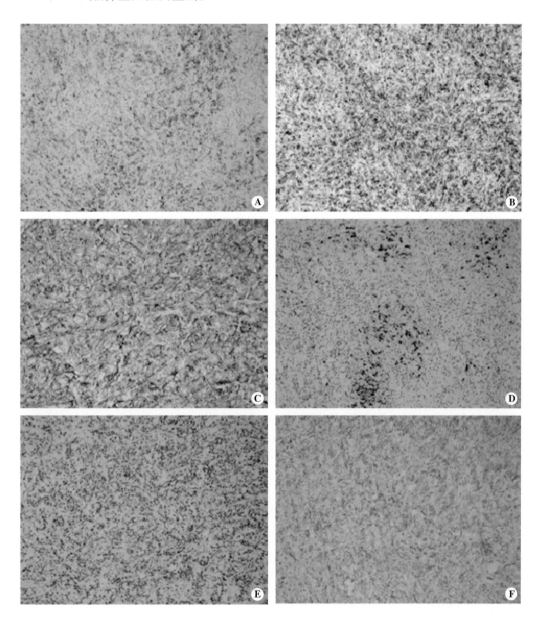

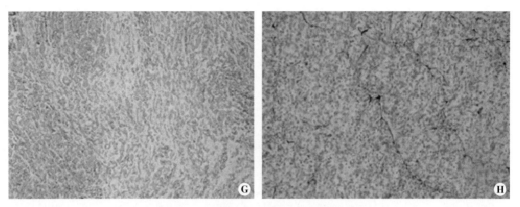

图 5-52　双相型滑膜肉瘤的免疫组化特征

A. 上皮样细胞表达 CK-pan；B. 上皮样细胞表达 EMA；C. 梭形细胞表达 Vim；D. 局灶表达 S-100；E. 弥漫性表达 TLE1；
F. 弱表达 CD99；G. 弥漫性表达 BCL-2；H. 不表达 CD34

（2）纤维肉瘤、恶性周围神经鞘膜瘤：要与梭形细胞型滑膜肉瘤相鉴别，纤维肉瘤梭形细胞呈束状交织排列，核分裂象易见，不表达上皮性标志物。恶性周围神经鞘瘤多起自大神经或由神经纤维瘤恶变，经典型的瘤细胞呈逗点状、蝌蚪样，可见交替分布的细胞丰富区和稀疏区，局灶表达 S-100 和 SOX-10，上皮标志物阴性，组蛋白 H3 第 27 位赖氨酸三甲基化（H3K27me3）表达缺失。

（3）骨外尤因肉瘤：要与低分化型滑膜肉瘤相鉴别，两者均可表达 CD99，滑膜肉瘤通常表达 CK7 和 EMA，骨外尤因肉瘤还可表达 NKX2.2，局灶表达 CgA、Syn 等神经内分泌标志物，FISH 检测骨外尤因肉瘤有 *EWSR1* 基因易位，滑膜肉瘤显示 *SYT*（*SS18*）*-SSX1* 融合基因。

5. 治疗与预后　滑膜肉瘤恶性程度较高、预后较差。治疗多采用完整手术切除辅以放化疗。

二、腺泡状软组织肉瘤

腺泡状软组织肉瘤（alveolar soft part sarcoma，ASPS）是一种相对少见、分化方向尚不明确的恶性肿瘤，大多数肿瘤细胞排列成腺泡状，腺泡状结构之间为血窦状毛细血管网。肿瘤具有特征性染色体易位 t（X；17）（p11.2；q25）和基因融合 *TFE3-ASPSCR1*。

1. 临床表现

（1）腺泡状软组织肉瘤青少年好发，女性多见。

（2）腺泡状软组织肉瘤发生于成人多见于四肢和躯干，发生于儿童和青少年则多位于头颈部，以眼眶和舌部多见。

2. 病理特征

（1）大体特征：肿块呈圆形、椭圆形或结节状，直径一般不超过 3cm，切面灰白、灰红、灰褐色，质软。

（2）组织学特征

1）低倍镜下，肿瘤细胞巢排列成腺泡状或器官样，细胞巢之间为宽窄不等的纤维间隔。腺泡样结构往往排列紧密，其间为血窦样毛细血管网（图 5-53A ～ C）。

2）瘤细胞大小、形状比较一致，边界清楚，胞体呈大圆形或多边形，胞质丰富，其内见嗜伊红性颗粒，胞核呈大空泡状，核仁明显，核分裂象少见，部分病例胞质透明（图 5-53D、E）。

3）肿瘤周边常见静脉内瘤栓（图 5-53F、G）。

3. 免疫组化 表达 TFE3（核表达）、MyoD1、desmin、S-100，不表达 CK-pan、EMA、CgA、Syn，CD34 标记腺泡状结构（图 5-53H）。

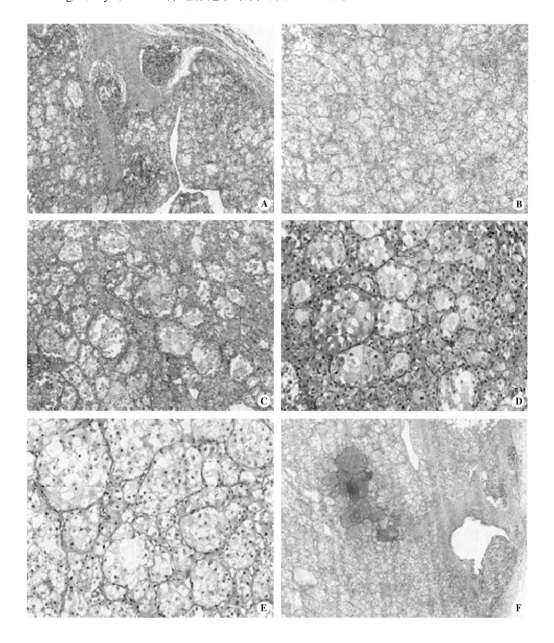

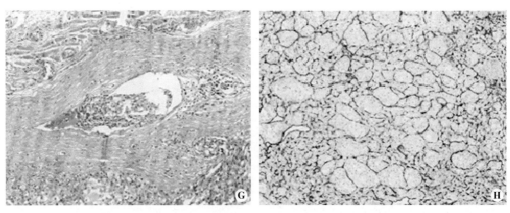

图 5-53 腮腺深部腺泡状软组织肉瘤的形态学及免疫组化特征

A～C.腺泡状肿瘤细胞巢紧密排列，其间为纤维性间隔及血窦样毛细血管网；D、E.瘤细胞圆形，胞质丰富，部分胞质透亮；
F、G.肿瘤周边血管内见瘤栓；H.CD34 标记腺泡间血窦样毛细血管网

4. 鉴别诊断

（1）副神经节瘤：二者均见器官样或腺泡状结构，免疫组化对鉴别诊断很有帮助，副神经节瘤主细胞表达 CgA、Syn，支持细胞表达 S-100，不表达 TFE3（核表达）、MyoD1。

（2）转移性肾透明细胞癌：临床及影像学提示肾脏有占位性病变，癌细胞表达 CK-pan、EMA、CA9、CD10、PAX2、PAX8。

5. 治疗与预后　治疗以手术切除为主。未发生转移者预后相对较好，5 年生存率 70%～80%，转移者 5 年生存率为 30%，组织学形态与预后相关性不大。

三、未分化肉瘤

软组织未分化肉瘤是指一些梭形细胞肉瘤、多形性肉瘤、小圆细胞性肉瘤和具有上皮样形态的软组织肉瘤经充分取材、免疫组化和分子遗传学技术等辅助检查最终无法确定具体类型的肿瘤。它是一个排除性诊断，即诊断未分化肉瘤之前，一定要排除其他具有特定分化方向及来源的高级别肉瘤如恶性黑色素瘤、多形性脂肪肉瘤、横纹肌肉瘤、平滑肌肉瘤和恶性外周神经鞘瘤等。这些未分化肉瘤根据镜下形态可分为多形性未分化肉瘤、梭形细胞未分化肉瘤、上皮样未分化肉瘤和非特指型未分化肉瘤等。

1. 临床表现

（1）高发人群多为中老年人，男性比女性多见。

（2）肿瘤多发生于深部软组织，以四肢多见，头颈部也可发生。

2. 病理特征

（1）大体特征：多为局限性、分叶状、鱼肉样肿物，切面灰白或灰红色、鱼肉状，局部常见出血、坏死。

（2）镜下特征

1）多形性未分化肉瘤：肉瘤细胞形态明显异型，胞核亦有明显多形性，局灶瘤细胞

呈条束状、交织状或席纹状排列，核分裂易见，并见病理性核分裂象，肿瘤中可见多少不等的组织细胞样细胞、奇异型瘤巨细胞、破骨样巨细胞、梭形细胞和炎症细胞。梭形细胞表现为肌成纤维细胞分化。部分肿瘤还可见出血、坏死和囊性变（图 5-54）。

2）梭形细胞未分化肉瘤：瘤细胞为梭形或卵圆形，具有一定的多形性，胞质丰富，核分裂象易见，呈鱼骨样或条索状排列。

3）上皮样未分化肉瘤：瘤细胞呈多边形，胞核大、多呈空泡状，核仁显著，胞质丰富、嗜双色性，核分裂象易见。肿瘤细胞往往弥漫性分布，缺乏巢状排列，可伴出血、坏死及炎症细胞浸润。

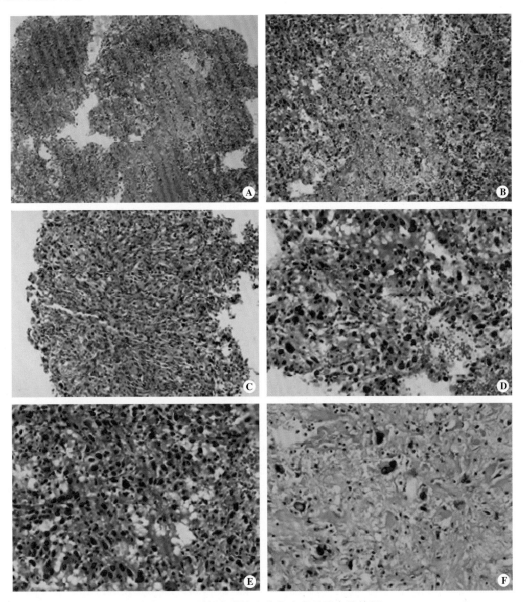

图 5-54 颈部多形性未分化肉瘤的形态学特征

A、B. 肿瘤由明显异型的梭形细胞和多形性细胞混合而成，可见出血坏死；C. 肉瘤细胞呈条束状排列，核分裂象易见，并见病理性核分裂象；D～F. 肿瘤细胞异型性明显，可见多少不等的瘤巨细胞、泡沫样组织细胞

4）非特指型未分化肉瘤：组织学上难以归入上述任何一种类型，它通常是两种或两种以上不同类型的未分化肉瘤的混合。

3. 免疫组化　缺乏特异性标志物，瘤细胞恒定表达 Vim，部分病例可局灶性表达细胞角蛋白、EMA、SMA、desmin、CD34、CD68（图 5-55）。部分瘤细胞具有成纤维细胞、肌成纤维细胞分化特征，组织细胞性标志物 [如 α1- 抗胰蛋白酶（α1-AT）、溶菌酶、CD68] 阳性。

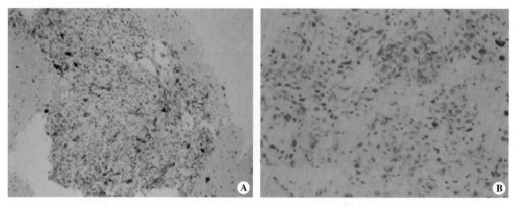

图 5-55　颈部多形性未分化肉瘤的免疫组化特征
A. 局灶性表达 SMA；B. 局灶性表达 CD68

4. 鉴别诊断　多形性未分化肉瘤与多形性平滑肌肉瘤、多形性脂肪肉瘤、多形性横纹肌肉瘤及多形性恶性外周神经鞘瘤等具有共同的形态学特征：瘤细胞具有多形性、分化差的特点，均可见多形性多核巨细胞，诊断多形性未分化肉瘤需要组织学与免疫组化及分子遗传学等方法结合判断。

（1）多形性平滑肌肉瘤：瘤细胞 SMA 弥漫阳性，组织学上多形性平滑肌肉瘤多可找到典型的平滑肌肉瘤样改变，在多形性区域肌源性标志物表达减弱。

（2）多形性脂肪肉瘤：由数量不等的多形性脂肪母细胞、多形性梭形肿瘤细胞、小圆细胞及多核巨细胞混合组成，局灶性表达 S-100，多形性脂肪母细胞有一定的诊断价值。

（3）多形性横纹肌肉瘤：瘤细胞排列疏松、无极向，可见胞质深红染的横纹肌母细胞，免疫组化具有鉴别诊断意义，瘤细胞弥漫性表达 desmin，大部分表达肌动蛋白（HHF35）、MyoD1、myogenin、myoglobin，不表达 SMA。

（4）多形性恶性外周神经鞘瘤：瘤细胞胞质浅染，胞核深染、扭曲逗点状，瘤细胞呈紧密和疏松的束状结构交替出现，局部瘤细胞呈栅栏状排列，核分裂象易见。瘤细胞灶性表达 S-100，失表达 H3K27Me3。

5. 治疗与预后　未分化肉瘤为高度恶性肿瘤，采用综合治疗，预后差。

第十二节　其他类型肿瘤

人体软组织发生的淋巴造血系统肿瘤，从瘤细胞分化上看，并不属于软组织范畴，只是因为发生在软组织内而被归入这一范畴。

滤泡树突状细胞肉瘤

树突状细胞存在于淋巴和非淋巴性组织或器官，参与抗原提呈，分三种类型：滤泡树突状细胞、指突状树突状细胞和朗格汉斯细胞。滤泡树突状细胞肉瘤（follicular dentritic cell sarcoma）是一种具有滤泡树突状细胞形态特征和免疫表型的梭形或卵圆形细胞恶性肿瘤。

1. 临床表现

（1）患者年龄 15～80 岁，平均 45 岁，发病高峰年龄为 30～70 岁，女性比男性略多见（两者比例 1.4：1）。

（2）50% 发生于淋巴结，以颈淋巴结最多见，50% 发生于结外淋巴结，如扁桃体、咽旁间隙、鼻咽部、甲状腺及颌下、腮腺等部位的淋巴结。

（3）临床症状：因肿瘤所处部位而异，位于口腔者多表现为扁桃体和软腭局部肿胀，位于颌下者表现为局部缓慢增大的肿块，位于鼻咽者表现为息肉状肿块、鼻阻塞、鼻出血伴听力下降。

2. 病理特征

（1）大体特征：位于扁桃体、咽喉和甲状腺等头颈部，相对较小，边界清楚，呈息肉状或膨胀性生长，一般无出血和坏死。

（2）镜下特征

1）肿瘤由梭形、卵圆形、上皮样瘤细胞和混杂其中的大量小淋巴细胞组成（图 5-56A～C）。

2）瘤细胞呈合体细胞样，边界不清，胞核呈梭形、卵圆形、圆形，核膜清晰，染色质透亮、空泡状或点彩状，可见小核仁，嗜碱性（图 5-56D、E）。

3）瘤细胞呈分叶状、束状、旋涡状、席纹状排列，似脑膜瘤（图 5-56F～J）。

4）瘤细胞的异型程度和核分裂象因病例而异。表浅的小肿瘤，通常异型性小、核分裂象少；深在的较大及复发的肿瘤，瘤细胞异型性大，核分裂象多见，可见病理性核分裂象（图 5-56K～M），还可见凝固性坏死（图 5-56N）。

5）一些病例血管丰富，小淋巴细胞围绕在血管周围，似胸腺瘤的血管周隙样结构（图 5-56O、P）。

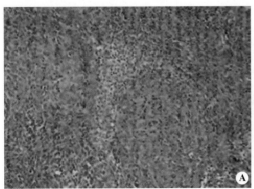

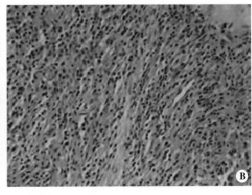

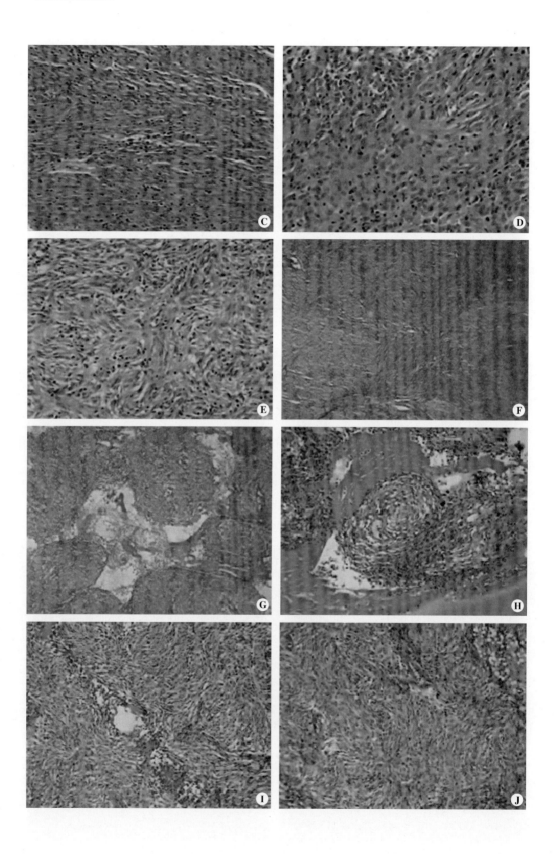

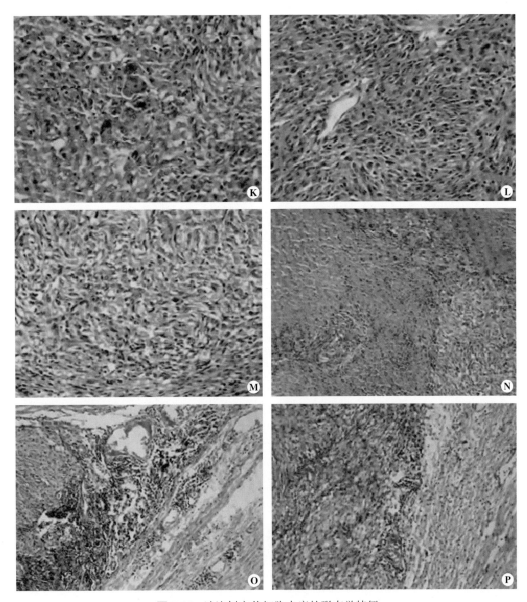

图 5-56 滤泡树突状细胞肉瘤的形态学特征

A～C.肿瘤由梭形、卵圆形、上皮样瘤细胞和混杂的大量小淋巴细胞组成；D、E.瘤细胞呈合体细胞样，胞核呈圆形、卵圆形、梭形，核膜清晰，核仁不明显；F～J.瘤细胞呈分叶状、片状、条束状、席纹状、旋涡状排列，似脑膜瘤；K～M.瘤细胞异型性明显，核分裂象易见，可见病理性核分裂象；N.可见大片状凝固性坏死；O、P.小淋巴细胞围绕血管周围

3. 免疫组化 与正常的滤泡树突状细胞相似，瘤细胞表达 CD21、CD23、CD35（图 5-57），其中 CD21 和 CD35 阳性率高达 95%，极具诊断价值；有时瘤细胞还表达簇集素（clusterin）和 S-100 蛋白。一般不表达 CD1a、CK-pan、HMB-45 和 CD34。

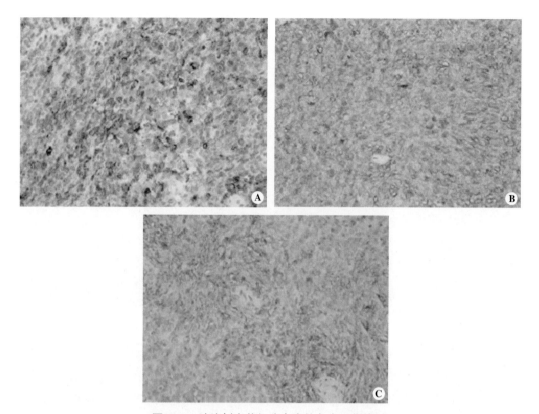

图 5-57　滤泡树突状细胞肉瘤的免疫组化特征
A. 瘤细胞表达 CD21；B. 瘤细胞表达 CD23；C. 瘤细胞表达 CD35

4. 鉴别诊断　头颈部滤泡树突状细胞肉瘤，应与异位胸腺瘤、转移性鼻咽癌和异位脑膜瘤相鉴别。异位胸腺瘤中的瘤细胞表达 CK-pan，不成熟小淋巴细胞表达 CD99、末端脱氧核苷酸转移酶（TdT）。鼻咽癌的癌细胞空泡状，呈巢状、片状排列，癌细胞表达 CK-pan。异位脑膜瘤的瘤细胞呈合体细胞样旋涡状排列，散在沙砾体，瘤细胞表达 EMA、孕激素受体（PR），不表达 CD21、CD23、CD35。

（1）软腭、扁桃体、咽部的滤泡树突状细胞肉瘤，应与恶性黑色素瘤、恶性周围神经鞘瘤、恶性淋巴瘤、肉瘤样癌和淋巴上皮瘤样癌相鉴别，结合形态再辅以免疫组化多能正确诊断。

（2）朗格汉斯细胞肉瘤：瘤细胞明显异型，但仍具有朗格汉斯细胞的特征，胞核呈肾形或马蹄形，可见核沟，瘤细胞周围常有多核巨细胞及嗜酸性粒细胞。瘤细胞表达 S-100和 CD1a。

（3）指突状树突状细胞肉瘤：在形态学上与滤泡树突状细胞肉瘤有一定的相似性，但指突状树突状细胞肉瘤发生于淋巴结副皮质区，无席纹状结构或旋涡状排列，不与淋巴细胞混杂。瘤细胞弥漫性表达 S-100，不表达 CD21、CD35。

5. 治疗与预后　滤泡树突状细胞肉瘤为低中度恶性肿瘤，治疗以手术切除为主，辅以放化疗，少数可复发或转移。

第十三节 口腔黑色素细胞病变

一、口腔黏膜黑色素斑

口腔黏膜黑色素斑（oral melanotic macule）是一种由局部黏膜黑色素沉积导致口腔黏膜颜色异常，可伴或不伴黑色素细胞增生。

1.临床表现

（1）成人多见，男女发病比例约为1：2。

（2）病变最常累及下唇红，其次为颊黏膜、牙龈和腭。

（3）病损多为孤立性，少数为多发性，界限清楚，呈棕褐色、深褐色的圆形或卵圆形斑块，颜色均匀，直径约数毫米，大小一般长期保持不变。

2.病理特征 正常鳞状上皮黏膜的基底层和副基底层的角质形成细胞内黑色素增多，可伴或不伴黑色素细胞增生，黑色素可以是游离的，也可以存在于上皮下结缔组织内（色素失禁），上皮钉突多无伸长（图5-58）。

3.治疗与预后 口腔黏膜黑色素斑为良性病变，无须治疗。

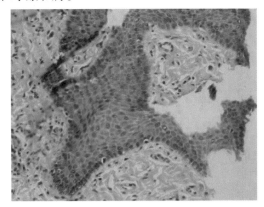

图 5-58 唇黑色素斑的形态学特征
基底层细胞色素增多

二、口腔黏膜黑色素细胞痣

口腔黏膜黑色素细胞痣是指发生于口腔黏膜的良性、局灶性痣细胞增生。痣细胞源于黑色素细胞残留或神经嵴细胞向黏膜上皮的迁移。

1.临床表现

（1）口腔黏膜黑色素细胞痣好发年龄30～40岁，有明显的女性好发倾向。

（2）病变最常累及腭部，其次为颊黏膜、牙龈、唇红、软腭及磨牙后区，舌及口底罕见。

2.病理特征

（1）病变由圆形、多角形痣细胞构成。

（2）痣细胞核小、一致，胞质中等量、嗜酸性，胞界不清，表浅的痣细胞多形成小的痣细胞巢团。

（3）口腔黏膜黑色素细胞痣分为交界痣、黏膜内痣、复合痣、蓝痣等亚型，多为黏膜内痣，即痣细胞仅见于上皮下方的结缔组织。

1）交界痣：临床表现为表面平坦的黑色病变，镜下，痣细胞巢局限于黏膜上皮基底层内或进入上皮层之下。

2）黏膜内痣：临床表现一般为乳头状突起，约 1/4 病例无色。镜下，痣细胞巢主要分布在上皮下结缔组织内，有从上往下的成熟现象（图 5-59）。

3）复合痣：临床表现为稍隆起的黑色病变，镜下，交界痣和黏膜内痣同时存在。

4）蓝痣：为蓝色斑丘疹或结节，以皮肤多见，口腔黏膜偶见。痣细胞细长、呈梭形，有树枝状突起，长轴与表面平行，细胞体和突起内充满黑色素颗粒。

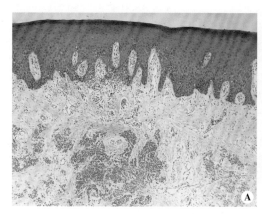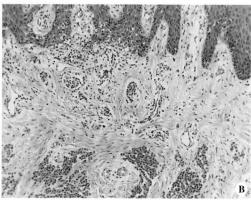

图 5-59　牙龈黑色素细胞黏膜内痣的形态学特征
结缔组织内可见成熟的痣细胞巢

3. 鉴别诊断　本病应与口腔黏膜外源性色素沉着如银汞合金沉着和早期恶性黑色素瘤等相鉴别。

4. 治疗与预后　口腔黏膜黑色素细胞痣为良性病变，无须治疗。

三、口腔黏膜黑色素瘤

原发性口腔黏膜黑色素瘤（primary oral mucosal melanoma）由口腔颌面部黏膜上皮内的黑色素细胞恶变引起。口腔黏膜良性色素痣无恶变倾向，非典型性色素细胞增生为交界性病变，可进展为黑色素瘤。

1. 临床表现

（1）口腔黏膜黑色素瘤少见，占头颈部黑色素瘤的 1/2，约占全身恶性黑色素瘤的 1/200。

（2）口腔黏膜黑色素瘤多数发生于腭部、上颌牙槽或牙龈黏膜，少数见于颊黏膜、舌、口底等部位。

（3）成人多见，男性比女性多发。

（4）临床表现多为无痛性、边界不清的黑色或灰褐色斑点或结节，直径多大于 1cm，半数患者无色素，1/3 患者伴有溃疡，骨侵犯常见，病变常隐匿，就诊时大多已是晚期，往往已有颈部淋巴结转移，甚至肝、肺等脏器转移。

2. 病理特征

（1）大体特征：多发色素斑点、斑片突出于黏膜表面或呈黑色结节状，常伴有溃疡，直径多大于 1cm，切面大多呈黑色。

（2）组织学特征

1）口腔黏膜黑色素瘤的发生、发展经历癌前病变（即非典型性色素细胞增生）、原位黑色素瘤、浸润性黑色素瘤的演变过程。

2）非典型性色素细胞增生表现为黑色素细胞数量增加并局限在基底层，以单个细胞的形式存在，分布不均匀，局部彼此相连，但不成巢，黑色素细胞异型性不明显或呈轻度异型性。

3）原位黑色素瘤表现为异型增生的黑色素细胞单独或成巢分布于口腔黏膜上皮 – 结缔组织交界面，细胞巢大小不一，形状不规则，有融合倾向。瘤细胞既可向表面侵犯，也可沿基底层水平扩展，界限不清。

4）侵袭性黑色素瘤是指固有层出现明显的恶性细胞巢团，组织学结构多样，细胞形态多变。以上皮样细胞、梭形细胞最常见。多数情况下，特别是上皮样亚型，胞核大、深染、不规则，核仁大而明显，核分裂象常见，胞质内可含大量色素或无色素颗粒（图5-60A～D）。

3. 免疫组化 免疫组化检测对黑色素瘤的诊断和鉴别诊断具有重要意义。S-100 在黑色素瘤中阳性率较高，S-100 阴性的黑色素瘤罕见，但其特异性不是很强；HMB-45、Melan-A 特异性相对较好，阳性率可达90%；对梭形细胞黑色素瘤 HMB-45 敏感性差一些。此外，黑色素瘤细胞偶尔还可表达上皮性标志物（如角蛋白）和组织细胞标志物（如CD68）。Ki-67 对于鉴别良性黑色素细胞痣（＜5%）和黑色素瘤（＞25%）有一定的参考价值（图5-60E～G）。

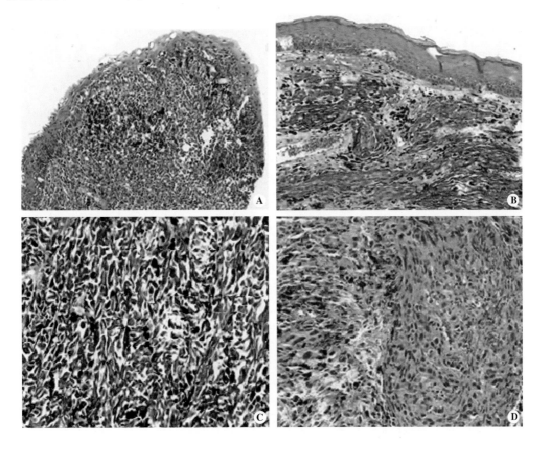

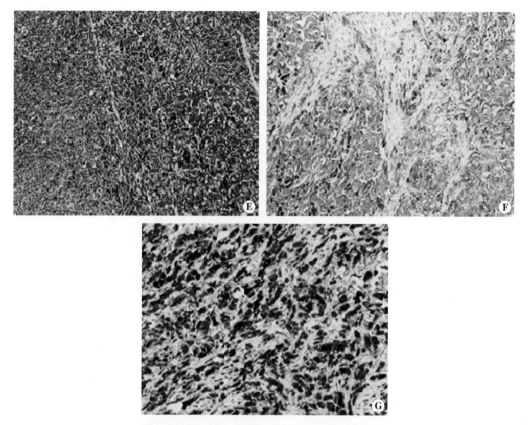

图 5-60 牙龈黑色素瘤的形态学和免疫组化特征

A～D. 牙龈黑色素瘤，肿瘤侵及上皮和结缔组织；E. 肿瘤细胞表达 HMB-45；F. 肿瘤细胞表达 Melan-A；G. 肿瘤细胞表达 Ki-67

4. 鉴别诊断

（1）非典型性色素细胞增生：黑色素细胞数量增加并局限在基底层，以单个细胞的形式存在，分布不均匀，局部彼此相连，但不成巢，黑色素细胞轻度异型性或无异型性。应避免过度诊断为原位黑色素瘤，需再次活检及定期随访。

（2）色素痣：黑色素瘤的体积大、分布不对称、边界不规则、颜色不均匀，镜下瘤细胞未见成熟现象；色素痣体积小、对称分布、边界清楚，镜下痣细胞存在成熟现象。

（3）淋巴瘤、神经内分泌癌、肉瘤和低分化或未分化癌：无色素或少色素的黑色素瘤易被误诊为多种口腔良恶性肿瘤，黑色素瘤常可见上皮及结缔组织内异型痣样细胞或肿瘤细胞巢团，细胞松散，表达黑色素细胞标志物，而上述其他病变均无黑色素细胞标志物表达。

5. 治疗与预后 口腔黏膜黑色素瘤为高度恶性肿瘤，治疗通常以手术为主，可结合放化疗及免疫治疗等，预后差。

（贾永峰 刘 霞）

参 考 文 献

刘红刚，高岩，2013. 世界卫生组织肿瘤分类：头颈部肿瘤病理学与遗传学 [M]. 北京：人民卫生出版社 .

王坚，朱雄增，2017. 软组织肿瘤病理学 [M]. 北京：人民卫生出版社 .

Anderson WJ, Doyle LA, 2021. Updates from the 2020 World Health Organization classification of soft tissue and bone tumours[J]. Histopathology, 78（5）: 644-657.

Ascierto PA, Accorona R, Botti G, et al, 2017. Mucosal melanoma of the head and neck[J]. Crit Rev Oncol Hematol, 112: 136-152.

Bakshi SS, Kumar TL, 2018. Carotid body tumor[J]. J Pediatr Hematol Oncol, 40（2）: 143-144.

Baranov E, Hornick JL, 2020. Soft tissue special issue: fibroblastic and myofibroblastic neoplasms of the head and neck[J]. Head Neck Pathol, 14（1）: 43-58.

Belknap AN, Islam MN, Bhattacharyya I, 2020. Oral verruciform xanthoma: a series of 212 cases and review of the literature[J]. Head Neck Pathol, 14（3）: 742-748.

Betz SJ, 2019. HPV-related papillary lesions of the oral mucosa: a review[J]. Head Neck Pathol, 13（1）: 80-90.

Clay MR, Martinez AP, Weiss SW, et al, 2015. MDM2 amplification in problematic lipomatous tumors: analysis of FISH testing criteria[J]. Am J Surg Pathol, 39（10）: 1433-1439.

Dagrada GP, Spagnuolo RD, Mauro V, et al, 2015. Solitary fibrous tumors: loss of chimeric protein expression and genomic instability mark dedifferentiation[J]. Mod Pathol, 8（8）: 1074-1083.

de Morais EF, Martins HDD, Rodrigues KS, et al, 2020. Clinicopathologic analysis of oral and maxillofacial solitary fibrous tumor[J]. Am J Clin Pathol, 154（1）: 15-22.

De Sanctis CM, Zara F, Sfasciotti GL, 2020. An unusual intraoral lipoma: a case report and literature review[J]. Am J Case Rep, 21: e923503.

Demicco EG, Wagner MJ, Maki RG, et al, 2017. Risk assessment in solitary fibrous tumors: validation and refinement of a risk stratification model[J]. Mod Pathol, 30（10）: 1433-1442.

El-Naggar AK, Chan JKC, Grandis JR, et al, 2017. WHO classification of head and neck tumours[M]. Lyon: International Agency for Research on Cancer.

Flaman AN, Wasserman JK, Gravel DH, et al, 2018. Ear and temporal bone pathology: neural, sclerosing and myofibroblastic lesions[J]. Head Neck Pathol, 12（3）: 392-406.

Green B, Elhamshary A, Gomez R, et al, 2017. An update on the current management of head and neck mucosal melanoma[J]. J Oral Pathol Med, 46（7）: 475-479.

Harris L, Staines K, Pring M, et al, 2015. Oral verruciform xanthoma[J]. BMJ Case Rep, 2015: bcr2014209216.

Hoang VT, Trinh CT, Lai TAK, et al, 2019. Carotid body tumor: a case report and literature review[J]. J Radiol Case Rep, 13（8）: 19-30.

Jyothi H, Sudha S, Nair RG, et al, 2019. Proliferative fasciitis of the chin: a report of the rare case and review of literature[J]. Indian J Dent Res, 30（4）: 630-633.

Lees TFA, Bogdashich L, Godden D, 2021. Conserving resources in the diagnosis of intraoral fibroepithelial polyps[J]. Br J Oral Maxillofac Surg, 59（1）: e9-e12.

Leventis M, Vardas E, Gkouzioti A, et al, 2011. Oral nodular fasciitis: report of a case of the buccal mucosa[J]. J Craniomaxillofac Surg, 39（5）: 340-342.

López F, Rodrigo JP, Cardesa A, et al, 2016. Update on primary head and neck mucosal melanoma[J]. Head Neck, 38（1）: 147-55.

Mainville GN, 2019. Non-HPV papillary lesions of the oral mucosa: clinical and histopathologic features of reactive and neoplastic conditions[J]. Head Neck Pathol, 13（1）: 71-79.

Makise N, Mori T, Motoi T, et al, 2021. Recurrent FOS rearrangement in proliferative fasciitis/proliferative myositis[J]. Mod Pathol, 34（5）: 942-950.

Martin-Broto J，Stacchiotti S，Lopez-Pousa A，et al，2019. Pazopanib for treatment of advanced malignant and dedifferentiated solitary fibrous tumour：a multicentre，single-arm，phase 2 trial[J]. Lancet Oncol，20（1）：134-144.

Miettinen MM，Antonescu CR，Fletcher CDM，et al，2017. Histopathologic evaluation of atypical neurofibromatous tumors and their transformation into malignant peripheral nerve sheath tumor in patients with neurofibromatosis 1—a consensus overview[J]. Hum Pathol，67：1-10.

Mishra A，Pandey RK，2016. Fibro-epithelial polyps in children：a report of two cases with a literature review[J]. Intractable Rare Dis Res，5（2）：129-132.

Natarajan E，2019. Black and brown oro-facial mucocutaneous neoplasms[J]. Head Neck Pathol，13（1）：56-70.

Nenclares P，Ap Dafydd D，Bagwan I，et al，2020. Head and neck mucosal melanoma：the United Kingdom national guidelines[J]. Eur J Cancer，138：11-18.

Oliva E，2016. Practical issues in uterine pathology from banal to bewildering：the remarkable spectrum of smooth muscle neoplasia[J]. Mod Pathol，29 Suppl 1：S104-S120.

Olson NJ，Linos K，2018. Dedifferentiated solitary fibrous tumor：a concise review[J]. Arch Pathol Lab Med，142（6）：761-766.

Patel NR，Chrisinger JSA，Demicco EG，et al，2017. USP6 activation in nodular fasciitis by promoter-swapping gene fusions[J]. Mod Pathol，30（11）：1577-1588.

Pekmezci M，Reuss DE，Hirbe AC，et al，2015. Morphologic and immunohistochemical features of malignant peripheral nerve sheath tumors and cellular Schwannomas[J]. Mod Pathol，28（2）：187-200.

Rohlfing ML，Yang B，Jalisi S，2019. Carotid body tumor with hidden internal carotid artery aneurysm[J]. Head Neck. 41（5）：E79-E81.

Schaefer IM，Fletcher CD，Hornick JL，2016. Loss of H3K27 trimethylation distinguishes malignant peripheral nerve sheath tumors from histologic mimics[J]. Mod Pathol，29（1）：4-13.

Schafer DR，Glass SH，2019. A guide to yellow oral mucosal entities：etiology and pathology[J]. Head Neck Pathol，13（1）：33-46.

Smith MH，Islam NM，Bhattacharyya I，et al，2018. STAT6 reliably distinguishes solitary fibrous tumors from myofibromas[J]. Head Neck Pathol，12（1）：110-117.

Smith SC，Gooding WE，Elkins M，et al，2017. Solitary fibrous tumors of the head and neck：a multi-institutional clinicopathologic study[J]. Am J Surg Pathol，41（12）：1642-1656.

Stanisce L，Ahmad N，Levin K，et al，2020. Solitary fibrous tumors in the head and neck：comprehensive review and analysis[J]. Head Neck Pathol，14（2）：516-524.

Tamiolakis P，Theofilou VI，Tosios KI，et al，2018. Oral verruciform xanthoma：report of 13 new cases and review of the literature[J]. Med Oral Patol Oral Cir Bucal，23（4）：e429-e435.

Terracciano C，Pachatz C，Rastelli E，et al，2018. Neurofibromatous neuropathy：an ultrastructural study[J]. Ultrastruct Pathol，42（3）：312-316.

Valero C，Ganly I，2022. Paragangliomas of the head and neck[J]. J Oral Pathol Med，51（10）：897-903.

Vieira CC，Gomes APN，Galdino Dos Santos L，et al，2021. Intravascular papillary endothelial hyperplasia in the oral mucosa and jawbones：a collaborative study of 20 cases and a systematic review[J]. J Oral Pathol Med，50（1）：103-113.

Whitefield S，Raiser V，Shuster A，et al，2018. The spectrum of oral lesions presenting clinically with papillary-verrucous features[J]. J Oral Maxillofac Surg，76（3）：545-552.

Williams MD，2017. Paragangliomas of the head and neck：an overview from diagnosis to genetics[J]. Head Neck Pathol，11（3）：278-287.

第六章

淋巴造血系统疾病

第一节 成熟 B 细胞淋巴瘤

一、黏膜相关淋巴组织结外边缘区淋巴瘤

边缘区淋巴瘤（marginal zone lymphoma，MZL）是边缘区来源的成熟 B 细胞肿瘤，按照来源部位不同分为结外边缘区淋巴瘤、淋巴结边缘区淋巴瘤和脾脏边缘区淋巴瘤三种亚型。黏膜相关淋巴组织结外边缘区淋巴瘤（extranodal marginal zone lymphoma of mucosa-associated lymphoid tissue，MALT 淋巴瘤）是最常见的 MZL 亚型，来源于黏膜相关淋巴组织结外边缘区，而淋巴结 MZL 少见。MZL 由于缺乏特异性诊断抗体，通常采用排除性诊断，需排除其他类型低级别 B 细胞淋巴瘤后才能诊断。

1. 临床表现

（1）MALT 淋巴瘤占所有 B 细胞淋巴瘤的 10% 左右。

（2）黏膜相关淋巴组织（MALT）分为固有 MALT 和获得性 MALT。MALT 淋巴瘤大多数发生于获得性 MALT 的部位，包括胃、涎腺、气管、肺、眼附属器、甲状腺及皮肤、肝脏、膀胱、前列腺、肾脏、乳腺、胸腺等。

（3）本病大多数发生于中老年人，在腮腺发生者女性略多见。

（4）肿瘤的发生发展与病毒、细菌等微生物感染或自身免疫性疾病刺激导致的持续免疫状态有关，使得 B 细胞从抗原依赖的多克隆性增生转变为肿瘤性的单克隆性增生，如发生在腮腺的 MALT 淋巴瘤常与舍格伦综合征有关。

（5）大小涎腺均可受累。临床表现为腮腺区多发实性或囊实性肿物，部分患者可出现症状如面神经麻痹、疼痛，晚期主要累及区域淋巴结及多个部位，但播散型病例还可侵犯骨髓，提示预后较差。

2. 病理特征

（1）大体特征：口腔 MALT 淋巴瘤多表现为涎腺组织内见单发或多发结节状肿物，切面灰粉色、质地细腻，可呈鱼肉状。

（2）组织学特征

1）肿瘤组织呈结节状生长，可单发或多发，并浸润周围软组织（图 6-1A、B）。

2）肿瘤细胞形态多样，可见小至中等大小的 B 细胞浸润性生长，肿瘤细胞可以类似小淋巴细胞、中心细胞样细胞、单核细胞样形态。1/3 以上的病例可伴浆细胞分化，肿瘤细胞可见浆内拉塞尔（Russell）小体和核内达彻（Dutcher）小体（图 6-1C～F），当以浆样细胞成分为主时，类似于浆细胞肿瘤。肿瘤内还可出现数量不等的转化的中心母细胞和免疫母细胞，当转化细胞增生成片或呈实性团块状分布时应诊断为"MALT 淋巴瘤向弥漫性大 B 细胞淋巴瘤（DLBCL）转化"。

3）淋巴上皮病变：上皮或腺体被 3 个以上的肿瘤细胞浸润破坏，常伴有上皮细胞嗜酸性变（图 6-1G～J）。

4）滤泡植入现象：瘤细胞不断在窦内/窦旁和血管旁增殖、播散，最后相互融合，侵犯生发中心，可见肿瘤细胞部分或完全取代淋巴滤泡，此时需与滤泡性淋巴瘤相鉴别（图 6-1K、L）。

3. 免疫组化　肿瘤细胞表达 CD20、CD79a、BCL-2，不表达细胞周期蛋白 D1（cyclin D1）、CD3、CD5、CD10，部分病例 CD43 可阳性表达，植入滤泡通过 CD21、CD23 显示出扩大的滤泡树突状细胞网，淋巴上皮病变通过 CK-pan 和 CD20 染色可清晰显示。伴浆样分化时加做 κ 和 λ 检测，Ig 轻链呈限制性表达（κ+/λ– 或 κ–/λ+，κ：λ 约为 10：1 或者 κ：λ＜1：5）提示肿瘤性病变（正常时 κ：λ 约为 2：1）。MALT 淋巴瘤 Ki-67 增殖指数通常较低，Ki-67 增殖指数高者预后相对较差（图 6-1M～P）。

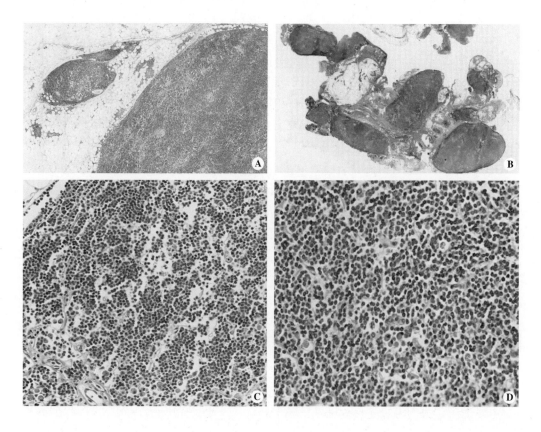

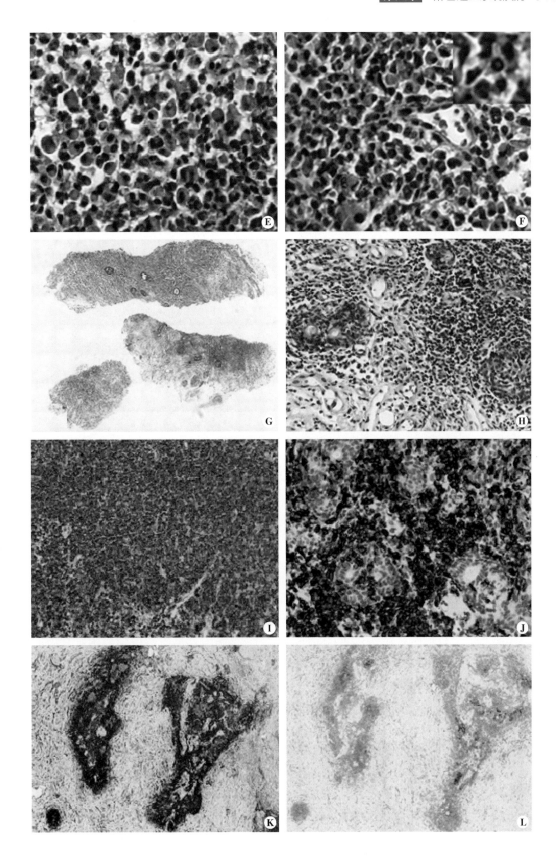

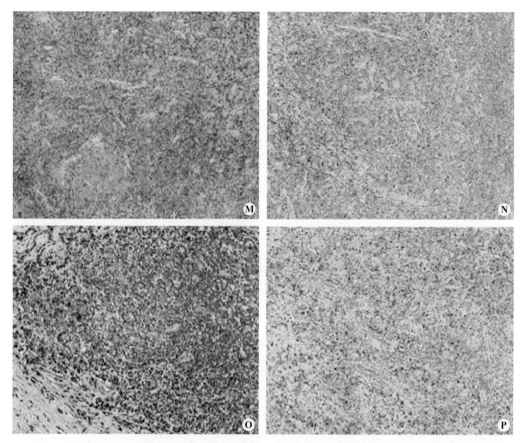

图 6-1 MALT 淋巴瘤的形态学及免疫组化特征

A. 肿瘤浸润周围脂肪组织；B. 肿瘤呈多结节状生长；C、D. 瘤细胞以小淋巴细胞样为主，伴浆样分化；E. 拉塞尔小体；
F. 达彻小体；G、H. 边缘区细胞聚集，腺体结构大部分被破坏，残留少许涎腺组织；I、J. 残留的涎腺组织内见弥漫性表达
CD20 的瘤细胞，并进入腺腔内；K. 免疫组化显示结节内滤泡植入，BCL-2 呈虫蚀样表达；L. CD23 显示滤泡树突状细胞网边
缘被肿瘤细胞虫蚀样破坏，套区边缘区消失；M. 瘤细胞表达 CD43；N. Ki-67 增殖指数低；O. Igκ 表达；P. Igλ 表达

4. 鉴别诊断　需要和其他小 B 细胞淋巴瘤相鉴别，结合形态学及排除其他类型低级别
B 细胞淋巴瘤后方可诊断为 MALT 淋巴瘤。套细胞淋巴瘤可呈结节状，也可呈弥漫状，免
疫组化肿瘤细胞表达 CD5、cyclin D1、SOX-11。小淋巴细胞性淋巴瘤肿瘤细胞小且圆，
常形成假滤泡，免疫组化瘤细胞表达 CD5 和 CD23。滤泡性淋巴瘤以中心细胞和中心母
细胞浸润为主，免疫组化表达 CD10 和 BCL-6，常表达 BCL-2，而 MALT 淋巴瘤不表达
CD10 和 BCL-6。

5. 治疗与预后　大多数 MALT 淋巴瘤临床呈惰性经过，早期手术切除结合放疗，晚
期采取化疗。少数病例可发展为弥漫性大 B 细胞淋巴瘤。

二、滤泡性淋巴瘤

滤泡性淋巴瘤（follicular lymphoma，FL）是滤泡生发中心 B 细胞发生的非霍奇金淋

巴瘤。瘤细胞包括中心细胞和中心母细胞，至少部分区域保留了滤泡生长的模式。部分患者在疾病过程中可进展为更具侵袭性的 B 细胞淋巴瘤，使其临床表现及预后有明显的异质性。大多数 FL 存在 14 号和 18 号染色体长臂易位 t（14；18，q32；q21）及所致的 BCL-2 蛋白过表达。

1. 临床表现

（1）FL 主要发生于成人，无明显性别差异。

（2）本病主要累及淋巴结，颈部淋巴结最为常见，淋巴结外病变少见，少数病例可侵犯骨髓、脾脏、Waldeyer 环、皮肤、胃肠道等部位。

（3）临床常无明显症状，表现为广泛淋巴结增大，系统性 B 症状如发热、体重减轻等不常见。

（4）部分病例在诊断时已累及骨髓、脾脏，多为 Ⅲ～Ⅳ 期。少部分患者淋巴结病变为高级别 FL，而骨髓病变为低级别 FL。

2. 病理特征

（1）形态学上肿瘤细胞包括中心细胞和中心母细胞。肿瘤细胞兼具滤泡性生长和弥漫性生长的模式。肿瘤性滤泡大小、形态相似，均匀分布于皮质、髓质中，滤泡排列拥挤，边界不清，套层变薄或缺乏套层，肿瘤性滤泡无明暗区极性分布，缺乏星空状分布的巨噬细胞，肿瘤性滤泡因组织固定，可在滤泡周围形成收缩裂隙。瘤细胞累及滤泡间区常见（图 6-2A、B）。

（2）中心细胞小至中等大，胞质少且淡染，胞核成角或不规则，核仁小或不明显。中心母细胞体积大，胞质少，胞核呈圆形或卵圆形，胞核大小是小淋巴细胞核的 3～4 倍，胞核呈空泡状，染色质多位于周边，可见 1～3 个靠近核膜的嗜碱性核仁（图 6-2C、D）。

（3）FL 根据肿瘤内滤泡结构的比例，具有四种生长方式。①滤泡性：滤泡比例＞75%；②滤泡性和弥漫性：滤泡比例 25%～75%；③局灶滤泡性：滤泡比例 1%～25%；④弥漫性：无滤泡结构（图 6-2E、F）。

（4）FL 中心母细胞的数量不等，每高倍视野下随机选取 10～20 个不同滤泡，计数中心母细胞的平均数量，将 FL 分为 3 级：1 级，中心母细胞（0～5 个）/HPF；2 级，中心母细胞（6～15 个）/HPF；3 级，中心母细胞＞15 个 /HPF，其中 3 级中仍然可见中心细胞者为 3a 级，中心母细胞实性成片者为 3b 级。由于 1 级和 2 级在生物学行为上无明显差异，WHO 将其合并为低级别，3 级则为高级别。约 30% 的患者可出现不同级别的淋巴结。

（5）极少数 FL 可伴浆细胞分化，肿瘤性浆细胞可出现在滤泡内，也可出现在滤泡间。

3. 免疫组化 FL 典型的免疫组化表达 CD20、PAX5、CD19、CD10、BCL-6、BCL-2，不表达 CD5、CD43。Ki-67 在 FL 中散在阳性且无极性，1～2 级 Ki-67 增殖指数低于 20%，3 级 Ki-67 增殖指数高于 20%。随级别升高，部分病例可以出现 BCL-2 或 CD10 阴性，此时往往 MUM-1 阳性。CD21、CD23 显示滤泡树突状细胞网以中心破坏为主（图 6-2G～N）。

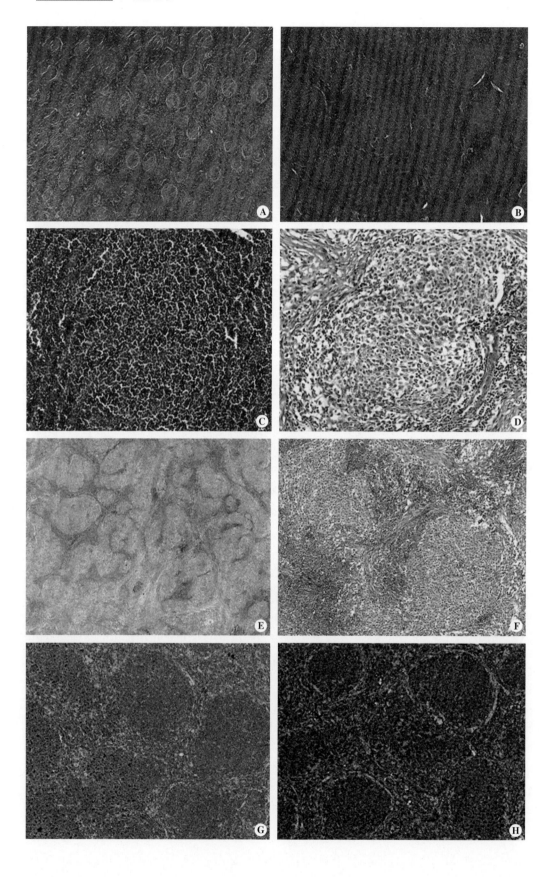

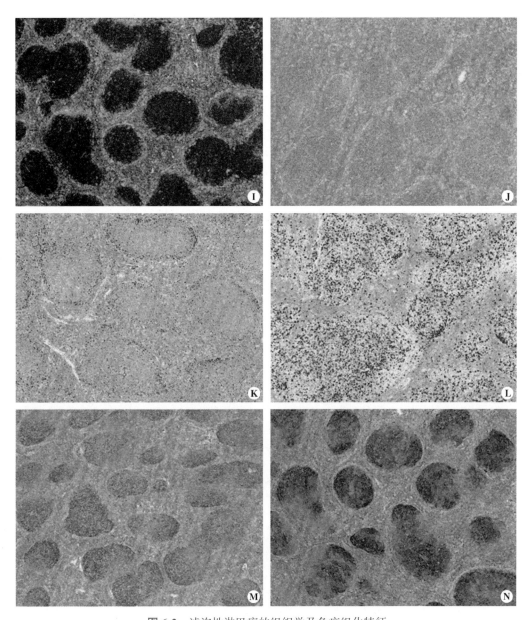

图 6-2 滤泡性淋巴瘤的组织学及免疫组化特征

A. 肿瘤性滤泡分布于皮质、髓质中，周围可见收缩裂隙；B. 中倍镜下，以滤泡为主；C. 低级别 FL，肿瘤性滤泡以中心细胞为主；D. 高级别 FL，3a 级，肿瘤性滤泡由中心母细胞（＞15 个 /HPF）和中心细胞构成；E. 低倍镜下，滤泡性和弥漫性混合生长，肿瘤性滤泡的套层变薄或缺乏；F. 中倍镜下，肿瘤性滤泡无极性，其中的中心细胞和中心母细胞随机分布；G. 瘤细胞表达 CD20；H. 瘤细胞表达 BCL-2；I. 瘤细胞表达 CD10；J. 瘤细胞表达 BCL-6；K. 低级别 FL Ki-67 增殖指数低；L. 高级别 FL Ki-67 增殖指数高；M. CD21 示滤泡树突状细胞网以中心破坏为主；N. CD23 示滤泡树突状细胞网以中心破坏为主

4. 鉴别诊断 与其他具有结节或滤泡样结构淋巴瘤的鉴别，具体见表 6-1。

表 6-1 小 B 细胞淋巴瘤的形态学及免疫组化特征

类型	组织学特征	免疫组化	转化
MCL	中心细胞样，套区生长、结节性和弥漫性生长方式，多种亚型，间质血管玻璃样变性，嗜酸性上皮样组织细胞	cyclin D1、CD5 阳性	母细胞变异型
SLL/CLL	小而圆形细胞，副免疫母细胞，假滤泡性生长方式	CD5、CD23 阳性	里克特（Richter）综合征
FL	中心细胞、中心母细胞样滤泡性、弥漫性、混合性	BCL-2、BCL-6、CD10 阳性	高侵袭性 B 细胞淋巴瘤
MZL	小淋巴细胞样、中心细胞样和单核样 B 细胞，淋巴上皮病变、滤泡植入	CD43、BCL-2 阳性，轻链限制性表达	高侵袭性 B 细胞淋巴瘤

注：SLL，小淋巴细胞淋巴瘤；CLL，慢性淋巴细胞白血病。

5. 治疗与预后 1～2 级 FL 通常表现为惰性淋巴瘤，首选局部放疗；3 级 FL 生物学行为更类似 DLBCL，宜采用免疫治疗联合放化疗。

三、套细胞淋巴瘤

套细胞淋巴瘤（mantle cell lymphoma，MCL）由单形性、小至中等淋巴细胞构成，瘤细胞类似中心细胞，胞核略不规则，大多数起源于生发中心前幼稚 B 细胞，表达 CD5。MCL 生物学行为具有侵袭性，易复发，在所有小 B 细胞淋巴瘤中预后最差。经典型 MCL 瘤细胞似中心细胞，还有多种变异的组织学类型，因而病理形态变异较大，易被漏诊和误诊。多数病例存在 t（11；14）（q13；q32）易位，引起 cyclin D1 基因和蛋白过表达，少数病例同时存在 SOX-11 异常表达。

1. 临床表现

（1）MCL 多见于中老年男性，发病高峰年龄在 65 岁左右。

（2）大多数患者全身多发淋巴结肿大，常见结外受累，如脾、骨髓、肝、胃肠道及 Waldeyer 环等，涎腺受累少见。

（3）诊断时患者多为Ⅳ期，已有骨髓、消化道或外周血侵犯。

2. 病理特征

（1）MCL 包括三种生长模式。①套区生长方式：肿瘤细胞围绕生发中心使淋巴结套区增厚，生发中心萎缩，此种生长方式可保留淋巴结部分结构，需要和老年人淋巴结（淋巴滤泡缩小，皮质、髓质区为均一的稀疏小淋巴细胞）和卡斯尔曼（Castleman）病相鉴别；②结节性生长方式：肿瘤细胞形成模糊的结节状；③弥漫性生长方式：最常见，肿瘤细胞弥漫性增生，生发中心破坏消失，局灶仅见残余的生发中心。三种生长模式可同时出现在同一个淋巴结内，往往以某一种为主，也可完全以某一种方式构成（图 6-3A～C）。

（2）多数病例为经典型 MCL，肿瘤细胞形态单一，体积小至中等大，胞质稀少，胞核多不规则，核染色质分布均匀，缺乏核仁，核分裂象少见。瘤细胞间较常见散在分布的上皮样组织细胞伴嗜酸性变，呈"星空现象"，偶尔可形成微小肉芽肿，可见非肿瘤性的浆细胞，肿瘤内偶见反应性中心母细胞，多数病例在肿瘤组织中散在分布玻璃样变性小血管（图6-3D～H）。

（3）少数MCL存在细胞学变异型。①母细胞样型：肿瘤细胞中等大小，类似淋巴母细胞，胞质少，胞核圆形，染色质稀疏，核分裂象多见；②多形性型：肿瘤细胞体积中等到大，细胞异型性明显，胞核不规则，染色质细腻，有明显的小核仁，核分裂象多见；③小细胞型：肿瘤细胞小而圆，类似小淋巴细胞，染色质集中、较粗，核仁不明显，类似慢性淋巴细胞白血病/小淋巴细胞淋巴瘤（CLL/SLL），但缺乏副免疫母细胞和增殖中心；④边缘区样型：肿瘤细胞类似单核样B细胞，胞质宽而淡染，胞核呈经典型形态或母细胞样形态。

（4）原位套细胞肿瘤：主要病变为淋巴滤泡增生，套区正常或轻度增宽，套区细胞体积小至中等大，胞质稀少，胞核多不规则，缺乏核仁，滤泡间区淋巴组织和生发中心未见异常。免疫组化显示cyclin D1阳性细胞位于内套层，偶尔进入外套层甚至滤泡间区。原位套细胞肿瘤呈惰性经过，预后好。原位病变提示存在MCL早期改变或其他部位有MCL。

3. 免疫组化 MCL表达CD20、CD79a、CD19、PAX5等B细胞标志物，特征性表达CD5、cyclin D1和SOX-11，而CD10、BCL-6、MUM-1、CD3和CD23阴性。经典型MCL的Ki-67增殖指数一般较低，但有时也可能较高（图6-3I～N），母细胞型MCL的Ki-67增殖指数高，可达50%左右，与预后差有关。

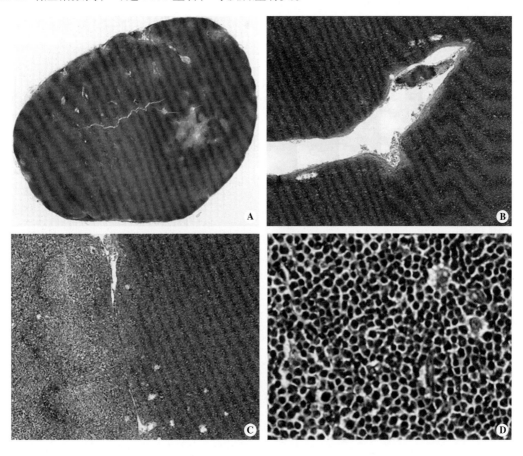

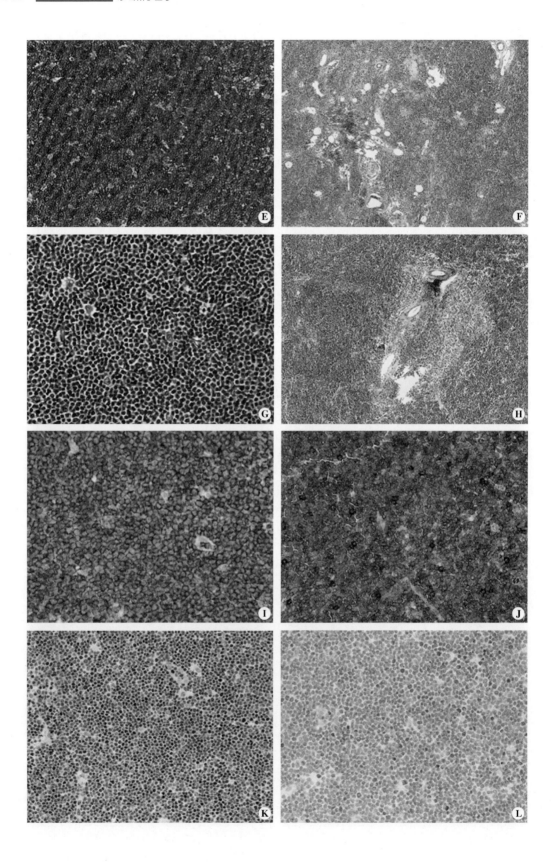

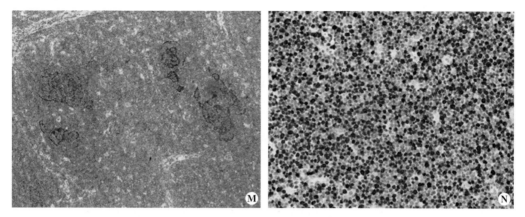

图 6-3 套细胞淋巴瘤的组织学及免疫组化特征

A. 模糊的套区增生性生长；B. 模糊结节状生长；C. 结节状和弥漫性生长；D. 瘤细胞中等偏小，呈一致的中心细胞样；E. 星空现象；F. 血管壁玻璃样变；G. 单个散在上皮样组织细胞；H. 上皮样组织细胞形成肉芽肿；I. 瘤细胞表达 CD20；J. 瘤细胞表达 CD5；K. 瘤细胞表达 cyclin D1；L. 瘤细胞表达 SOX-11；M. CD23 显示疏松的残存滤泡树突状细胞网；N. Ki-67 增殖指数高

4. 鉴别诊断 MCL 需要与淋巴组织反应性增生和 Castleman 病进行鉴别，此外与 CLL/SLL、FL、MZL 等小 B 细胞淋巴瘤也需要进行鉴别。免疫组化在鉴别诊断中起关键作用（见表 6-1）。

5. 治疗与预后 MCL 相对具有侵袭性，治疗反应差，多采用免疫靶向治疗、化疗等方案。与预后较差相关的因素包括增殖活性、*p53* 突变、母细胞样型 MCL 和多形性型 MCL 等。

四、伯基特淋巴瘤

伯基特淋巴瘤（Burkitt lymphoma，BL）是发生于生发中心成熟 B 细胞的非霍奇金淋巴瘤。肿瘤细胞中等大小，形态较一致，常有恒定的 8 号染色体上 *C-MYC* 原癌基因易位。BL 属于高度侵袭性淋巴瘤，有三种临床类型，分别为地方性、散发性和免疫缺陷相关性，它们在临床表现、生物学行为和分子遗传学上不尽相同。

1. 临床表现

（1）地方性：多发生在中非一带，4～7 岁儿童多见，男女之比为 2：1，最常累及颌骨，也可累及眼眶、回肠、网膜、乳腺、卵巢等，EBV 感染率达 100%。

（2）散发性：见于世界各地，儿童和青少年多见，男女之比为（2～3）：1，不常累及颌面骨，最常累及回盲部，也可累及阑尾、腹腔淋巴结、肾脏、乳腺、鼻咽部、Waldeyer 环、骨髓、卵巢等，临床表现常为腹部肿块，EBV 感染率＜30%。

（3）免疫缺陷相关性：多发生在获得性免疫缺陷综合征（AIDS）患者，常累及胃肠道、淋巴结、骨髓和中枢神经系统，EBV 感染率为 25%～40%。

2. 病理特征 所有地方性 BL、大多数散发性和免疫缺陷相关性 BL 形态学特征一致，称为经典型 BL。肿瘤组织由形态单一、中等大小细胞组成，呈弥漫浸润性生长，瘤细胞胞质嗜碱性、少至中等量，胞核呈圆形或椭圆形，染色质呈粗块状，可见多个小核仁，核分裂象多见。较多瘤细胞凋亡继而引起组织细胞吞噬，出现星空现象（图 6-4A、B）。变异型 BL 伴有浆细胞样分化，见于少数散发性和免疫缺陷相关性 BL，瘤细胞胞质丰富、嗜碱性，胞核偏位，多为单个核仁。

3. 免疫组化　肿瘤细胞表达 CD19、CD20、CD79a、PAX5 等 B 细胞标志物，C-MYC、CD10 和 BCL-6 阳性，不表达 BCL-2、CD5、cyclin D1、CD23、MUM-1 和 TdT。Ki-67 增殖指数接近 100%（图 6-4C、D）。

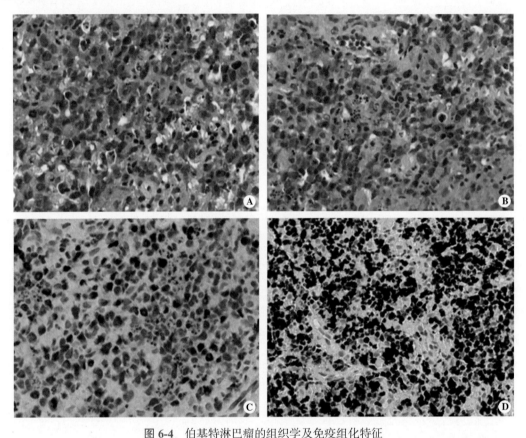

图 6-4　伯基特淋巴瘤的组织学及免疫组化特征
A、B. 瘤细胞较均匀、中等大小，较多核碎屑，核分裂象易见；C. 瘤细胞表达 C-MYC；D. Ki-67 增殖指数高

4. 鉴别诊断　需要和一组细胞核中等大小的造血肿瘤进行鉴别，如淋巴母细胞淋巴瘤，伴 *C-MYC*、*BCL-2* 和 *BCL-6* 重排的高级别 B 细胞淋巴瘤，髓系肉瘤，母细胞样 MCL、BL 伴 11q 异常。分子检测是必不可少的，如 FISH 检测 *MYC*、*BCL-2*、*BCL-6* 有无易位等，必须同时检测 *EBV-EBER*。

5. 治疗与预后　治疗首选化疗，多采用免疫靶向治疗。散发性 BL 预后较好。

五、弥漫性大 B 细胞淋巴瘤

弥漫性大 B 细胞淋巴瘤（diffuse large B-cell lymphoma，DLBCL）是一种大到中等偏大 B 淋巴样细胞弥漫增生性非霍奇金淋巴瘤，肿瘤细胞核超过小淋巴细胞核的 2 倍或者大于或等于正常巨噬细胞核。DLBCL 是成人最常见的侵袭性淋巴瘤，具有高度异质性。其中不能明确归入某种亚型者称为非特指型弥漫性大 B 细胞淋巴瘤（DLBCL，NOS）。DLBCL 起源于生发中心或生发中心后成熟 B 细胞，根据 Hans 法则，应用 CD10、BCL-6、MUM-1 免疫表型将 DLBCL 分为生发中心 B 细胞样（germinal centre B-cell-like，GCB）和活化 B 细胞样（activated B-cell-like，ABC）两个分子亚群，只要 CD10 阳性和只有 BCL-6 阳性的病例为 GCB 型，其余均为 ABC 型。

1. 临床表现

（1）DLBCL 任何年龄均可发生，以成人多见，平均发病年龄 60 岁左右，男性略多于女性。

（2）淋巴结内外均可发生，在疾病进展过程中大多数会累及结外，其中以胃肠道最常见，其余如 Waldeyer 环、皮肤、中枢神经系统、睾丸、骨等任何部位。口腔颌面部多见于腮腺、牙龈、舌根、腭部。

（3）患者常表现为淋巴结进行性肿大或结外部位迅速增大的肿块。约 1/3 的患者伴有发热等 B 症状，血乳酸脱氢酸（LDH）水平升高，结外患者根据病变累及部位出现相应的局部症状。

（4）大多数 DLBCL 为原发，少数由低级别小 B 细胞淋巴瘤转化而来。

2. 病理特征

（1）大体特征：结内发生者见淋巴结全部或部分质软细腻、呈鱼肉状；结外发生者常形成局部肿块，可伴有纤维化。

（2）组织学特征

1）病变常累及全部或部分淋巴结，但淋巴窦受累不常见；淋巴结周围组织常有浸润，并见硬化的纤维组织条带（图 6-5A、B）。

2）瘤细胞的三种生长方式：结节状生长、窦内生长、弥漫性生长（图 6-5C、D）。

3）瘤细胞的基本形态：多数病例由免疫母细胞、中心母细胞混合而成，并见大量 T 细胞和组织细胞，少数病例瘤细胞呈间变形态（图 6-5E、F）。

Ⅰ. 中心母细胞：肿瘤细胞体积大至中等偏大，少量胞质嗜双色性，胞核呈圆形或卵圆形，染色质空泡状，可见多个小核仁，靠近核膜分布。

Ⅱ. 免疫母细胞：肿瘤细胞体积大，中等量胞质嗜碱性，胞核呈圆形或卵圆形，染色质空泡状，可见明显单个大核仁，居中分布，免疫母细胞有时伴浆细胞样特征，胞核偏位。

Ⅲ. 间变型：肿瘤细胞体积非常大，胞质丰富，胞核奇异多形，可为单核或多核，有时类似间变性大细胞淋巴瘤的瘤细胞和 R-S 细胞。

4）有时瘤组织内可见菊形团结构、黏液或纤维化间质，瘤细胞呈梭形或印戒样，胞质空亮。

3. 免疫组化 DLBCL 表达包括 CD19、CD20、CD79a、PAX5 等多种 B 细胞标志物，肿瘤细胞不同程度地表达 CD5、CD10、BCL-6、MUM-1、CD30、BCL-2（阳性阈值为70%）、p53 和 C-MYC（阳性阈值为 40%），Ki-67 增殖指数＞50%，诊断套餐 CD19、CD20、PAX5、CD3、Ki-67、CD10、BCL-6、MUM-1、BCL-2、C-MYC、EBER、CD30、CD5 和 cyclin D1，可增加检测 CD138、ALK 进行鉴别诊断，提示预后的标志物有

CD10、BCL-6、CD5、p53（图 6-5G ～ K）。

4. 鉴别诊断 DLBCL 需要与非淋巴造血组织肿瘤如癌、恶性黑色素瘤等进行鉴别，与淋巴造血组织肿瘤如间变性大细胞淋巴瘤、BL、NK/T 细胞淋巴瘤、MCL 母细胞样型、髓系肉瘤、组织细胞肉瘤等进行鉴别，还需与传染性单核细胞增多症进行鉴别。

5. 治疗与预后 不良预后因素包括年龄 > 60 岁、高分期、> 1 个结外部位受累、血清 LDH 水平升高、骨髓受累等，治疗以 R-CHOP 方案为主。

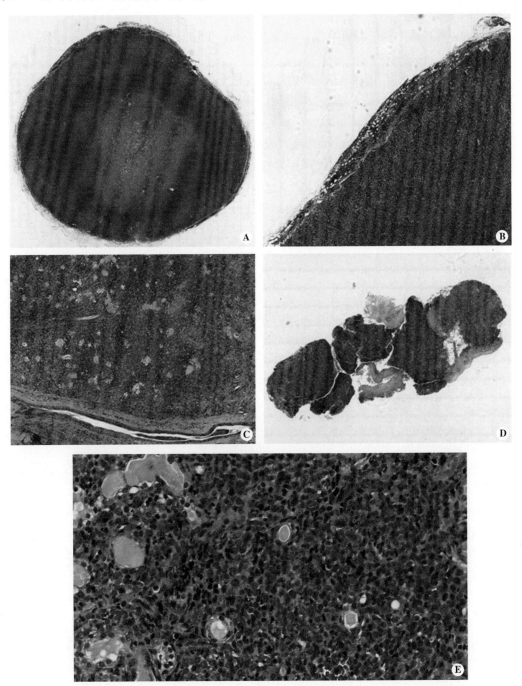

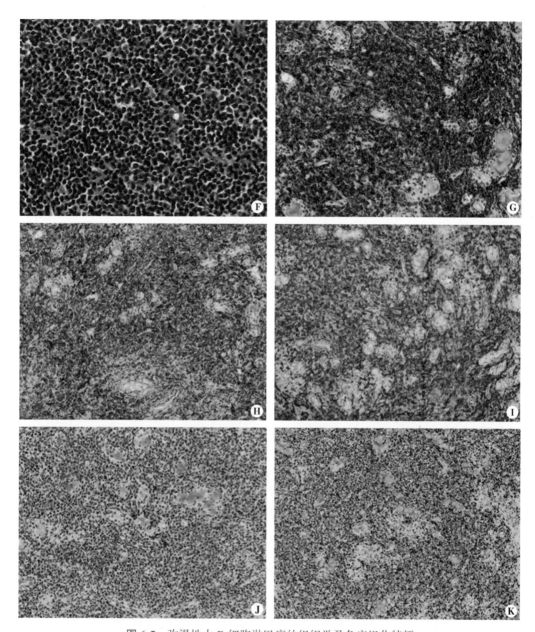

图 6-5 弥漫性大 B 细胞淋巴瘤的组织学及免疫组化特征

A、B. 舌根淋巴结 DLBCL 瘤细胞弥漫性浸润淋巴结及其被膜外脂肪组织；C. 软腭 DLBCL 瘤细胞弥漫性浸润黏膜；D. 舌 DLBCL 瘤细胞弥漫性浸润黏膜；E. 瘤细胞由中心母细胞和免疫母细胞混合组成；F. 背景细胞为组织细胞和反应性小淋巴细胞；G. 瘤细胞弥漫性表达 CD20；H. 瘤细胞弥漫性表达 CD79a；I. 瘤细胞弥漫性表达 BCL-2；J. GCB 型 DLBCL 瘤细胞表达 BCL-6；K. Ki-67 增殖指数较高

六、骨外浆细胞瘤

浆细胞肿瘤是由 B 细胞分化终末阶段的细胞单克隆性增殖、合成和分泌免疫球蛋白所致，包括浆细胞骨髓瘤、意义不明的单克隆丙种球蛋白病、浆细胞瘤、单克隆免疫球蛋白沉积病和骨硬化性骨髓瘤。上述类型的浆细胞肿瘤病理形态学相似，确诊依赖于临床表现。

骨外浆细胞瘤（extraosseous plasmacytoma）是指骨外或髓外组织发生的局限性浆细胞肿瘤。

1. 临床表现

（1）骨外浆细胞瘤不足浆细胞肿瘤的5%，中位发病年龄约55岁，男性多于女性。

（2）多数病例发生于上呼吸道如口咽、鼻咽等部位，少数发生于消化道等。

（3）无侵犯骨髓证据，无浆细胞骨髓瘤的临床表现，如骨痛、贫血、高钙血症等。

2. 病理特征 除少数间变型外，浆细胞瘤绝大多数为不同分化程度的单一形态的浆细胞，呈片状、灶状和结节状浸润于局部组织（图6-6A、B），几乎不见其他细胞。肿瘤性浆细胞可以表现为成熟的浆细胞、不成熟浆细胞、介于成熟性和未成熟性之间的中间型、浆母细胞样，其中成熟的浆细胞呈卵圆形，胞质丰富、嗜碱性，胞核偏位，核旁有空晕，染色质呈钟面状，不见核仁；不成熟性浆细胞胞质中等量、嗜酸性，胞核大，核质比增大，染色质空泡状，核仁清楚，还可出现核多形、核分叶、核增多；浆母细胞性浆细胞分化差，胞核明显增大，核质比高，染色质稀疏，可见小核仁。肿瘤细胞内可见不同类型的包涵体，如胞质内拉塞尔小体和胞核内达彻小体。

3. 免疫组化 瘤细胞表达CD138、CD38、CD79a、EMA、MUM-1、κ或λ，通常不表达CD10、CD20、PAX5，少部分病例异常表达CD56、CD117、CD20、PAX5和cyclin D1（图6-6C～H）。

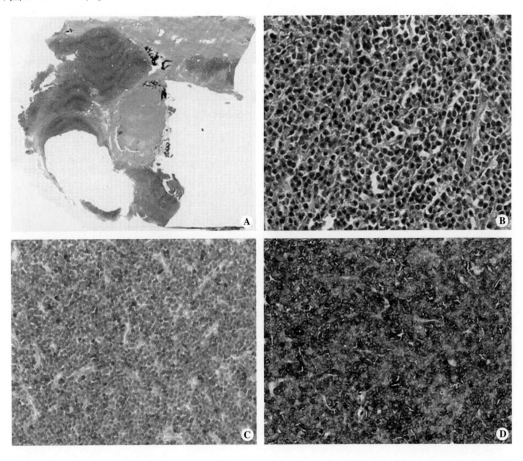

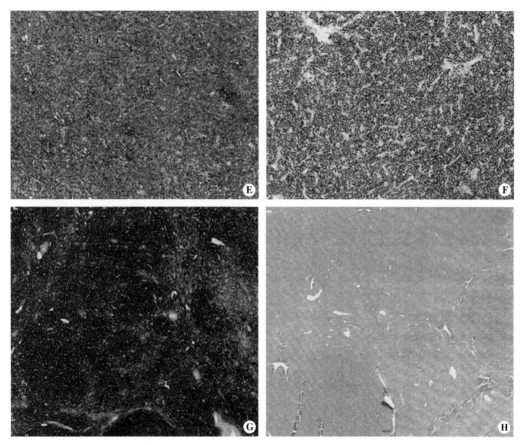

图 6-6　骨外浆细胞瘤的组织学及免疫组化特征

A. 瘤细胞呈结节状生长并浸润周围组织；B. 瘤细胞似成熟浆细胞；C. 瘤细胞弱表达 CD79a；D. 瘤细胞强表达 CD38；E. 瘤细胞强表达 CD138；F. 瘤细胞强表达 MUM-1；G. κ 阳性（原位杂交）；H. λ 阴性（原位杂交）

4. 鉴别诊断　需要与浆细胞丰富的反应性增生相鉴别，借助 κ 和 λ 多克隆性染色可区分反应性增生。与伴显著浆细胞分化的淋巴瘤如 MZL、淋巴浆细胞性淋巴瘤等进行鉴别，需要结合形态学及免疫组化染色综合分析。

5. 治疗与预后　治疗原则是手术切除加局部放疗，少数会复发，也有少数患者发展为浆细胞骨髓瘤。

第二节　成熟 T 细胞和 NK 细胞淋巴瘤

一、非特指型外周 T 细胞淋巴瘤

非特指型外周 T 细胞淋巴瘤（peripheral T-cell lymphoma, not otherwise specified, PTCL-NOS）是成熟 T 细胞肿瘤，异质性明显，缺乏特异性，诊断前需排除其他类型的成熟 T 细胞淋巴瘤。

1. 临床表现

（1）PTCL-NOS 少见，约占外周 T 细胞淋巴瘤的 1/3。

（2）成人多见，男女发病比例 2：1。

（3）结内、结外均可发生。多数患者表现为淋巴结肿大，同时伴有骨髓、肝、脾、皮肤等结外部位浸润。

（4）少数患者出现嗜酸性粒细胞增多，发生噬血细胞综合征如持续性发热、肝脾大、凝血功能障碍、血小板减少和贫血等。

2. 病理特征

（1）淋巴结结构早期部分破坏，病变在副皮质区和滤泡间区，可见残留的淋巴滤泡（图 6-7A、B），晚期淋巴结弥漫性受累，浸润至被膜外，边缘窦消失。

（2）肿瘤细胞呈多形性，小、中、大细胞混杂存在，瘤细胞胞质透明，细胞核形不规则、形态多样，可见核仁，核分裂象多见（图 6-7C、D），可出现 R-S 样细胞。

（3）高内皮小血管增生，内皮细胞肥大，分支状血管增多。

（4）混杂有多种反应性细胞，包括小淋巴细胞、嗜酸性粒细胞、浆细胞和组织细胞，有时上皮样组织细胞呈灶状分布（图 6-7E）。

（5）变异型：包括两种类型。①T 区变异型：淋巴结结构保留，可见残留淋巴滤泡，小至中等大小、轻度异型的肿瘤细胞分布在滤泡间区，核形单一，可见透明细胞或 R-S 样细胞（图 6-7F）；②淋巴上皮样变异型：肿瘤细胞多数体积小，核形轻度不规则，少数为中等大小细胞或大细胞，也可见 R-S 样细胞，背景为明显的上皮样组织细胞小簇状分布。

3. 免疫组化　肿瘤细胞表达 CD2、CD3（表达率最高）、CD4、CD8，多数病例存在一种或多种 T 细胞抗原的丢失，常有 CD7、CD5 丢失，非特异性 T 细胞相关抗原 CD43 阳性。肿瘤细胞也表达 CD30，肿瘤细胞 Ki-67 增殖指数不定，通常较高（图 6-7G～K）。

4. 鉴别诊断　以小细胞为主的 PTCL-NOS 需要和淋巴结反应性增生进行鉴别，PTCL-NOS 伴 R-S 样细胞需要和血管免疫母细胞性 T 细胞淋巴瘤、经典型霍奇金淋巴瘤、富于 T 细胞/组织细胞 DLBCL 进行鉴别，通过形态学、免疫表型和 *TCR* 基因检测综合分析。

5. 治疗与预后　PTCL-NOS 为侵袭性淋巴瘤，治疗反应较差，预后不佳。

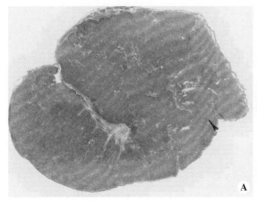
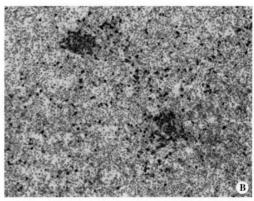

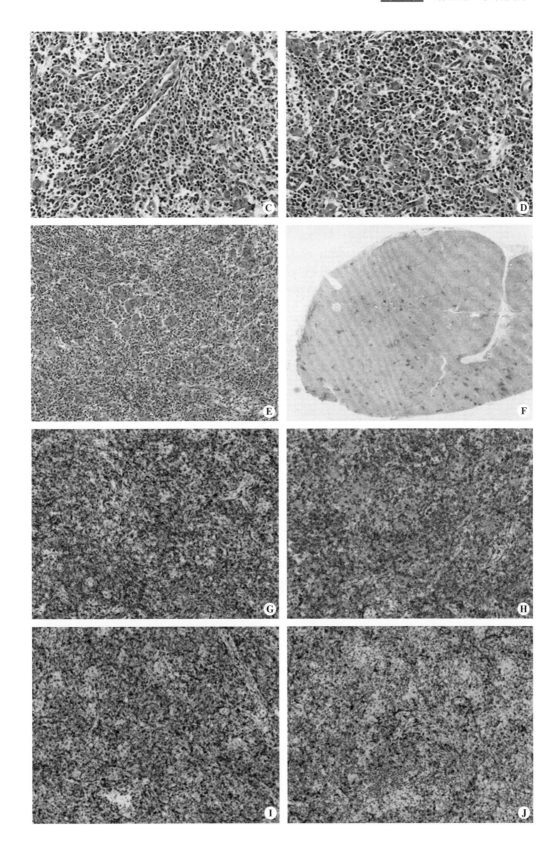

图 6-7 非特指型外周 T 细胞淋巴瘤的组织学和免疫组化特征

A. 淋巴结结构破坏，副皮质区增生；B. CD20 灶性阳性提示残存生发中心；C. 瘤细胞小，胞核扭曲；D. 瘤细胞胞质透明；
E. 背景细胞中见较多上皮样组织细胞呈簇状分布；F. 瘤细胞位于滤泡间，CD21 显示残留萎缩生发中心；G. 瘤细胞表达 CD2；
H. 瘤细胞表达 CD4；I. 瘤细胞表达 CD7；J. CD5 表达部分丢失；K. Ki-67 增殖指数低

二、血管免疫母细胞性 T 细胞淋巴瘤

血管免疫母细胞性 T 细胞淋巴瘤（angioimmunoblastic T-cell lymphoma，AITL）起源于生发中心的辅助性 T 细胞 [表达程序性死亡蛋白 -1（PD-1）、CXCL13、CD10、BCL-6]，以滤泡树突状细胞和高内皮小静脉增生为特征。

1. 临床表现

（1）AITL 约占成熟 T 细胞淋巴瘤的 1/5。

（2）AITL 多见于中年和老年人，男性略多见于女性。

（3）多个浅表淋巴结增大，可累及皮肤和骨髓等全身多处。临床表现为发热、肝脾大、胸腔积液、腹水、体重减轻、皮肤出现伴有瘙痒的皮疹等。

（4）部分患者出现 Coombs 阳性溶血性贫血和多克隆性高丙种球蛋白血症。

2. 病理特征

（1）淋巴结正常结构通常被破坏，副皮质区扩大，多种类型细胞浸润，可突破淋巴结被膜向周围组织浸润，但边缘窦常不受累。高内皮静脉增生显著，呈鹿角状、树枝状，内皮细胞肿胀（图 6-8A、C）。

（2）滤泡树突状细胞增生显著，滤泡外呈现滤泡树突状细胞不规则增生，并常常围绕在高内皮小静脉旁（图 6-8B）。

（3）高倍镜下，肿瘤细胞数量不等（流式细胞学结果显示占 5% ～ 30%），瘤细胞并非弥漫性分布，而是呈小簇状、小片状围绕在高内皮静脉旁，细胞小至中等大，典型病例胞质透亮，异型性小（图 6-8D）。

（4）除肿瘤细胞外，混杂有嗜酸性粒细胞、浆细胞、组织细胞、小淋巴细胞、上皮样细胞、B 免疫母细胞、R-S 样细胞、EBV 阳性 B 细胞。罕见报道有浆细胞增生显著、似浆细胞瘤（图 6-8E、F）。

3. 免疫组化 AITL 肿瘤细胞特征性表达 CD4、CD10、BCL-6、PD-1、CXCL13，而不表达 CD56、T 细胞内抗原（TIA-1）、粒酶 B（GranB）、穿孔素，通过 CD21 显示滤泡外存在不规则滤泡树突状细胞网扩张，也可用 CD23、CD35 显示滤泡树突状细胞网，背景细胞中 B 免疫母细胞表达 CD79a 优于 CD20，R-S 样细胞免疫表型基本同霍奇金淋巴瘤的 R-S 细胞 [CD30（+）、CD15（+）、PAX5（+/-）、EBER（+/-）]，Ki-67 增殖指数高低不等（图 6-8G～N）。

4. 鉴别诊断 需要与 T 区不典型增生、PTCL-NOS 进行鉴别，AITL 常会出现 B 免疫母细胞，一些细胞类似 R-S 样细胞，需要与富于 T 细胞 / 组织细胞 DLBCL 及经典型霍奇金淋巴瘤进行鉴别，根据形态学、免疫表型及 *TCR* 基因有无重排进行综合分析。

5. 治疗与预后 大多数患者病情快速进展，预后较差，治疗多采取化疗、放疗等多种方案。大多数病例出现 EBV 阳性 B 细胞，有少数可演进为 EBV 阳性 DLBCL。

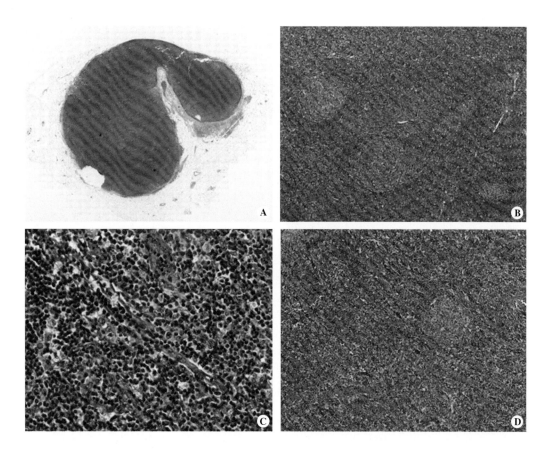

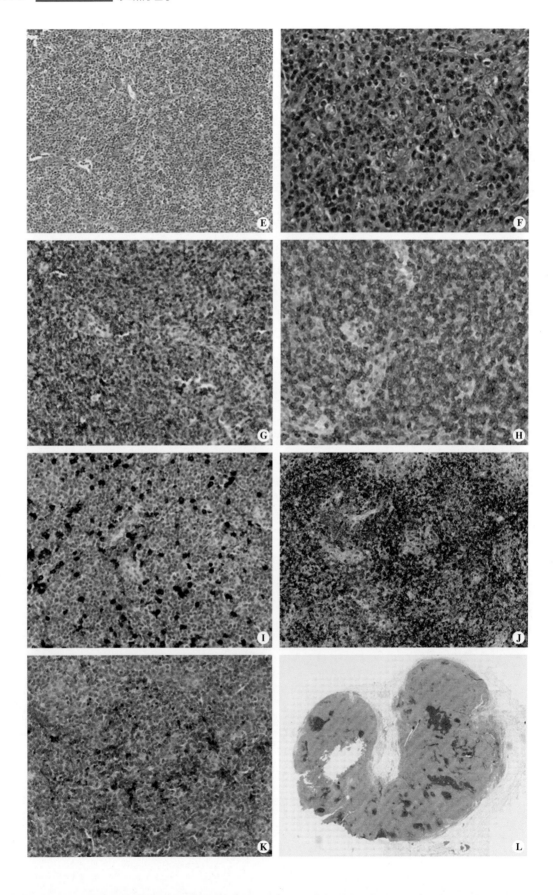

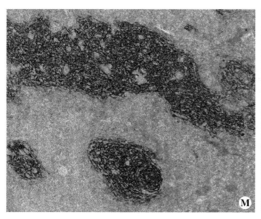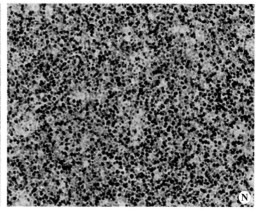

图 6-8 血管免疫母细胞性 T 细胞淋巴瘤的组织学及免疫组化特征

A. 淋巴结结构破坏；B. 滤泡树突状细胞网在滤泡外不规则增生；C. 高内皮小静脉增生；D. 瘤细胞小至中等大小，部分瘤细胞胞质透亮，围绕在小血管周围；E. 背景细胞多种多样；F. R-S 样细胞，背景中混杂有较多嗜酸性粒细胞；G. CD4（+）；H. CD3（+）；I. CD8（−）；J. CD10（+）；K. CXCL13（+）；L、M. 低、中倍镜下通过 CD21 显示滤泡外存在不规则滤泡树突状细胞网扩张；N. Ki-67 增殖指数高

三、结外 NK/T 细胞淋巴瘤

结外 NK/T 细胞淋巴瘤（extranodal NK/T cell lymphoma，ENKTL）起源于 NK 细胞分化发育末期，属于 EBV 相关 NK/T 细胞淋巴组织增生性疾病 / 淋巴瘤，为具有侵袭性的非霍奇金淋巴瘤。其几乎都发生于结外，伴有坏死和血管浸润。肿瘤细胞绝大多数具有 NK 细胞免疫表型，少数仅具有细胞毒性 T 细胞免疫表型。

1. 临床表现

（1）ENKTL 亚洲发病率较高，占 NK/T 细胞淋巴瘤的一半以上。

（2）ENKTL 好发于中青年，男性多见于女性。

（3）大多数发生于鼻腔、鼻窦、鼻咽，常波及邻近的扁桃体、腭部、喉、眼眶等处，鼻外部位少见，常发生在胃肠道、皮肤等部位，少数病例可累及淋巴结，罕见原发于淋巴结。原发于鼻外的病例，在诊断时常已广泛播散，播散至骨髓时与侵袭性 NK 细胞白血病重叠。

（4）发生在鼻腔的患者，病变早期有局部堵塞、分泌物增加，似普通感染，逐渐播散至周围组织，出现中线破坏性表现，鼻中隔和硬腭穿孔是其特征性临床表现，伴糜烂、溃疡形成及眼球突出。病变晚期因反复感染及局部出血、坏死掩盖肿瘤本质，临床诊断十分困难。临床送检材料多是通过内镜取材，组织小、碎，伴严重的坏死、出血和炎性渗出，给病理诊断带来困难。

2. 病理特征

（1）病变背景有较多炎性渗出物和凝固性、纤维素样坏死，混有凋亡小体，少数病例坏死显著，仅见少数瘤细胞围绕血管，管壁有纤维素性渗出（图 6-9A～C）。

（2）肿瘤细胞弥漫浸润性生长，为异型性小、中、大及具有间变形态的混合细胞。其以中等大小异型细胞为主，瘤细胞胞质中等量、淡染至透明状，胞核呈圆形或不规则形，染色质呈颗粒状，可见小核仁，核分裂象易见（图6-9D）。少数情况下肿瘤细胞以形态单一的小细胞为主，核分裂象少见。

（3）嗜血管中心性和血管破坏性生长模式表现为瘤细胞以血管为中心生长并破坏血管（图6-9E）。

（4）黏膜上皮被覆的鳞状上皮有时会出现不规则增生，呈假上皮瘤样增生。部分病例背景中混有各种炎症细胞浸润，如小淋巴细胞、中性粒细胞、浆细胞和组织细胞浸润。

（5）瘤细胞与背景中混杂的反应性NK细胞和T细胞相似，使得病理诊断困难，尤其是小活检标本。因此，正确的诊断需要有良好的活检取材，同时应注意寻找和辨认中等大小的异型淋巴样细胞。

3. 免疫组化 多数病例瘤细胞表达NK细胞表型CD2、CD3ε、CD56，不表达CD4、CD5、CD8，少数病例为T细胞表型，不表达CD56，表达CD2、CD3ε、CD5、CD8，T细胞受体（TCR）αβ或γδ阳性。Ki-67增殖指数较高，达50%左右，细胞毒性分子包括GranB、TIA-1、穿孔素通常阳性，几乎所有病例EBER原位杂交阳性。大细胞构成的肿瘤表达CD30和p53（图6-9F～M）。

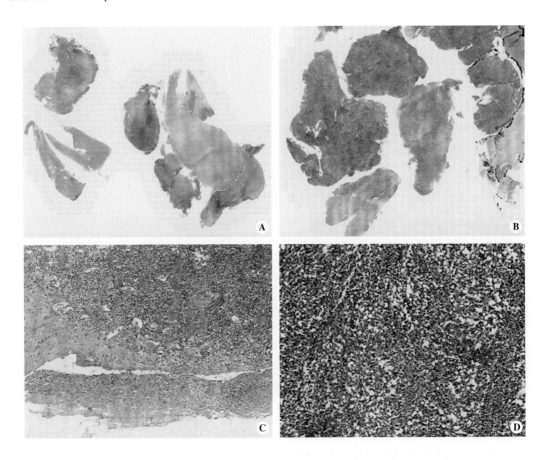

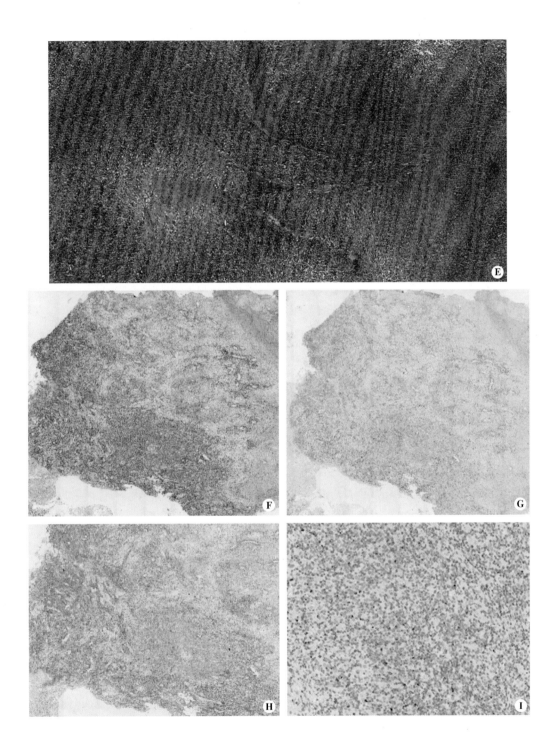

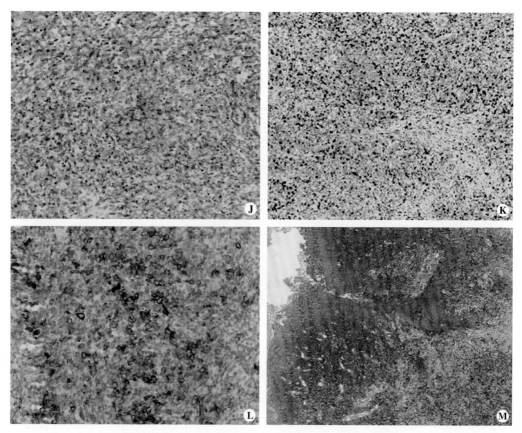

图 6-9　结外 NK/T 细胞淋巴瘤的组织学及免疫组化特征

A、B. 活检标本，病变背景可见大片状凝固性坏死；C. 可见较多炎性渗出物；D. 异型肿瘤细胞中等大小；E. 嗜血管生长模式；
F. CD3 阳性；G. CD5 丢失；H. CD56 阳性；I. GranB 阳性；J. TIA-1 阳性；K. Ki-67 增殖指数高；L. 大细胞 CD30 阳性；
M. EBER 阳性（原位杂交）

4. 鉴别诊断　需要与 EBV 阳性的感染性疾病、鼻咽部继发性非霍奇金淋巴瘤、韦格纳肉芽肿及非淋巴组织肿瘤如低分化癌、肉瘤、恶性黑色素瘤进行鉴别，ENKTL 伴假上皮瘤样增生时要与鳞状细胞癌相鉴别。

5. 治疗与预后　鼻 NK/T 细胞淋巴瘤预后好于鼻外 NK/T 细胞淋巴瘤，病变局限于鼻腔、无发热等全身症状者预后好；病变位于鼻腔鼻窦、有发热等全身症状者预后较差，多采取放疗结合化疗等手段治疗。

四、ALK 阳性的间变性大细胞淋巴瘤

ALK 阳性的间变性大细胞淋巴瘤（anaplastic large cell lymphoma-ALK positive，ALK⁺ALCL），来源于活化的成熟细胞毒性 T 细胞，大多数与 t（2；5）（p23；q35）易位相关，肿瘤细胞表达 ALK 蛋白和 CD30。

1. 临床表现

（1）ALK⁺ALCL 约占非霍奇金淋巴瘤的 5%，好发于儿童和青少年，男性多见于女性。

（2）ALK⁺ALCL 常累及淋巴结和结外部位，结外部位以皮肤、骨和软组织最常见，其次为肺和肝。

（3）大部分病例为临床Ⅲ/Ⅳ期，常有骨髓受累，多数患者有 B 症状（尤其是发热）。

2. 病理特征

（1）在淋巴结，病变早期多从淋巴结皮质区和淋巴窦浸润破坏开始，生长方式为 T 区生长模式和窦性生长模式（图 6-10A～D）。

（2）特征性肿瘤细胞（hallmark cell）的共性：肿瘤细胞体积大，胞质丰富，可透明、嗜酸性或嗜碱性，胞核呈偏位的马蹄样、肾形或胚胎样，核周常呈嗜酸性，1 个或多个小核仁，核分裂象易见（图 6-10B）。较小的肿瘤细胞也可具有上述形态特征。有时多个胞核可形成花环状巨细胞。可见以下多种组织学亚型。

1）经典型：占 60%～80%，在反应性细胞背景上可见较多的特征性瘤细胞（图 6-10B、C）。

2）淋巴组织细胞型：占 5%～10%，细胞成分混杂，大量浆细胞和组织细胞浸润，不易找到明确的肿瘤成分，似反应性改变。肿瘤细胞温和，组织细胞样或肌成纤维细胞样，胞核略大、深染、偏位，呈圆形或不规则、肾形，背景为各种反应性细胞（图 6-10D）。

3）小细胞型：占 5%～10%，细胞体积小，单一，似小淋巴细胞，但大小不等，核异常深染、略不规则或呈肾形，多数可见少许嗜酸性胞质，常围绕血管分布。

4）霍奇金样型：占 1%，可见纤维组织分隔，大细胞散在，背景为中性粒细胞、嗜酸性粒细胞。

5）肉瘤样型：占 1%，部分瘤细胞呈梭形，似肉瘤。

（3）除肿瘤细胞外，可见反应性淋巴细胞、嗜酸性粒细胞、组织细胞及中性粒细胞。

3. 免疫组化 ALK⁺ALCL 中 ALK 染色有三种模式：胞质和胞核同时阳性（占 84%）、胞质弥漫阳性（占＜1%）和（或）胞膜阳性（占 13%）。绝大多数病例 CD30 阳性，着色在细胞膜与胞质高尔基区。在小细胞型 ALCL 中，体积大的肿瘤细胞染色较深，体积小的肿瘤细胞仅弱阳性甚至阴性。只有 50% 的病例 LCA 阳性，CD3、CD5 常丢失，CD2、CD4、CD43 阳性，CD8 常阴性，细胞毒性标志物 TIA-1、GranB、穿孔素通常阳性，MUM-1 阳性率较高，BCL-2 通常阴性（图 6-10E～H）。

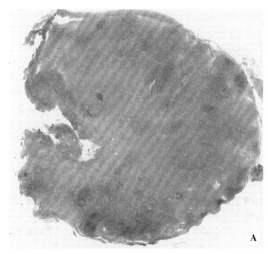

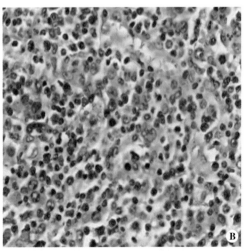

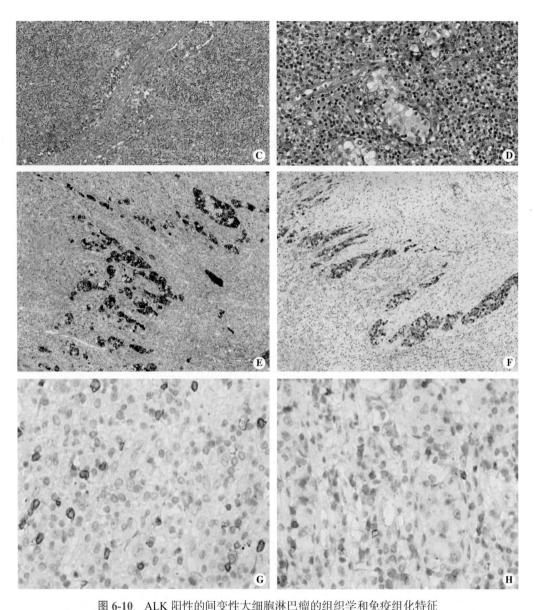

图 6-10　ALK 阳性的间变性大细胞淋巴瘤的组织学和免疫组化特征

A. 淋巴结结构破坏；B. 特征性瘤细胞；C. 背景反应性细胞；D. 瘤细胞大小混杂，似组织细胞样和小淋巴细胞样；E. CD30 阳性；
F. ALK 胞质和胞核同时阳性；G. CD3 阴性；H. CD5 阴性

4. 鉴别诊断　ALCL 要与组织细胞坏死性淋巴结炎、传染性单核细胞增多症等良性病变进行鉴别，霍奇金样型 ALCL 要与霍奇金淋巴瘤进行鉴别。与 ALK 阳性大 B 细胞淋巴瘤、转移性恶性肿瘤等进行鉴别时，需要结合病史、形态学改变、免疫表型和基因分析结果综合判断。

5. 治疗与预后　ALK⁺ALCL 预后较好，对化疗敏感。

五、ALK 阴性的间变性大细胞淋巴瘤

ALK 阴性的间变性大细胞淋巴瘤（anaplastic large cell lymphoma-ALK negative，ALK⁻ALCL）形态学与 ALK⁺ALCL 相符，肿瘤细胞一致性表达 CD30 但不表达 ALK 蛋白。

1. 临床表现

（1）ALK⁻ALCL 任何年龄均可发生，好发于老年人，男性略多于女性（1.5∶1）。

（2）淋巴结和结外均可发生，和 ALK⁺ALCL 相比，结外如皮肤、肺侵犯少见。

（3）B 症状（发热、盗汗、体重下降）常见。

2. 病理特征 肿瘤细胞形态非常接近 ALK⁺ALCL，但其瘤细胞的多形性、窦内生长方式和肿瘤细胞黏附性排列更明显（图 6-11A～C）。

3. 免疫组化 瘤细胞表达 CD30、CD43、LCA（约 70%），CD3 比 CD2 表达率高，不表达 CD8，EMA 阳性率较低，瘤细胞还可表达细胞毒性标志物 TIA-1、GranB、穿孔素。瘤细胞 EBER 阴性（图 6-11D～K）。

4. 鉴别诊断 需要与表达 CD30 的 PTCL-NOS 进行鉴别。

5. 治疗与预后 预后较差，介于 ALK⁺ALCL 和 PTCL-NOS 之间。

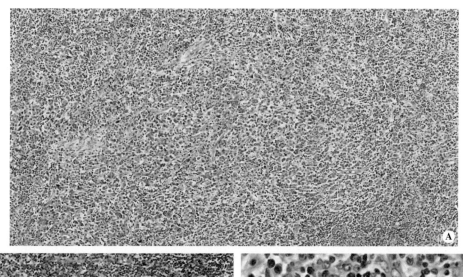

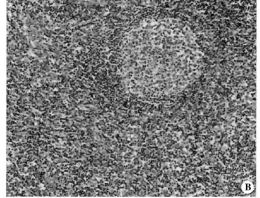
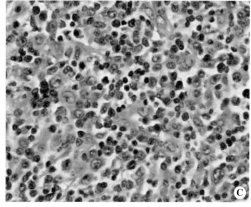

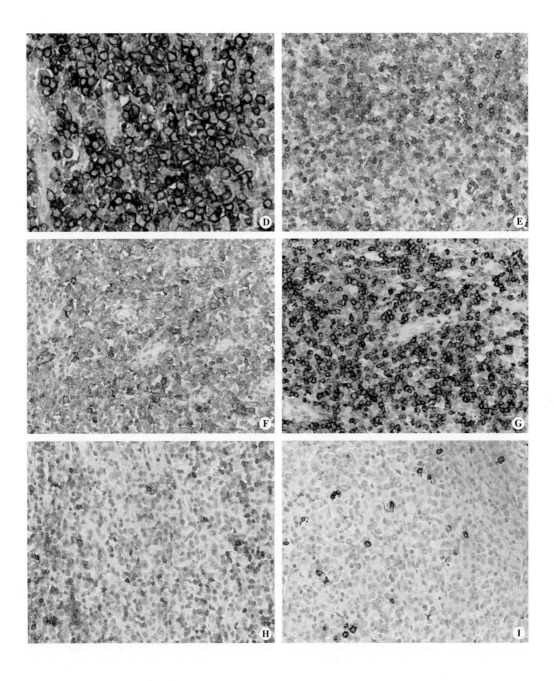

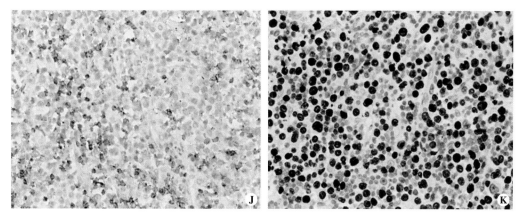

图 6-11　ALK 阴性的间变性大细胞淋巴瘤的组织学和免疫组化特征

A. 瘤细胞位于窦内；B. 瘤细胞位于滤泡旁，可见残存生发中心；C. 特征性瘤细胞呈肾形；D. CD30（＋）；E. CD3（＋）；
F. CD4（＋）；G. CD7（＋）；H. CD5（－）；I. CD8（－）；J. CD2（－）；K. Ki-67 表达

第三节　淋巴母细胞淋巴瘤

淋巴母细胞淋巴瘤（lymphoblastic lymphoma，LBL）是一组起源于前体 T 或 B 细胞的克隆性造血干细胞肿瘤，分为 T 淋巴母细胞淋巴瘤和 B 淋巴母细胞淋巴瘤。LBL 与急性淋巴细胞白血病（acute lymphocyte leukemia，ALL）属于同一种肿瘤，当病变表现为肿块而外周血和骨髓很少或没有累及时为 LBL，当有明显的外周血和骨髓浸润，其内浸润的淋巴母细胞＞ 25% 时则为 ALL。

一、T 淋巴母细胞淋巴瘤

1. 临床表现　T 淋巴母细胞淋巴瘤（T-LBL）约占 LBL 的 90%，多见于男性，以年长儿童常见。典型临床表现为髓外肿瘤，常表现为膈上淋巴结肿大和前纵隔巨大肿块，可伴有胸腔积液。其他常见受累部位如中枢神经系统、肝、脾、睾丸等。

2. 病理特征

（1）淋巴结正常结构被破坏，被膜较薄，肿瘤细胞弥漫性浸润（图 6-12A）。

（2）瘤细胞小至中等大小（达不到小淋巴细胞 2 倍），密集排列成镶嵌状或单行排列。胞质稀少，胞核呈圆形或不规则扭曲状，核膜薄，染色质致密或细腻，可见小核仁或核仁不明显，核分裂象易见，部分区域见"星空"现象（图 6-12B ～ D）。

（3）少数病例受累淋巴结病变呈滤泡间浸润，淋巴滤泡可不受累。

3. 免疫组化　肿瘤细胞表达 TdT、CD34、CD99、CD10，还可不同程度地表达 T 细胞系标志物 CD1α、CD3ε、CD2、CD4、CD5、CD7、CD8，Ki-67 增殖指数高。少部分病例还可异常表达 CD79a（图 6-12E ～ H）。

4. 治疗与预后　预后较差，对化疗较为敏感。

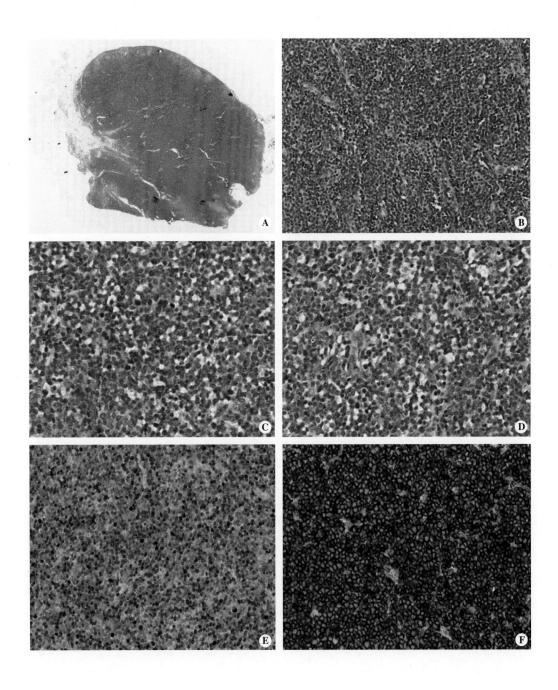

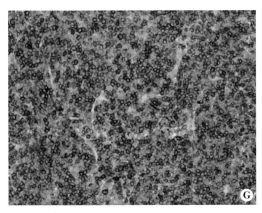

图 6-12 T 淋巴母细胞淋巴瘤的组织学和免疫组化特征

A. 淋巴结结构几乎完全被破坏，周围见残存皮质；B. 母细胞样细胞成片排列；C. 母细胞小至中等大小，核染色质细腻，核仁
不明显；D. 细胞凋亡，核分裂象易见；E. 瘤细胞表达 TdT；F. 瘤细胞表达 CD99；G. 瘤细胞表达 CD10；H. 瘤细胞表达 CD2

二、B 淋巴母细胞淋巴瘤 / 白血病

1. 临床表现 B-LBL 约占 LBL 的 10%。儿童和青少年多见，男性略多见于女性。最常累及淋巴结，其次为皮肤和骨受累，极少累及纵隔。

2. 病理特征 B-LBL 在形态学上与 T-LBL 难以区分。淋巴结结构完全被破坏，小至中等大小肿瘤细胞弥漫性浸润，肿瘤细胞胞质稀少，胞核呈圆形或椭圆形，染色质细腻，呈粉尘样，核仁模糊、不明显，核分裂象多见，少数病例局灶见"星空"现象。

3. 免疫组化 其表达母细胞的标志物 TdT、CD34、CD99、CD10，还表达 B 细胞系标志物 CD19、CD79a、PAX5、CD20。

4. 治疗与预后 B-LBL 为侵袭性肿瘤，儿童预后明显好于成人，可采用化疗等方案。

第四节　霍奇金淋巴瘤

霍奇金淋巴瘤（Hodgkin lymphoma，HL）是一种通常累及淋巴结、在非肿瘤性炎症细胞背景中存在特征性肿瘤细胞即诊断性 R-S 细胞（Reed-Sternberg cell，里 – 施细胞）及其变异型（包括霍奇金细胞、陷窝细胞、爆米花细胞、木乃伊细胞等）的恶性肿瘤。霍奇金淋巴瘤分为结节性淋巴细胞为主型霍奇金淋巴瘤（nodular lymphocyte predominant Hodgkin lymphoma，NLPHL）和经典型霍奇金淋巴瘤（classical Hodgkin lymphoma，CHL）两大类，其中经典型霍奇金淋巴瘤分为结节硬化型、混合细胞型、富于淋巴细胞型和淋巴细胞消减型四个亚型。

一、结节性淋巴细胞为主型霍奇金淋巴瘤

1. 临床表现

（1）NLPHL 占 HL 的 5% ～ 10%。

（2）男女发病比例为 2.4：1，发病高峰在 40 岁。

（3）NLPHL 最常累及颈部和腋窝淋巴结，其次是腹股沟淋巴结，纵隔很少累及，结外以扁桃体、腮腺和软组织最常受累。

（4）临床表现多为单一部位的淋巴结肿大，进展缓慢，B 症状不常见。

2. 病理特征

（1）淋巴结结构大部分或全部破坏，肿瘤细胞主要呈结节状生长，局部可伴有弥漫性结构。

（2）瘤细胞位于结节内和结节间，大于正常中心母细胞，胞核呈多分叶状即爆米花样（爆米花细胞），胞质稀少至中等量，核仁小或中等大、嗜碱性。

（3）结节内和结节间见较多小淋巴细胞，还可见多少不等的组织细胞，有时组织细胞呈上皮样，但缺乏浆细胞和嗜酸性粒细胞。

3. 免疫组化　爆米花细胞表达 LCA、CD20、BCL-6、八聚体结合蛋白 2（OCT2）、Oct 结合蛋白 1（BOB1），不表达 CD30、CD15、CD10、BCL-2，EMA 少数阳性，EBV 阴性，背景细胞的小 B 细胞多为套区细胞，表达 IgM/D，T 细胞表达 CD2、CD3、CD4、PD-1、CD57，以滤泡树突状细胞为主的结节表达 CD21、CD35，不表达 CD23。

4. 鉴别诊断　需要与生发中心进行性转化（PTGC）相鉴别，PTGC 不完全破坏淋巴结结构，结节内没有爆米花细胞。与富于 T 细胞和组织细胞的大 B 细胞淋巴瘤（THRLBCL）进行鉴别，需要结合形态学和免疫组化综合分析。

5. 治疗与预后　预后较好，对化疗敏感。少数可转化为 DLBCL，但不转化为 CHL。

二、经典型霍奇金淋巴瘤

1. 临床表现

（1）CHL 占 HL 的 90%～95%，占全部淋巴瘤的 15%～30%，发病高峰年龄为 20～30 岁和 40～49 岁，儿童罕见（多集中在 3 岁以下）。

（2）男女发病比例为 1.5：1（结节硬化型常见于年轻女性），以淋巴结、纵隔受累多见，结外罕见，3%～10% 的患者可有骨髓受累。

（3）致病与 EBV 和 HIV 感染有关。

（4）早期临床表现较轻，晚期症状明显。

2. 病理特征　在炎症细胞背景中见少数肿瘤细胞 [诊断性 R-S 细胞和（或）其变异型]，炎症细胞包括小淋巴细胞、浆细胞、组织细胞、中性粒细胞和嗜酸性粒细胞。根据肿瘤细胞的形态、组织结构和背景细胞不同，CHL 分为以下四种亚型。

（1）结节硬化型 CHL（NSCHL）：最常见亚型，占 CHL 的一半以上，淋巴结正常结构破坏，纤维组织分隔形成大小不一的结节，肿瘤细胞以陷窝细胞为主，成簇或呈实性片状分布，瘤细胞体积大、圆形，有丰富且透亮的胞质，胞核呈分叶状，核膜纤细有皱褶，核仁小或不明显，瘤细胞周围可见小片坏死。炎症细胞主要为小淋巴细胞、嗜酸性粒细胞、组织细胞和中性粒细胞，成纤维细胞也较常见（图 6-13）。

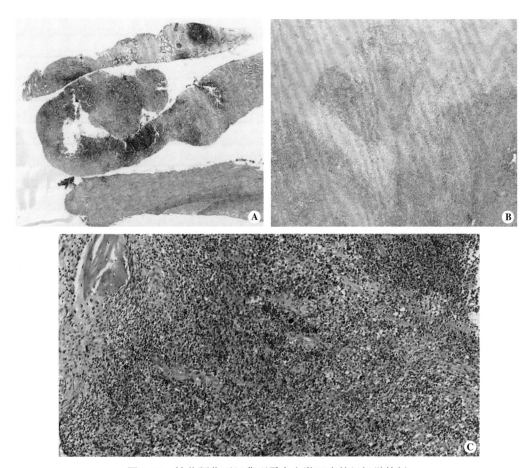

图 6-13 结节硬化型经典型霍奇金淋巴瘤的组织学特征

A、B. 淋巴结穿刺组织，淋巴结结构破坏，被纤维组织包绕形成大小不一的结节；C. 背景细胞中散在或成片的胞质空亮的陷窝细胞

（2）混合细胞型 CHL（MCCHL）：第二常见亚型，占 CHL 的 20% ～ 25%，HIV 感染者多见。淋巴结正常结构通常被破坏，混杂炎症细胞背景中见肿瘤细胞，诊断性 R-S 细胞及其变异型易见。诊断性 R-S 细胞体积大，相当于组织细胞的 2 倍，细胞质丰富、嗜双色性，核膜清晰，双核或多核，可见单个嗜酸性大核仁（相当于小淋巴细胞核），常有核周空晕。背景细胞可见小淋巴细胞、浆细胞、嗜酸性粒细胞、组织细胞及成纤维细胞，有时上皮样组织细胞成簇，可形成肉芽肿样结构（图 6-14A ～ E）。

（3）富于淋巴细胞型 CHL（LRCHL）：少见亚型，淋巴结结构部分保留，常见呈结节状生长，少见情况呈弥漫性生长，生发中心萎缩、偏位，套细胞增生，在小淋巴细胞为主的背景中可见少许诊断性 R-S 细胞，也可见变异型 R-S 细胞，其他炎症细胞非常少见。

（4）淋巴细胞消减型 CHL（LDCHL）：罕见亚型，形态学包括弥漫纤维化型和肉瘤样型，背景细胞稀疏，淋巴细胞明显减少，可见较多变异型 R-S 细胞，瘤细胞体积大，明显多形性，双核或多核，有显著的嗜酸性大核仁。

3. 免疫组化 R-S 细胞不表达 LCA、CD20，弱表达 PAX5，表达 CD30、CD15，EBER 在不同亚型中表达率各不相同，MCCHL 阳性率最高，肿瘤细胞 Ki-67 阳性（图 6-14F ～ J）。

4. 鉴别诊断　与一些伴有 R-S 样细胞的 NHL（如 ALCL、AITL、THRLBCL、CLL、PTCL-NOS 等）及一些非淋巴造血细胞肿瘤（如转移性肿瘤、反应性淋巴结病变如传染性单核细胞增多症等）进行鉴别，需要结合临床病史、形态学改变及免疫组化结果综合分析。

5. 治疗与预后　预后与临床分期有关，继发实体肿瘤和急性非淋巴细胞白血病者预后差，治疗可采取化疗结合放疗。

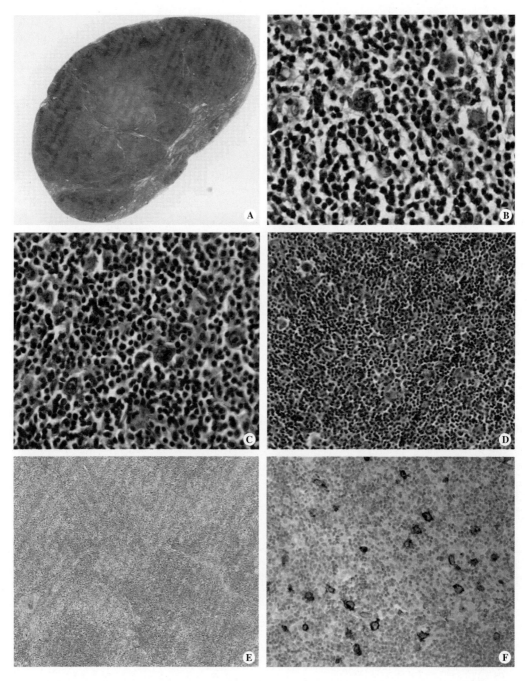

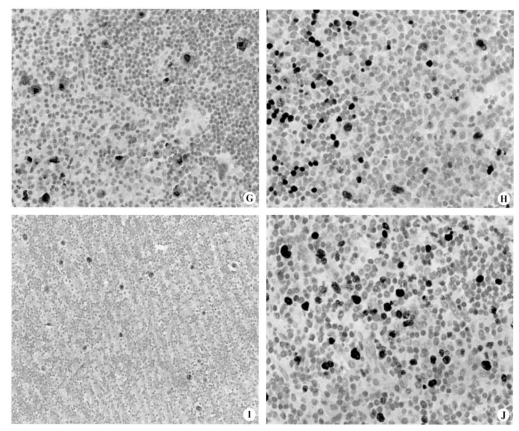

图 6-14 混合细胞型经典型霍奇金淋巴瘤的组织学与免疫组化特征

A. 淋巴结结构破坏；B. 双核 R-S 细胞；C. R-S 细胞多见，双核 R-S 细胞易见；D. 背景细胞多样化；E. 上皮样组织细胞形成肉芽肿；F. CD30 阳性；G. CD15 阳性；H. PAX5 弱阳性；I. EBER 阳性（原位杂交）；J. 瘤细胞 Ki-67 阳性

第五节　朗格汉斯细胞组织细胞增生症

朗格汉斯细胞组织细胞增生症（Langerhans cell histiocytosis，LCH）是一种单病灶性、多病灶性或播散性病变，表现为朗格汉斯细胞克隆性增生，肿瘤细胞表达 CD1a、Langerin 和 S-100。已有研究证实，多数病例存在频繁的 *BRAF* V600E 突变，证实了病变的肿瘤特性，但无法解释单病灶型患者具有的自限性。

1. 临床表现

（1）单系统多病灶型好发于儿童，单系统单病灶型好发于青少年、成人，多系统多病灶型多见于 2 岁以下的婴幼儿。

（2）根据病变累及部位和临床特征不同，LCH 分为以下三种形式。

1）骨嗜酸性肉芽肿：为单系统单病灶型，病变局限于骨，其中颅骨最常受累，其次为股骨、椎骨、骨盆和肋骨，表现为骨的膨胀性、溶骨性病变。临床呈惰性经过。

2）汉 – 许 – 克（Hand-Schüller-Christian）病：为单系统多病灶型，常侵犯骨和皮肤，其中颅骨和下颌骨最常受累，肿瘤压迫神经垂体和下丘脑、颅底、蝶鞍和眼眶，引起突眼、尿崩症和颅骨地图样缺损三联征。部分患者可自行消退，部分患者对化疗反应好。

3）莱特勒 – 西韦（Letterer-Siwe）病：为多系统多病灶型，皮肤和肝、脾、淋巴结等均可受累。以发热、皮损、肝脾大、淋巴结肿大为主要表现，伴有骨的病变和全血细胞减少。临床经过呈快速致死性。

2. 病理特征

（1）皮肤病变，肿瘤细胞有亲表皮现象，浸润表皮及真皮内，排列成结节状、片状、巢状结构，瘤细胞间混杂有小淋巴细胞、嗜酸性粒细胞、巨噬细胞。骨病变中，肿瘤细胞破坏骨小梁，在骨组织内浸润性生长，可见嗜酸性粒细胞肉芽肿形成，散在破骨细胞样巨细胞、小淋巴细胞（图 6-15A ～ C）。

（2）肿瘤细胞体积较大，呈圆形至卵圆形，胞质中等量、淡粉色，胞核具有特征性，呈皱褶样，形成咖啡豆样核沟，染色质细腻，核仁小或不明显，核分裂象偶见（图 6-15D ～ F）。

（3）背景中常见灶性嗜酸性粒细胞聚集，形成嗜酸性肉芽肿，并可见散在数量不等的巨噬细胞、小淋巴细胞及破骨细胞样巨细胞（图 6-15G、H）。随着疾病进展，后期朗格汉斯细胞和嗜酸性粒细胞数量减少，泡沫细胞增多，纤维组织增生。

3. 免疫组化 朗格汉斯细胞一致表达 CD1a、Langerin 和 S-100，还可表达 Vim、CD68 和 BRAF V600E，不表达 CD3、CD20、CD30、CD21、CD23，Ki-67 增殖指数高低不确定（图 6-15I ～ M）。

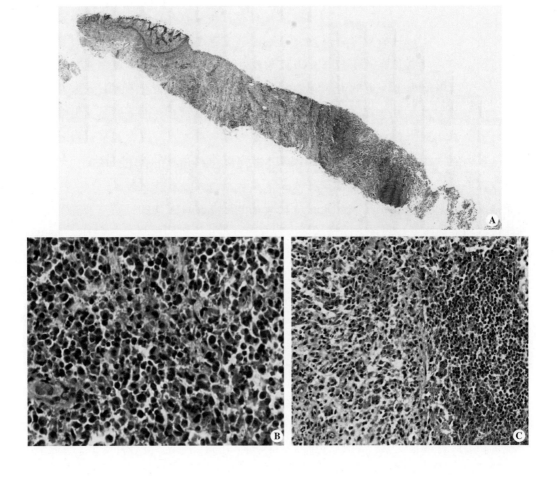

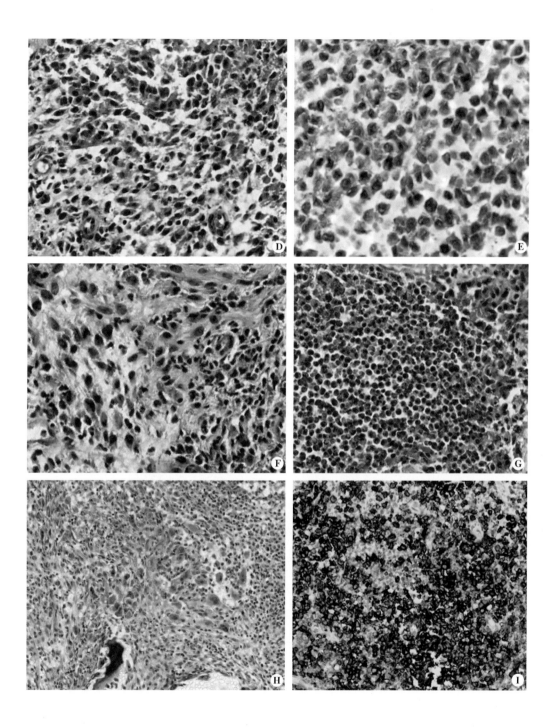

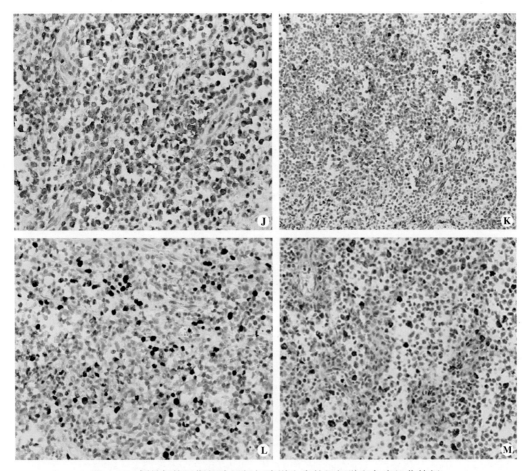

图 6-15 颌骨朗格汉斯细胞组织细胞增生症的组织学和免疫组化特征

A. 颌骨穿刺组织，瘤组织浸润性生长；B. 瘤细胞增生；C. 嗜酸性粒细胞浸润于瘤细胞间；D～F. 瘤细胞胞质丰富，胞核扭曲、呈咖啡豆样，可见核沟；G. 可见嗜酸性粒细胞肉芽肿；H. 可见破骨细胞样巨细胞；I. 瘤细胞表达 CD1a；J. 瘤细胞表达 S-100；K. 瘤细胞表达 Vim；L. 瘤细胞表达 Ki-67；M. 瘤细胞表达 CD68

4. 鉴别诊断

（1）皮病性淋巴结炎：可见散在或灶性朗格汉斯细胞增生，还可见组织细胞增生明显及色素沉着，而嗜酸性粒细胞少见。

（2）木村（Kimura）病：以淋巴组织和小血管增生、嗜酸性粒细胞浸润为特征，但缺乏 LCH 中增生的朗格汉斯组织细胞。

（3）罗萨伊－多尔夫曼（Rosai-Dorfman）病：形态学见淋巴窦高度扩张，窦组织细胞增生，胞质内吞噬淋巴细胞、浆细胞或红细胞，免疫组化标志物表达 S-100、CD68，不表达 CD1a。

（4）皮肤 LCH 与蕈样霉菌病（MF）鉴别：MF 是皮肤成熟 T 细胞淋巴瘤，表皮及真皮浅层内见中等大小的淋巴细胞浸润，胞核不规则、呈脑回状。免疫组化标志物 CD3、CD45RO 阳性，而 CD1a、S-100 阴性。

5. 治疗与预后 单系统单病灶型可自行缓解，预后好；多系统多病灶型预后差，可辅以化疗。

（施 琳）

参 考 文 献

陈刚，李小秋，等，2013. 血液病理学 [M]. 北京：北京科学技术出版社 .

陈健，董红岩，2017. 淋巴结病理学图谱 [M]. 北京：人民卫生出版社 .

朱梅刚，林汉良，2010. 淋巴瘤病理诊断图谱 [M]. 广州：广东科技出版社 .

Abdelwahed Hussein MR, 2018. Non-Hodgkin's lymphoma of the oral cavity and maxillofacial region：a pathologist viewpoint[J]. Expert Rev Hematol, 11（9）：737-748.

Basha BM, Bryant SC, Rech KL, et al, 2019. Application of a 5 marker panel to the routine diagnosis of peripheral T-cell lymphoma with T-follicular helper phenotype[J]. Am J Surg Pathol, 43（9）：1282-1290.

Beasley MJ, 2012. Lymphoma of the thyroid and head and neck[J]. Clin Oncol（R Coll Radiol）, 24（5）：345-351.

Chapman JR, Alvarez JP, White K, et al, 2020. Unusual variants of follicular lymphoma：case-based review[J]. Am J Surg Pathol, 44（3）：329-339.

Cho J, Kim SJ, Park WY, et al, 2020. Immune subtyping of extranodal NK/T-cell lymphoma：a new biomarker and an immune shift during disease progression[J]. Pathology, 52（1）：128-141.

de Arruda JAA, Abrantes TC, Cunha JLS, et al, 2021. Mature T/NK-Cell lymphomas of the oral and maxillofacial region：a multi-institutional collaborative study[J]. J Oral Pathol Med, 50（6）：548-557.

de Arruda JAA, Schuch LF, Conte Neto N, et al, 2021. Oral and oropharyngeal lymphomas：a multi-institutional collaborative study[J]. J Oral Pathol Med, 50（6）：603-612.

de Leval L, 2020. Approach to nodal-based T-cell lymphomas[J]. Pathology, 52（1）：78-99.

Delli K, Villa A, Farah CS, et al, 2019. World Workshop on Oral Medicine Ⅶ：biomarkers predicting lymphoma in the salivary glands of patients with Sjogren's syndrome-a systematic review[J]. Oral Dis, 25（Suppl 1）：49-63.

Gupta A, Lee JA, Nguyen SA, et al, 2021. Primary diffuse large B-cell lymphoma of the major salivary glands：increasing incidence and survival[J]. Am J Otolaryngol, 42（3）：102938.

Hartmann S, Eichenauer DA, 2020. Nodular lymphocyte predominant Hodgkin lymphoma：pathology, clinical course and relation to T-cell/histiocyte rich large B-cell lymphoma[J]. Pathology, 52（1）：142-153.

Jiang S, Zhen H, Jiang H, 2020. Second primary malignancy in diffuse large B-cell lymphoma patients：a SEER database analysis[J]. Curr Probl Cancer, 44（1）：100502.

Li S, Young KH, Medeiros LJ, 2018. Diffuse large B-cell lymphoma[J]. Pathology, 50（1）：74-87.

Li Y, Gupta G, Molofsky A, et al, 2018. B lymphoblastic leukemia/lymphoma with burkitt-like morphology and IGH/MYC rearrangement：report of 3 cases in adult patients[J]. Am J Surg Pathol, 42（2）：269-276.

Lukach L, Lehman H, Livoff A, et al, 2020. Mantle cell lymphoma of the oral cavity：an uncommon site for an uncommon lesion, two new cases and literature review[J]. Oral Oncol, 103：104578.

Lunning MA, Vose JM, 2017. Angioimmunoblastic T-cell lymphoma：the many-faced lymphoma[J]. Blood, 129（9）：1095-1102.

Matsuo T, Tanaka T, Notohara K, et al, 2022. Diffuse large B-cell lymphoma 18 years after bilateral lacrimal gland igg4-related disease：case report and literature review[J]. J Investig Med High Impact Case Rep, 10：23247096211067894.

Miao Y, Lin P, Saksena A, et al, 2019. CD5-negative mantle cell lymphoma：clinicopathologic correlations and outcome in 58 patients[J]. Am J Surg Pathol, 43（8）：1052-1060.

Nakamura S, Ponzoni M, 2020. Marginal zone B-cell lymphoma：lessons from Western and Eastern diagnostic approaches[J]. Pathology, 52（1）：15-29.

Ok CY, Medeiros LJ, 2020. High-grade B-cell lymphoma：a term re-purposed in the revised WHO classification[J]. Pathology，52（1）：68-77.

Piris MA，Medeiros LJ，Chang KC，2020. Hodgkin lymphoma：a review of pathological features and recent advances in pathogenesis[J]. Pathology，52（1）：154-165.

Randall C，Fedoriw Y，2020. Pathology and diagnosis of follicular lymphoma and related entities[J]. Pathology，52（1）：30-39.

Rodrigues-Fernandes CI，de Souza LL，Santos-Costa SFD，et al，2019. Clinicopathological analysis of oral diffuse large B-cell lymphoma，NOS：a systematic review[J]. J Oral Pathol Med，48（3）：185-191.

Rymkiewicz G，Grygalewicz B，Chechlinska M，et al，2018. A comprehensive flow-cytometry-based immunophenotypic characterization of Burkitt-like lymphoma with 11q aberration[J]. Mod Pathol，31（5）：732-743.

Sánchez-Romero C，Bologna-Molina R，Paes de Almeida O，et al，2021. Extranodal NK/T cell lymphoma，nasal type：an updated overview[J]. Crit Rev Oncol Hematol，159：103237.

Siddiqi IN，Friedman J，Barry-Holson KQ，et al，2016. Characterization of a variant of t（14；18）negative nodal diffuse follicular lymphoma with CD23 expression，1p36/TNFRSF14 abnormalities，and STAT6 mutations[J]. Mod Pathol，29（6）：570-581.

Singh R，Shaik S，Negi BS，et al，2020. Non-Hodgkin's lymphoma：a review[J]. J Family Med Prim Care，9（4）：1834-1840.

Skala SL，Hristov B，Hristov AC，2018. Primary cutaneous follicle center lymphoma[J]. Arch Pathol Lab Med，142（11）：1313-1321.

Stergiou IE，Chatzis L，Papanikolaou A，et al，2021. Akt signaling pathway is activated in the minor salivary glands of patients with primary Sjogren's syndrome[J]. Int J Mol Sci，22（24）：13441.

Sukswai N，Lyapichev K，Khoury JD，et al，2020. Diffuse large B-cell lymphoma variants：an update[J]. Pathology，2（1）：53-67.

Vazquez A，Khan MN，Sanghvi S，et al，2015. Extranodal marginal zone lymphoma of mucosa-associated lymphoid tissue of the salivary glands：a population-based study from 1994 to 2009[J]. Head Neck，37（1）：18-22.

Vega F，Medeiros LJ，2020. A suggested immunohistochemical algorithm for the classification of T-cell lymphomas involving lymph nodes[J]. Hum Pathol，102：104-116.

Vockerodt M，Yap LF，Shannon-Lowe C，et al，2015. The Epstein-Barr virus and the pathogenesis of lymphoma[J]. J Pathol，235（2）：312-322.

Wagner VP，Rodrigues-Fernandes CI，Carvalho MVR，et al，2021. Mantle cell lymphoma，malt lymphoma，small lymphocytic lymphoma，and follicular lymphoma of the oral cavity：an update[J]. J Oral Pathol Med，50（6）：622-630.

Wong DJY，Parry LA，Bloch AE，et al，2019. Extranodal NK/T cell lymphoma，nasal type，with retrobulbar extraconal phlegmon and naso-oral fistula[J]. BMJ Case Rep，12（3）：e227160.

Xiao W，Chen WW，Sorbara L，et al，2016. Hodgkin lymphoma variant of Richter transformation：morphology，Epstein-Barr virus status，clonality，and survival analysis-with comparison to Hodgkin-like lesion[J]. Hum Pathol，55：108-116.

Xu J，Wang L，Li J，et al，2019. SOX11-negative mantle cell lymphoma：clinicopathologic and prognostic features of 75 patients[J]. Am J Surg Pathol，43（5）：710-716.

Yao WQ，Wu F，Zhang W，et al，2020. Angioimmunoblastic T-cell lymphoma contains multiple clonal T-cell populations derived from a common TET2 mutant progenitor cell[J]. J Pathol，250（3）：346-357.

Zampeli E，Kalogirou EM，Piperi E，et al，2018. Tongue atrophy in Sjogren syndrome patients with mucosa-associated lymphoid tissue lymphoma：autoimmune epithelitis beyond the epithelial cells of salivary glands[J]. J Rheumatol，45（11）：1565-1571.